国家卫生和计划生育委员会"十三五"规划教材

全国高等学校配套教材

供本科护理学类专业用

康复护理学实践与学习指导

主　编　鲍秀芹

副主编　马素慧　张伟宏

主　审　燕铁斌

编　者（以姓氏笔画为序）

丁　慧（南京医科大学附属第一医院）　　　杨艳玲（河北大学附属医院）

马素慧（华北理工大学）　　　　　　　　　张伟宏（郑州大学护理学院）

尹安春（大连医科大学附属第一医院）　　　孟　玲（华中科技大学同济医学院附属同济医院）

刘　芳（福建中医药大学）　　　　　　　　柳明仁（延边大学护理学院）

刘邦忠（复旦大学附属中山医院）　　　　　鲍　靖（佳木斯大学临床医学院）

杜春萍（四川大学华西医院）　　　　　　　鲍秀芹（佳木斯大学护理学院）

李　琨（中山大学护理学院）　　　　　　　燕铁斌（中山大学孙逸仙纪念医院）

杨长永（河南大学护理学院）

编写秘书　孔祥颖（佳木斯大学护理学院）

人民卫生出版社

图书在版编目（CIP）数据

康复护理学实践与学习指导 / 鲍秀芹主编. —北京：人民卫生出版社，2017

ISBN 978-7-117-25638-4

Ⅰ.①康… Ⅱ.①鲍… Ⅲ.①康复医学 - 护理学 - 医学院校 - 教学参考资料 Ⅳ.①R47

中国版本图书馆 CIP 数据核字（2017）第 295612 号

人卫智网	www.ipmph.com	医学教育、学术、考试、健康，购书智慧智能综合服务平台
人卫官网	www.pmph.com	人卫官方资讯发布平台

康复护理学实践与学习指导

主　　编：鲍秀芹

出版发行：人民卫生出版社（中继线 010-59780011）

地　　址：北京市朝阳区潘家园南里 19 号

邮　　编：100021

E - mail：pmph @ pmph.com

购书热线：010-59787592　010-59787584　010-65264830

印　　刷：北京人卫印刷厂

经　　销：新华书店

开　　本：850 × 1168　1/16　印张：15

字　　数：433 千字

版　　次：2018 年 3 月第 1 版　2018 年 3 月第 1 版第 1 次印刷

标准书号：ISBN 978-7-117-25638-4/R·25639

定　　价：30.00 元

前　言

　　《康复护理学实践与学习指导》是根据全国高等学校护理学专业第六轮本科教材编写会议精神，由燕铁斌、尹安春主编《康复护理学》(4版)参编人员共同编写完成的。作为配套教材，全书严格参照专业培养目标、教学大纲以及主教材的内容要求，描述各章的教学要点、重点难点；并依据主教材内容编辑了相应的习题及参考答案，以帮助教师和学习者达到预期目标；同时又为教师开展教学辅导活动和学习者随时检测、自评学习效果，提供了必要的参考。

　　为了加强康复护理人才培养，配套教材除了对各章节的知识点、重点难点、相应的习题及参考答案进行了细致的描述外，还对可能出现的一些康复技术以及康复护理技术进行了必要的归纳，编写了见习指导、实验指导以及实习指导，供教师和学习者参考使用。

　　全书参考护士执业资格考试及卫生专业技术资格考试的部分选择题题型，并选择了名词解释、简答题和论述题等形式；学习者必须在掌握内容的基础上，认真审核，按要求解答。

　　选择题题型特点及要求如下：

　　A_1型题为单句型最佳选择题，即每道试题由1个题干和5个可供选择的备选答案组成。题干以叙述式单句出现，备选答案中只有1个是最佳选择，称为正确答案，其余4个均为干扰答案。干扰答案或是完全不正确，或是部分正确。

　　A_2型题为病例摘要型最佳选择题，试题结构是由1个简要病例作为题干和5个供选择的备选答案组成，备选答案中只有1个是最佳选择。一般要求学生回答这类试题时，一定要全面分析题干中所给的各种条件，分清主次，选择正确答案。

　　A_3型题为病例组型最佳选择题，即每道题先开始叙述一个以病人为中心的临床情景，然后提出2~3个相关问题，每个问题均与开始叙述的临床情景有关，但测试要点不同，而且注意问题之间相互独立，每个问题都是一个单句型的最佳选择题。学生在回答这类试题时，要注意每个测试点的区别，找出情景中能够回答这个问题的相关部分。

　　A_4型题为病例串型最佳选择题，即每道题先开始叙述一个以单一的病人和家庭为中心的临床情景，然后提出3~4个相关的问题，问题之间也是相互独立的，每个问题都是一个单句型的最佳选择题。当病情逐渐展开时，可逐步增加新的信息。每个问题均与开始的临床情景有关，也与增加的信息有关。回答这类问题时，一定要以试题提供的信息为基础，提供信息的顺序对回答问题是非常重要的。

　　各章末列有参考答案，由于工作经验和编写水平有限，加之编写时间仓促，各试题未做分析，所编题群中难免会有错题现象，所列答案仅供参考。恳请各位同仁提出宝贵意见。

鲍秀芹

2017年12月

目　录

第四篇
实习指导

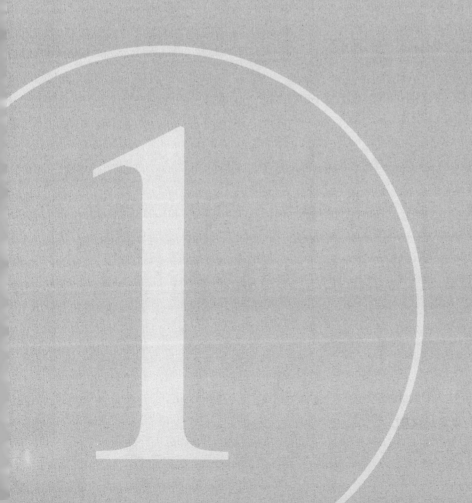

第一篇

学习指导

1

第一章
概　述

一、学习要点与重点难点

康复及康复医学

【学习要点】

1. 健康、康复和康复医学的概念。

2. 亚健康与疾病的概念及其鉴别。

3. 康复医学评定的定义、内容。

【重点难点】

1. 健康、康复和康复医学的定义及其区别。

2. 亚健康与亚临床、慢性疲劳综合征的区别。

3. 康复医学评定的内容及其区别。

4. 常用的康复治疗方法。

康复医学服务及工作方式

【学习要点】

1. 康复医学的服务方式。

2. 康复医学的工作方式。

3. 社区康复概念和内容。

4. 残疾的发生及其预防。

【重点难点】

1. 康复医学的基本工作方式。

2. 社区康复的概念和内容。

3. 残疾的概念、分类和预防。

康复护理学概述

【学习要点】

1. 康复护理概念。

2. 康复护理内容。

3. 康复护理中的康复特色。

4. 康复护理的实践模式。

【重点难点】

1. 康复护理的概念。

2. 康复护理与基础护理的联系与区别。

3. 康复护理的原则和模式。

护士在康复治疗中的角色

【学习要点】

1. 康复护士在康复治疗中的角色。

2. 每个角色所需承担的责任与义务。

【重点难点】

1. 康复护士在康复治疗中的角色。

2. 如何在临床工作中,将康复护士的各个角色做到做好。

二、习题及参考答案

习题:

(一)名词解释

1. 健康

2. 康复

3. 康复医学(广义)

4. 康复评定

5. 社区

6. 社区康复

7. 残疾(广义)

8. 康复护理

9. 护士角色

(二)选择题

【A₁】型题

1. 关于康复的叙述**不正确**的是

    A. 康复的最终目的是帮助患者重返社会

    B. 康复要求残疾者本人,其家庭及所在社区均参与

    C. 康复需要环境和社会作为一个整体来参与

    D. 康复工作在疾病中、后期进行

    E. 康复包括生理、心理和社会功能的康复

2. 康复护理的原则**不正确**的是

    A. 预防继发性功能障碍   B. 侧重于"替代护理"

    C. 掌握自我护理方法   D. 重视心理支持

    E. 提倡团队协作

3. 以下哪项**不属于**康复护理的内容

    A. 康复病房的管理   B. 制作各种支具   C. 呼吸训练与排痰

    D. 吞咽训练   E. 体位的摆放

4. 在康复预防的三级预防工作中,二级预防是针对预防(   )的产生

    A. 残障   B. 残疾   C. 残损

    D. 残废   E. 功能障碍

5. 关于《国际功能、残疾、健康分类》(ICF)的叙述**不正确**的是

    A. 通过评定身体功能和结构来反映器官损伤

B. 通过评定活动与活动限制来反映残疾

C. 通过评定参与和参与受限来反映残障

D. 强调了情景因素的作用

E. 各个项目之间的关系是单向的、平面的

6. 康复整体护理的基础是

A. 康复护理治疗   B. 康复护理计划   C. 康复护理评定

D. 康复护理措施   E. 康复护理评价

【A₂】型题

7. 患者，男，45 岁，因"下腰痛"在康复门诊行电刺激治疗。这种治疗属于

A. 物理治疗   B. 作业治疗   C. 康复护理

D. 康复工程   E. 文体治疗

8. 患者，女，65 岁，因"急性脑梗死"入院。她所接触的人员中，**不属于**康复治疗组的是

A. 康复医师   B. 物理治疗师   C. 医保专员

D. 护士   E. 营养师

9. 患者，女，40 岁，因"左侧糖尿病足、坏疽"行"左侧膝下截肢术"。她所接受的治疗中，与康复护理最密切的是

A. 残肢的塑形   B. 残肢的脱敏治疗   C. 义肢的制作

D. 义肢的维护   E. 残肢的体位摆放

10. 患者，男，32 岁，出租车司机，因车祸导致截瘫 1 年。因病辞去了工作，长期卧床，生活不能自理。这属于

A. 残损   B. 残疾   C. 残障

D. 残废   E. 残缺

11. 患者，男，62 岁，脑梗死后遗症期，左侧偏瘫，日常生活活动部分依赖。患者每日坚持锻炼（做体操）1 小时，并每日自我检测血压 2 次。这属于

A. 一级预防   B. 二级预防   C. 三级预防

D. 四级预防   E. 初级预防

（三）简答题

1. 简述亚健康与亚临床。

2. 简述康复范畴。

3. 康复目的包括哪些内容？

4. 简述常用的康复治疗方法。

5. 康复治疗组包括哪些成员？

6. 简述社区康复目标。

7. 简述社区康复内容。

8. 简述社区康复特点。

9. 说明 ICF 与 ICIDH 的区别。

10. 简述我国残疾分类。

11. 简述一级预防的目的。

12. 简述康复护理目的。

13. 简述康复护理原则。

14. 简述不同时期康复护理重点。

15. 简述康复病房无障碍设计内容。

16. 康复护士的角色有哪些?

(四)论述题

1. 简述现代社会的健康标准。

2. 简述康复医学的服务方式。

3. 为什么说康复护士是康复治疗的延续者、教育者?

参考答案:

(一)名词解释

1. 健康:不仅仅是没有疾病或衰弱,而是指在身体上、精神上、社会生活上处于一种良好状态。

2. 康复:综合、协调地应用各种措施预防或减轻病、伤、残者身心、社会功能障碍,以达到和保持生理、感官、智力精神和社会功能的最佳水平,使病、伤、残者能提高生存质量和重返社会。

3. 康复医学(广义):应用医学科学及其有关技术,使功能障碍者的潜在能力和残存功能得到充分发挥的医学科学。

4. 康复评定:是在临床检查的基础上,对病、伤、残患者的功能状况及其水平进行客观、定性和(或)定量的描述(评价),并对结果做出合理解释的过程。

5. 社区:是指具有某种互动关系和共同文化维系力的人类生活群体及其活动区域,是人类生活的基本场所,是社会空间与地理空间的结合。

6. 社区康复:在社区内,利用和依靠社区人力资源,根据社区内康复对象的需求,由康复对象及其家属参与的康复。

7. 残疾(广义):人体身心功能障碍的总称。

8. 康复护理:是在康复计划的实施过程中,由护士配合康复医师和治疗师等康复专业人员对康复对象进行基础护理和实施各种康复护理专门技术,以预防继发性残疾,减轻残疾的影响,达到最大限度的功能改善和重返社会。

9. 护士角色:护士应具有的与角色相适应的社会行为模式。

(二)选择题

【A₁】型题

1. D　　2. B　　3. B　　4. B　　5. E　　6. C

【A₂】型题

7. A　　8. C　　9. E　　10. C　　11. B

(三)简答题

1. 简述亚健康与亚临床。

答:亚健康:有主观临床表现但缺乏客观检查证据。

亚临床:有客观检查证据而没有主观临床表现。

2. 简述康复范畴。

答:医疗康复、康复工程、教育康复、职业康复和社会康复。

3. 康复目的包括哪些内容?

答:(1)使个体在生理、心理和社会功能方面达到或保持一种最佳状态。

(2)"与病伤残共存"。

4. 简述常用的康复治疗方法。

答:物理治疗(PT)、作业治疗(OT)、言语治疗(ST)、心理治疗(PST)、康复工程(RE)、康复护理(RN)、文体治疗(RT)、中国传统治疗(TCM)、社会服务(social service)。

5. 康复治疗组包括哪些成员?

答:康复医师、物理治疗师/士、作业治疗师、言语治疗师、中医治疗师、康复工程师、心理治疗师、文体治疗师、职业咨询师和社会工作者。

6. 简述社区康复目标。

答:(1)使康复对象的身心得到康复。

(2)使康复对象在社会上能享受均等的机会。

(3)使康复对象能融入社会。

7. 简述社区康复内容。

答:(1)提供病、伤、残的预防与宣教,普及残疾预防知识,参与残疾普查。

(2)提供非医疗服务,教育康复、职业康复、社会康复。

(3)提供各种康复服务,康复评定、康复治疗、与上级医院的转介。

(4)提供社区康复护理。

8. 简述社区康复特点。

答:(1)采取社区适宜的康复技术。

(2)强调康复对象及其家属的互动。

(3)发挥政府在社区康复管理中的作用。

9. 说明 ICF 与 ICIDH 的区别。

答:(1)ICIDH

1)疾病后果的分类。

2)着眼于"病人"这一特殊的群体。

3)强调单一方向的作用。

(2)ICF

1)健康及其相关领域的分类。

2)立足于"健康及其环境"。

3)强调各因素之间的相互(双向)作用。

4)从"生物-心理-社会"的角度认识疾病与健康。

5)与所有人群有关,具有普遍的适用性。

10. 简述我国残疾分类。

答:视力残疾:分为盲(一级、二级);低视力(一级、二级)。

听力残疾:分为聋(一级、二级),重听(一级、二级)。

言语残疾:单纯语言残疾(不分级)。

智力残疾:分为四级。

一级(极重度),二级(重度),三级(中度),四级(轻度)。

肢体残疾:分四级。

一级最重,四级最轻。

精神残疾:分为四级,一级(极重度),二级(重度),三级(中度),四级(轻度)。

11. 简述一级预防的目的。

答:(1)预防性保健及咨询指导。

(2)预防接种。

(3)避免引发伤病的危险因素和危险源。

(4)实行健康的生活方式。

(5)遵守安全规则和维护安全的环境。

(6)注意精神卫生,减轻压力,保持心理平衡。

12. 简述康复护理目的。

答:(1)减轻康复护理对象功能障碍的程度,尽可能促进或改善各方面的功能。

(2)预防或改善继发性的功能障碍。

(3)最大限度地提高或恢复生活自理能力。

(4)重归家庭,回归社会,最终提高生存质量。

13. 简述康复护理原则。

答:(1)预防继发性功能障碍。

(2)掌握自我护理方法。

(3)重视心理支持。

(4)提倡团队协作。

14. 简述不同时期康复护理重点。

答:(1)疾病的早期。

1)及时做好各种护理观察和评定。

2)采取积极措施预防各种继发性并发症。

3)适时开展床边简单、有效的康复治疗。

(2)疾病的恢复期

1)在医生指导下,协助治疗师积极开展各种功能训练。

2)加强心理支持,鼓励主动参与。

3)尽可能改善器官功能,提高生活自理能力,回归家庭和社会。

15. 简述康复病房无障碍设计内容。

答:(1)门、卫生间、病床之间的距离应足够轮椅的进出。

(2)室内的地面应防滑、有弹性。

(3)病房和厕所的门应宽大。

(4)卫生间应该是坐厕,两侧装有扶手。

(5)走廊应安装扶手,利于行走训练。

(6)病房床头、走廊、厕所、淋浴间应安装呼叫器,以备患者急需。

16. 康复护士的角色有哪些?

答:康复护理评定者、康复护理技术实施者、康复疗效及病情的观察者、治疗中的协调者监督者、康复治疗的延续者教育者、康复病房管理者。

(四) 论述题

1. 简述现代社会的健康标准。

答:(1)生物学方面:①有良好的抗病体质,对一般感冒和传染病有抵抗能力。②体重符合标准,身体匀称,站立时身体各部位协调。③眼睛明亮,反应敏捷。④头发有光泽,无头屑或头屑较少。⑤牙齿清洁,无龋齿、无疼痛,牙龈色正常无出血现象。⑥肌肉、皮肤有弹性,走路感觉轻松。

(2)心理方面:①有足够充沛的精力,能够从容不迫地应付日常生活和工作的压力而不感到过分紧张。②善于休息,能保持良好的睡眠质量。③处事乐观,态度积极;严于律己,宽以待人。④有较强的应变能力,能够较好地适应不同环境及其发生的各种变化。

2. 简述康复医学的服务方式。

答:(1)机构内康复

地域:综合医院中康复科(部)、康复门诊、专科康复门诊,康复医院(中心)等。

优势:有比较高的专业技术水平和比较完善的康复设备。

不足:服务对象有限。

(2)社区康复

地域:开展就地的康复服务。

优势:强调发动社区、家庭和病、伤、残者参与。

不足:专业人员不够全面、治疗技术受到限制、设备简陋。

社区康复应有固定的转诊(送)系统。

3. 为什么说康复护士是康复治疗的延续者、教育者?

答:因为康复治疗的时间有限,护士的工作时间可弥补康复专业治疗工作的不足。如作业治疗师对患者进行日常生活活动训练后,护士应继续执行并督促患者训练并指导患者日常生活活动;对接受语言治疗的患者护士需结合治疗用语言和非语言的方式与其沟通;物理治疗师在指导患者行走训练后,要依靠护士督导、协助患者经常练习;在残障者无法自己活动的情况下,需由护士为其做体位护理、呼吸训练等,维持关节的正常活动范围,避免萎缩和僵硬发生,而经常翻身可防止压疮发生;对截肢患者,需要护士进行残肢肌力的训练、残肢弹力绷带的包扎、假肢的穿戴及维护等等。同时训练家人或陪伴者,宣传康复知识,通过引导、鼓励和帮助,使他们掌握护理技巧,来协助患者完成"自我护理",为出院回归家庭准备。总之护士参与各种康复活动的实施,维持了康复活动的连续性,使康复治疗计划更加完善。

(燕铁斌　杜春萍)

第二章
康复护理学理论基础

一、学习要点与重点难点

运动学与神经学基础

【学习要点】

1. 人体运动种类和关节分类。

2. 肌肉特性和关节的活动度与稳定性。

3. 关节的运动链与杠杆原理在康复医学中的运用。

4. 神经损伤的实质及损伤后的退化现象。

5. 神经细胞损伤后的再生及影响再生的因素。

6. 中枢神经系统的可塑性与功能代偿。

【重点难点】

1. 运动对机体的影响。

2. 肌肉收缩的分类。

3. 神经功能恢复的理论基础。

康复护理学相关理论

【学习要点】

1. 奥瑞姆的自护理论。

2. 纽曼的系统模式。

3. 安德森模型。

【重点难点】

1. 奥瑞姆自护理论与康复护理实践的关系。

2. 纽曼系统模式与康复护理实践的关系。

康复护理程序

【学习要点】

1. 护理程序的定义。

2. 护理程序的基本步骤。

【重点难点】

1. 制订护理措施时的注意事项。

2. 康复护理程序的评价形式。

二、习题及参考答案

习题:

(一) 名词解释

1. 被动运动

2. 助力主动运动

3. 抗阻力主动运动

4. 等长收缩

5. 等张收缩

6. 等速运动

7. 肌力

8. 肌张力

9. 中枢神经的可塑性

10. 突触的可塑性

11. 自护

12. 自护力量

13. 自护缺陷

14. 压力源

15. 内在的压力源

16. 护理程序

(二) 选择题

【A₁】型题

1. 肌肉收缩时其起点和止点远离是

    A. 向心性收缩   B. 离心性收缩   C. 等长收缩

    D. 等速收缩   E. 静力性收缩

2. 以下哪项**不是**运动对机体的影响

    A. 改变脑血管畸形   B. 增强肌力和肌肉耐力   C. 改善心肺等内脏器官功能

    D. 改善神经肌肉功能   E. 改善异常的运动模式

3. 人体中属于闭链的运动链为

    A. 上肢   B. 下肢   C. 脊柱

    D. 骨盆   E. 以上都不对

4. 屈曲肘关节时肱二头肌为

    A. 原动肌   B. 拮抗肌   C. 中和肌

    D. 固定肌   E. 副动肌

5. 下列哪些**不是**软组织牵拉的目的

    A. 改善或重新获得关节周围软组织的伸展性

    B. 降低肌张力

    C. 增加肌力

    D. 增加或恢复关节的活动范围

    E. 预防躯体在活动时出现的肌肉、肌腱损伤

6. 运动时心血管系统首先可测的反应是

A. 血压升高   B. 心排出量增加   C. 心血管阻力增加

D. 心肌收缩力增加   E. 心率增快

7. 长期制动及卧床对心血管系统的影响是

     A. 体位性低血压   B. 体液重新分布   C. 心功能减退

     D. 静脉血栓形成   E. 以上都是

8. 肌肉收缩是张力明显增加,但关节不产生肉眼可见的运动,称为

     A. 等张运动   B. 等长运动   C. 等速运动

     D. 放松运动   E. 用力运动

9. 可使运动变得省力的是

     A. 加长阻力臂或缩短力臂   B. 加长阻力臂或力臂不变   C. 缩短阻力臂或加长力臂

     D. 加长力臂或阻力臂不变   E. 缩短力臂或阻力臂不变

10. 对于部分失去神经支配的肌肉应尽量采取

     A. 按摩   B. 被动活动

     C. 经皮神经电刺激   D. 功能性电刺激

     E. 主动运动与神经肌肉电刺激

11. 等张收缩的特点**不包括**

     A. 产生关节运动

     B. 收缩时可发生肌肉起止点之间的距离缩短

     C. 收缩时可发生肌肉起止点之间的距离延长

     D. 肌肉收缩时肌张力发生较大改变

     E. 肌肉收缩时肌张力基本不变

12. 下列有关助力运动的描述**错误**的是

     A. 从被动运动向主动运动过渡的形式

     B. 目的之一是逐步增强肌力

     C. 任何时间均只给完成动作的最小助力

     D. 助力施加于运动范围的整个过程

     E. 助力大小随病情好转逐渐减少

13. 关于被动运动下列哪项是**错误**的

     A. 由远至近有利于血液循环和淋巴回流

     B. 患者应处于放松舒适的位置

     C. 运动中要有剧痛才能达到治疗效果

     D. 运动要缓慢柔和用力要有节律

     E. 有皮肤感染和新鲜伤口、新瘢痕的部位不能作按摩

14. 中枢神经可塑性理论,系统内功能重组主要方式是

     A. 轴突在生长芽   B. 轴突侧支长芽   C. 脑细胞再生

     D. 轴突突变   E. 轴突连接

15. 下列哪项**不属于**中枢神经系统可塑性理论中强调功能训练作用的原因

     A. 提高过去相对无效通路

     B. 提高新形成的突出效率

     C. 使原来不承担某种功能的结构去承担新的任务

     D. 通过反复学习接收以及利用外周刺激的感觉反馈

     E. 中枢神经损伤后的恢复

16. 奥瑞姆自我护理理论的研究始于
    A. 1914 年　　　　　　　　B. 1939 年　　　　　　　　C. 1949 年
    D. 1958 年　　　　　　　　E. 1971 年

17. 奥瑞姆自我护理理论围绕的是
    A. 护理的目标　　　　　　B. 护理计划　　　　　　　C. 护理实施
    D. 护理评价　　　　　　　E. 护理教育

18. 奥瑞姆学说的核心是
    A. 自护　　　　　　　　　B. 自护力量　　　　　　　C. 自护缺陷
    D. 护理力量　　　　　　　E. 照护缺陷

19. 奥瑞姆护理系统理论有几个系统
    A. 1 个系统　　　　　　　B. 2 个系统　　　　　　　C. 3 个系统
    D. 4 个系统　　　　　　　E. 5 个系统

20. 贝蒂·纽曼的学位是
    A. 护理学博士学位　　　　B. 理学博士学位　　　　　C. 哲学博士学位
    D. 医学博士学位　　　　　E. 心理学博士学位

21. 《纽曼健康系统模式》著作出版时间为
    A. 1970 年　　　　　　　　B. 1972 年　　　　　　　　C. 1978 年
    D. 1980 年　　　　　　　　E. 1982 年

22. 纽曼系统模式基本内容**不包括**
    A. 与环境互动的人　　　　　　　　　　　B. 护理
    C. 压力源　　　　　　　　　　　　　　　D. 面对压力源人体做出的反应
    E. 对压力源的预防

23. 纽曼理论中下列哪些是内在的压力源
    A. 夫妻　　　　　　　　　B. 父子　　　　　　　　　C. 护患关系紧张
    D. 疼痛　　　　　　　　　E. 气候变化

24. 由专人负责实施个体化护理,一名护理人员负责一位患者全部护理的护理工作方式是
    A. 功能制护理　　　　　　B. 个案护理　　　　　　　C. 小组制护理
    D. 责任制护理　　　　　　E. 综合护理

25. 根据护理程序评价结果,调整和修订护理计划**不正确**的是
    A. 针对目标全部实现的护理诊断,停止相应护理措施
    B. 针对目标部分实现的护理诊断,修订相应护理计划
    C. 针对不存在的诊断,删除相关护理计划
    D. 针对判断错误的诊断,修改相关护理计划
    E. 针对未发现的护理诊断,增加相应护理计划

【A₂】型题

26. 骨折患者在去除外固定后,结合固定关节的活动范围训练,可进行的运动是肌肉
    A. 等长收缩　　　　　　　B. 等张收缩　　　　　　　C. 等速收缩
    D. 抗阻练习　　　　　　　E. 以上都不是

27. 某运动员在摔跤比赛中,右侧锁骨中外 1/3 处骨折,发现内侧端向上移位,这是哪块肌肉牵拉
所致
    A. 三角肌　　　　　　　　B. 胸大肌　　　　　　　　C. 胸锁乳突肌
    D. 斜方肌　　　　　　　　E. 以上都不是

28. 某高血压患者,男,65岁,一个月前突然发生口眼歪斜、半身不遂,诊断为缺血性脑卒中。康复师训练该患者健侧手握勺子,其主要原因是

    A. 通过对健侧肢体或者非损伤组织的训练,发展其代偿能力,来补偿丧失的功能

    B. 增强健侧肌肉收缩,使机体的新陈代谢水平相应升高

    C. 能提高患者中枢神经系统和自主神经系统的调节功能

    D. 可以预防和延缓健侧肢体骨质疏松和软骨变性退化

    E. 以上都不对

29. 在武术散打比赛中,某运动员被对方击中膝关节外侧,关节稳定性受到严重破坏,其可能损伤

    A. 半月板   B. 胫侧副韧带   C. 腓侧副韧带

    D. 髌骨   E. 股骨

30. 患者,女,60岁,首次患缺血性脑梗死,现生命体征平稳,神经病学症状不再发展。48小时后,开始给患者做早期康复护理,做前臂关节活动时,康复护理人员一手固定上臂接近肘关节处,另一手握住患肢腕部,徐缓地、充分地旋转前臂。这种运动属于

    A. 主动运动   B. 被动运动   C. 等速运动

    D. 抗阻力运动   E. 等长运动

31. 患者,男,50岁,该患者于10天前,在工地干活当中,双手搬举重物时,腰部扭伤,疼痛剧烈,整日整夜地疼痛,影响休息和睡眠。初步诊断为腰部软组织损伤,该患者要尽早进行被动运动的目的是

    A. 恢复和增加肌力   B. 减轻水肿和疼痛

    C. 保持和恢复关节的活动范围   D. 保持软组织弹性

    E. 促进伤口愈合

32. 患者,男,66岁,脑干梗死急性期后,每日接受3小时的积极康复治疗,经过不懈努力恢复正常工作,下列哪项<u>不属于</u>中枢神经系统可塑性理论中强调功能训练作用的原因

    A. 提高过去相对无效通路

    B. 提高新形成的突触效率

    C. 使原来不承担某种功能的结构去承担新的任务

    D. 通过反复学习接收以及利用外周刺激的感觉反馈

    E. 中枢神经损伤后的恢复

33. 在纽曼的健康系统模式中,调节病室的温湿度属于

    A. 三级预防   B. 一级预防   C. 二级预防

    D. 促进舒适   E. 维持健康

34. 奥瑞姆自我护理理论解决了

    A. 什么是自护   B. 人存在哪些自理需求

    C. 个体何时需要护理   D. 如何护理存在自理缺陷的个体

    E. 如何评价个体的自理能力

35. 奥瑞姆自护缺陷理论解决了

    A. 什么是自护   B. 人存在哪些自理需求

    C. 什么时候需要护理   D. 如何护理存在自理缺陷的个体

    E. 如何评价个体的自理能力

36. 奥瑞姆护理系统理论解决了

    A. 什么是自护

    B. 人存在哪些自理需求

C. 个体何时需要护理

D. 如何通过护理系统帮助个体满足其治疗性自护需求

E. 如何评价个体的自理能力

37. 奥瑞姆自护理论的目的是

A. 提高患者的独立性   B. 培养患者的独立性,提高自我护理能力

C. 培养自我护理能力   D. 提高护理效果

E. 强调护理评价

38. 纽曼基本结构和能量源受影响的因素是

A. 人的生理   B. 人的情感   C. 人的学历

D. 人的性别   E. 人的职业

39. 纽曼理论中下列哪些是人际间的压力源

A. 悲伤   B. 自我形象改变   C. 疼痛

D. 父子   E. 失眠

40. 纽曼理论中下列哪些是外在的压力源

A. 自我紊乱   B. 愤怒   C. 夫妻

D. 疼痛   E. 经济状况欠佳

【A₃】型题

(41~42 题共用题干)

王先生,男,45 岁,为预防骨质疏松,在咨询医务人员后,每天早晨坚持体育锻炼。在进行引体向上由直臂悬垂变为屈臂悬垂时。

41. 原动肌是

A. 三角肌   B. 胸锁乳突肌   C. 斜方肌

D. 肱二头肌   E. 肱三头肌

42. 肱三头肌是

A. 原动肌   B. 协同肌   C. 拮抗肌

D. 固定肌   E. 中和肌

(43~45 题共用题干)

患者,男,75 岁,一年前急性脑出血入院治疗,出院后就一直在家卧床休息,几乎没下过床。

43. 该患者长期卧床最早最显著的异常在

A. 肌肉系统   B. 心血管系统   C. 骨骼系统

D. 呼吸系统   E. 泌尿系统

44. 该患者长期卧床对骨骼肌肉系统产生的影响是

A. 肌肉萎缩   B. 肌无力   C. 关节挛缩

D. 骨质疏松   E. 以上都是

45. 该患者长期卧床对机体的影响描述**不正确**的是

A. 肌肉萎缩   B. 骨质疏松   C. 便秘

D. 少尿   E. 直立性低血压

【A₄】型题

(46~48 题共用题干)

患者,女,35 岁,车祸伤致左侧髋臼骨折,经手术切口复位螺钉固定,单髋"人"字石膏固定 2 个月,拆除石膏后才开始康复治疗

46. 下列哪项**不益于**提高股四头肌肌力

A. 神经肌肉电刺激   B. 按摩、被动运动   C. 等长收缩运动

D. 等张收缩运动   E. 等速收缩运动

47. 行走时患者向右摇摆,应加强训练的最主要肌群是

A. 股四头肌   B. 臀大肌   C. 阔筋膜张肌

D. 臀中肌和臀小肌   E. 腘绳肌

48. 该患者积极进行康复锻炼,运动时心血管的调节描述**不正确**的是

A. 心率增加   B. 血压增高

C. 心排血量减少   D. 肌肉血流自动调节,血液重新分配

E. 静脉血回流增加

(三) 简答题

1. 简述人体运动按照用力方式如何分类。
2. 简述运动对机体的影响。
3. 简述肌肉的物理特性。
4. 简述肌肉功能状态指标。
5. 影响肌力的主要因素有哪些?
6. 简述按关节运动轴的数目和关节的形态分类。
7. 简述杠杆原理在康复医学中的应用。
8. 简述神经细胞损伤后的退化现象。
9. 简述神经细胞损伤后的再生。
10. 简述中枢神经可塑性的理论基础。
11. 奥瑞姆理论结构有哪些?
12. 奥瑞姆自护理论有哪些核心概念?
13. 奥瑞姆护理系统理论有几个系统?
14. 纽曼系统模式重点叙述了哪些内容?
15. 纽曼系统模式的基本结构影响与制约因素有哪些?
16. 制订护理措施时有哪些注意事项?

(四) 论述题

1. 某医院脑瘫康复中心门诊收治的 1 例 5 岁脑外伤右侧偏瘫患儿的康复过程如下:患儿出生及生后情况正常,7 个月时因脑外伤遗留右侧偏瘫。就诊时情况:左手功能正常,日常生活及学习均由左手完成,能用左手很好地画画,写字。右手主动活动意愿差,在提醒下才用右手活动。前臂旋前、腕关节屈曲,手指分离运动及力量都很差,不能对指。下肢运动能力尚可,走、跑、跳均能完成,但易摔跤,仔细观察会发现其走路时右髋关节回旋异常,膝、踝关节屈曲欠灵活。智力及语言功能均正常。家长主诉及最大愿望就是希望其右手功能改善。

诊断:脑外伤后遗症右侧偏瘫。

治疗:作业治疗包括:①右侧侧起及负荷训练(易化右上肢分离运动);②拧螺丝训练(对指及前臂旋后);③插木棒训练(对指,协调);熟练后慢慢过渡为取毛巾上的小夹子训练(手指力量的训练);④捏橡皮泥训练(整个精细协调运动);⑤用勺子舀东西(腕关节的灵活性训练)等。以上作业治疗采用循序渐进的原则,与推拿结合进行,每天 1 次,每次 30 分钟,每周 5 天。

(1)结合病例,试述该患者存在哪些运动障碍?

(2)在对此患者进行作业疗法中,训练患者用勺子舀东西(腕关节的灵活性训练)。试分析腕关节的构造,能做哪些运动,由哪些肌肉完成?

2. 患者,男性,38 岁,因跌伤致左肩部疼痛、肿胀、活动受限 1 天。肩关节功能障碍,伤肢呈弹性

固定于轻度外展内旋位,肘屈曲,用右侧手托住患侧前臂。外观呈"方肩"畸形,肩峰明显突出,肩峰下空虚。在腋下、喙突下或锁骨下可摸到肱骨头。X 片示:左肩关节脱位,入院后给予复位治疗。

(1)简述肩关节较其他关节容易脱位的原因。

(2)试举例说明以肩关节为支点的手臂杠杆。

3. 论述长期卧床或制动对机体神经系统产生的不良影响及其护理措施。

4. 论述脑卒中患者康复的神经学基础。

5. 奥瑞姆理论结构解决的问题是什么?

6. 奥瑞姆自护理论的目的是什么?

7. 压力源的来源是什么?

参考答案:

(一)名词解释

1. 被动运动:是指完全依靠外力来帮助机体完成的运动。

2. 助力主动运动:在机体主动运动时,依靠外力施加适当的辅助力量,帮助其完成的运动。

3. 抗阻力主动运动:是指机体进行主动运动的同时,对抗运动中施加于肢体的一定量阻力进行的运动。

4. 等长收缩:是指肌肉长度不变,张力改变,不产生关节活动,也称为静力收缩。

5. 等张收缩:是指肌肉张力不变但长度改变,产生关节活动的肌肉收缩。

6. 等速运动:是指整个运动过程中运动的速度保持不变,而肌肉张力与长度一直在变化的一种运动方式。

7. 肌力:指肌肉收缩时所表现出来的能力。

8. 肌张力:是指肌肉在安静时所保持的紧张度。

9. 中枢神经的可塑性:为了主动适应和反映外界环境的各种变化,中枢神经发生结构和功能的改变,并维持一定时间。

10. 突触的可塑性:神经细胞受损后,突触在形态和功能上的改变。

11. 自护:是个体在稳定或变化的环境中为维持生命,确保自身结构完整和功能正常,增进健康与幸福而采取的一系列自发的调节行为和自我照顾活动。

12. 自护力量:是指个人完成自护行为的能力。

13. 自护缺陷:是指自护力量不足以满足自护需要。

14. 压力源:是来自环境中的,威胁个体的弹性防御线和正常防御线,引发紧张和导致个体不稳定的所有刺激和力量。

15. 内在的压力源:指来源于个体内部、与个体的内环境相关的压力源。

16. 护理程序:是指导护理人员以满足护理对象的身心需要,恢复或增进护理对象的健康为目标,运用系统方法实施计划性、连续性、全面整体护理的一种理论与实践模式。

(二)选择题

【A₁】型题

1. B	2. A	3. D	4. A	5. C	6. E	7. E	8. B	9. C	10. E
11. D	12. D	13. C	14. B	15. E	16. D	17. A	18. C	19. C	20. E
21. E	22. B	23. D	24. B	25. D					

【A₂】型题

26. D	27. C	28. A	29. C	30. B	31. C	32. E	33. B	34. A	35. C
36. D	37. B	38. A	39. D	40. E					

【A₃】型题

41. C   42. C   43. A   44. E   45. D

【A₄】型题

46. B   47. D   48. C

（三）简答题

1. 简述人体运动按照用力方式如何分类？

答：按用力方式分类可将人体运动分为被动运动和主动运动。被动运动是指完全依靠外力来帮助机体完成的运动。主动运动是指机体通过自身肌肉收缩进行的运动。根据引起运动的力的不同可分为助力主动运动、主动运动和抗阻力主动运动。

2. 简述运动对机体的影响。

答：提高神经系统的调节能力；改善情绪，调节精神和心理；提高代谢能力，改善心肺功能；维持运动器官的形态与功能；促进代偿机制的形成与发展；预防术后血栓性静脉炎；促进机体损伤的恢复。

3. 简述肌肉的物理特性。

答：肌肉的物理特性包括伸展性、弹性和黏滞性。①伸展性：是指在外力的作用下肌肉被拉长的特性。②弹性：是指在外力取消后肌肉可以恢复到原状的特性。③黏滞性：是指肌浆内各分子之间相互摩擦而产生的阻力。

4. 简述肌肉功能状态指标。

答：反映肌肉功能或状态的主要指标有肌力、肌张力、快速力量和肌耐力。

5. 影响肌力的主要因素有哪些？

答：影响肌力的主要因素包括肌肉的横断面积、肌肉的募集、肌肉的初长度、肌纤维的走向、肌肉的收缩速度和杠杆效率。

6. 简述按关节运动轴的数目和关节的形态分类。

答：可分为单轴型关节、双轴性关节和多轴性关节。

7. 简述杠杆原理在康复医学中的应用。

答：①省力：力臂增长或阻力臂缩短，就能用较小的力去克服较大的阻力。②获得速度：大多动作要求获得较大的运动速度与幅度，而不要求省力。③防止损伤：人体骨骼和肌肉组成的杠杆大多属于速度杠杆，当阻力过大时，容易引起运动杠杆的各环节，尤其是其力点与支点，即关节、肌腱和肌止点的损伤。为能保护运动杠杆，一方面应通过训练增强肌力，另一方面还应适当的控制阻力和阻力臂。

8. 简述神经细胞损伤后的退化现象。

答：当直接损伤神经细胞胞体时，整个神经细胞将会死亡。当损伤仅限于轴突与树突时，其结果可能会引起神经细胞的死亡或以一种改变的状态存活下来。①部分损伤神经细胞：是指损伤局限于神经细胞的突起、轴突或树突。②跨神经细胞变性：通常把失去正常的神经传入或靶组织的神经细胞发生萎缩死亡的现象，称为跨突触效应。③跨神经细胞萎缩：通常大多神经细胞失去靶组织或者去神经支配，并不足以致使神经细胞的死亡，但这些神经细胞会显示出一些退化现象。

9. 简述神经细胞损伤后的再生。

答：神经细胞受到损伤后通常会有两种结局，一种是完全变性，另一种是恢复。如果损伤没有导致神经细胞完全变性，则神经细胞会进入损伤后再生恢复的过程。完整有效的再生过程一般包括轴突的出芽、生长和延伸，与靶细胞重建轴突联系，实现神经再支配而使功能修复。轴突损伤后的再生可分为完全再生和再生的出芽生长。

10. 简述中枢神经可塑性的理论基础。

答：中枢神经系统可塑性的理论基础是神经系统损伤后在系统内、系统间存在结构上和功能的可塑性。①系统内重组：是在同一系统内相同水平或不同水平上出现的代偿；②系统间重组：是指由功能上不完全相同的另一系统来代偿损伤系统的功能。

11. 奥瑞姆理论结构有哪些？

答：自我护理理论结构、自我护理缺陷理论结构和护理系统理论结构。

12. 奥瑞姆自护理论有哪些核心概念？

答：自护和自护力量。

13. 奥瑞姆护理系统理论有几个系统？

答：全部补偿护理系统、部分补偿护理系统和支持-教育护理系统。

14. 纽曼系统模式重点叙述了哪些内容？

答：与环境互动的人、压力源、面对压力源人体作出的反应以及对压力源的预防。

15. 纽曼系统模式的基本结构和能量源受哪些影响与制约？

答：人的生理、心理、社会文化、精神与发展等5个方面功能状态及其相互作用的影响与制约。

16. 制订护理措施时有哪些注意事项？

答：(1)针对性：护理措施是针对护理目标的，一般一个护理目标必须采取几项措施。

(2)可行性：护理措施要切实可行，要结合病人的心身问题，护理人员的配备及专业技术、理论知识水平和应用能力、适当的医疗设备等情况来制订。

(3)安全性：要保证病人的安全，措施的制订一定要以安全为基础。

(4)配合性：有些措施需与医师、营养师及病人商量取得合作。

(5)科学性：应具有科学依据，基于护理科学及相关学科的理论基础之上。

(四) 论述题

1. 某医院脑瘫康复中心门诊收治的1例5岁脑外伤右侧偏瘫患儿的康复过程如下：患儿出生及生后情况正常，7个月时因脑外伤后遗留右侧偏瘫。就诊时情况：左手功能正常，日常生活及学习均由左手完成，能用左手很好地画画，写字。右手主动活动意愿差，在提醒下才用右手活动。前臂旋前、腕关节屈曲，手指分离运动及力量都很差，不能对指。下肢运动能力尚可，走、跑、跳均能完成，但易摔跤，仔细观察会发现其走路时右髋关节回旋异常，膝、踝关节屈曲欠灵活。智力及语言功能均正常。家长主诉及最大愿望就是希望其右手功能改善。

诊断：脑外伤后遗症右侧偏瘫

治疗：作业治疗包括：①右侧侧起及负荷训练(易化右上肢分离运动)；②拧螺丝训练(对指及前臂旋后)；③插木棒训练(对指，协调)：熟练后慢慢过渡为取毛巾上的小夹子训练(手指力量的训练)；④捏橡皮泥训练(整个精细协调运动)；⑤用勺子舀东西(腕关节的灵活性训练)等。以上作业治疗采用循序渐进的原则，与推拿结合进行，每天1次，每次30分钟，每周5天。

(1)结合病例，试述该患者存在哪些运动障碍？

(2)在对此患者进行作业疗法中，训练患者用勺子舀东西(腕关节的灵活性训练)。试分析腕关节的构造，能做哪些运动，由哪些肌肉完成？

答：(1)肌力异常：前臂旋前、腕关节屈曲，手指分离运动及力量都很差，不能对指；关节活动异常：其走路时右髋关节回旋异常，膝、踝关节屈曲欠灵活。

(2)腕关节由腕骨间关节和桡腕关节组成。能做屈伸和外展内收运动。由桡侧腕屈(伸)肌、掌长肌、尺侧腕屈(伸)肌等来完成。

2. 患者，男性，38岁，因跌伤致左肩部疼痛、肿胀、活动受限1天。肩关节功能障碍，伤肢呈弹性固定于轻度外展内旋位，肘屈曲，用右侧手托住患侧前臂。外观呈"方肩"畸形，肩峰明显突出，肩峰下空虚。在腋下、喙突下或锁骨下可摸到肱骨头。X片示：左肩关节脱位，入院后给予复位治疗。

(1)简述肩关节较其他关节容易脱位的原因。

（2）试举例说明以肩关节为支点的手臂杠杆。

答：（1）关节囊愈坚韧，紧张度愈高，周围韧带和肌腱愈坚固，致关节运动范围愈小，但关节的稳定性愈强；反之，致关节运动范围愈灵活，而关节的稳定性愈差。肩关节属于球窝关节，它的活动度比较大，所以稳定性较差，容易发生脱位。

（2）手臂伸直运动的时候，支点就是肩关节。如打高尔夫球，从身体左侧挥杆时，左手臂和杆身可以简化成一个杠杆，左肩关节是这个杠杆的支点，右手小臂对左手的推力是对杠杆的动力，左手臂成为杠杆系统的动力臂，杆头及其接触的球的惯性力是对杠杆的阻力。

3. 论述长期卧床或制动对机体神经系统产生的不良影响及其护理措施。

答：长期卧床或制动会引发全身体能衰减，可出现以下多方面的负面影响，对神经系统产生的不良影响为：制动或卧床所造成的环境、身体、神经和社会刺激的缺乏可以造成广泛的中枢神经和精神系统障碍，主要为感觉减退、感知认知障碍、心理障碍以及智力减退。因此，早期及时、适量适度的个体化康复护理，通过充分的被动活动和多种形式的主动活动以及各种辅助器械、针灸推拿的综合运用，将会充分减少患者的各种并发症，对治疗起到很好的促进作用。

4. 论述脑卒中患者康复的神经学基础。

答：脑卒中患者康复的神经学基础是利用神经系统的可塑性和功能重组的原理，促进上位中枢对运动控制，抑制异常的、原始的反射活动，改善运动模式，对抗痉挛形成，重建正常的运动模式，同时增强肌力。脑卒中患者神经功能损伤后中枢神经系统结构和功能上具有代偿和功能重组能力，其他的脑细胞将通过轴突的再生、树突的"发芽"以及突触阈值的改变来作为"脑的可塑性"的生理、生化和形态学改变的基础，但这种可塑性需要进行特殊的功能锻炼及反复的练习活动而获得。

5. 奥瑞姆理论结构解决的问题是什么？

答：自我护理理论解决"什么事自护、人有哪些自护需求"的问题；自护缺陷理论解决"什么时候需要护理"的问题；护理系统理论解决"如何通过护理系统帮助个体满足其治疗性自护需求"的问题。

6. 奥瑞姆自护理论的目的是什么？

答：为了培养患者的独立性，提高自我护理能力。这个理论强调两个自护思想，即接受后的自我护理和谨慎的自我护理。

7. 压力源的来源是什么？

答：压力源来源于个体系统内部和外部；可来源于个体系统的生理、心理、社会文化、生长、精神等各领域；可独立存在，也可多种压力源同时存在。

（张伟宏　柳明仁　孟　玲）

第三章
康复功能评定

一、学习要点与重点难点

运动功能评定

【学习要点】

1. 肌力、肌张力、关节活动范围的基本概念及判定方法。

2. 平衡、协调及步态分析的常用方法。

【重点难点】

1. 上肢和下肢主要肌肉的手法肌力检查。

2. 肩、肘、腕、髋、膝、踝等关节活动度的测量方法。

3. 临床常见的异常步态及其特点。

心肺功能评定

【学习要点】

1. 心电运动试验的目的、分类、方法及注意事项。

2. 终止心电运动试验的指征及结果判定。

3. 呼吸功能评定的方法及通气功能障碍的分型。

【重点难点】

1. 应用心电运动试验方案评定心肺功能的操作步骤。

2. 心电运动试验的结果及其意义。

3. 通气功能评定的方法及通气功能障碍的分型。

感知与认知功能评定

【学习要点】

1. 感觉功能评定的方法。

2. 失认证、失用症的临床特点及评价方法。

3. 认知障碍的表现及评价方法。

【重点难点】

1. 失认证、失用症的评价方法。

2. 认知功能障碍的综合评价方法。

语言功能评定

【学习要点】

1. 语言障碍的类型。

2. 失语症的定义、分类及症状特点。

3. 构音障碍的定义。

【重点难点】

1. 失语症的分类及临床特征。

2. 国内常见失语症的评价方法。

神经肌肉电诊断

【学习要点】

1. 肌电图检查及其临床意义。

2. 神经传导速度测定及其临床意义。

3. 诱发电位测试及其临床意义。

【重点难点】

1. 神经肌肉电诊断、肌电图、神经传导速度和诱发电位的定义。

2. 正常肌肉肌电图的表现和异常肌电图的种类及表现。

3. 运动神经传导速度测定、感觉神经传导速度测定的检查方法和分析指标。

4. 视觉诱发电位、脑干诱发电位、躯体感觉诱发电位的定义和临床意义。

二、习题及参考答案

习题：

（一）名词解释

1. 肌力

2. 肌张力

3. 关节活动范围

4. 平衡

5. 协调

6. 步行周期

7. 代谢当量

8. 心率-收缩压乘积

9. 失认症

10. 失用症

11. 失语症

12. 构音障碍

13. 肌电图

14. 神经传导速度测定

15. 诱发电位

16. 视觉诱发电位（VEP）

17. 脑干诱发电位（BAEP）

18. 躯体感觉诱发电位（SEP）

（二）选择题

【A₁】型题

1. 某患者坐位,上肢下垂;前臂旋后,肱二头肌可克服重力屈肘,其肌力为

    A. 1 级   B. 2 级   C. 3 级

    D. 4 级   E. 5 级

2. 患者俯卧,屈膝,伸髋10°~15°,阻力加于股骨远端后面,能抗中等阻力,其肌力为
   A. 1级　　　　　　　　　B. 2级　　　　　　　　　C. 3级
   D. 4级　　　　　　　　　E. 5级

3. 根据肌张力临床分级对某患者进行检查,患者表现为被动活动肢体反应正常,属于
   A. 0级　　　　　　　　　B. 1级　　　　　　　　　C. 2级
   D. 3级　　　　　　　　　E. 4级

4. 四肢大关节活动范围的测量常采用的工具
   A. 通用量角器　　　　　B. 电子角度计　　　　　C. 脊柱活动量角器
   D. 被动关节持续活动仪　E. 半圆形量角器

5. 肩关节屈曲的测量**不正确**的选项是
   A. 坐或立位　　　　　　　　　　　　　B. 肘伸直,上臂置于前屈90°位置
   C. 轴心放于肩峰　　　　　　　　　　　D. 固定臂与腋中线平行
   E. 移动臂与肱骨纵轴平行

6. 某患者检查时出现平衡功能障碍外,还出现了共济失调,其病变部位可能在
   A. 大脑　　　　　　　　　B. 脊髓后索　　　　　　C. 前庭
   D. 中脑　　　　　　　　　E. 小脑

7. 量表法评价平衡功能的优点是
   A. 不能量化　　　　　　　B. 应用方便　　　　　　C. 绝对客观
   D. 等级划分清楚　　　　　E. 临床应用较少

8. 小脑性共济失调的特点**不包括**
   A. 辨距不良　　　　　　　B. 意向性震颤　　　　　C. 静止性震颤
   D. 快速及轮替运动异常　　E. 酩酊步态

9. 帕金森病患者出现的步态为
   A. 偏瘫步态　　　　　　　B. 剪刀步态　　　　　　C. 交叉步态
   D. 蹒跚步态　　　　　　　E. 慌张步态

10. 某小儿臀部肌内注射后2周出现了仰胸凸肚的姿态,可能损伤了
    A. 髂腰肌　　　　　　　　B. 臀中肌　　　　　　　C. 臀大肌
    D. 股四头肌　　　　　　　E. 胫骨前肌

11. 某患者髋关节外伤后出现了鸭步姿态,可能损伤了
    A. 髂腰肌　　　　　　　　B. 臀中肌　　　　　　　C. 臀大肌
    D. 股四头肌　　　　　　　E. 胫骨前肌

12. 下列哪项**不是**心电运动试验的目的
    A. 确定运动的危险性　　　　　　　　　B. 评定康复治疗效果
    C. 判定冠状动脉病变的严重程度及预后　D. 减轻心肌耗氧量
    E. 鉴别呼吸困难或胸闷的性质

13. 采用症状限制性运动试验时运动试验终点的指征**不包括**
    A. 心电图显示S-T段下降或上升超过或等于1mm
    B. 运动中最高心率达到130~140次/分
    C. 运动负荷增加时舒张压上升,超过110~120mmHg以上
    D. 运动负荷增加时收缩压不升高反而下降,低于安静时收缩压10mmHg以上
    E. 运动负荷增加时收缩压上升,超过220~250mmHg以上

14. 某慢性阻塞性肺疾病患者气促程度分级3级,其正确的判定指标为

A. 一般劳动较正常人容易出现气短　　　　　B. 登楼、上坡时出现气短

C. 慢走100m以内即感气短　　　　　　　　D. 讲话、穿衣等轻微动作便感到气短

E. 安静时就有气短,不能平卧

15. 对于肺活量的描述,**不正确**的选项是

A. 尽最大力量吸气后,尽力尽快呼气所能呼出的最大气量

B. 正常人3秒内可将肺活量全部呼出

C. 正常值男性为(3179±117)ml,女性为(2314±48)ml

D. 低于80%表明气道阻塞性通气障碍

E. 正常人小于80%

16. 感觉评定的判断方法**不包括**

A. 对刺激反应快而准确　　　　　　　　　　B. 对刺激有反应,但敏感性降低

C. 感觉消失,对刺激无反应　　　　　　　　D. 较强的刺激则引起微弱的反应

E. 对冷刺激有热感

17. 下列哪个**不属于**评定认知功能的量表

A. MMES　　　　　　　　　　　　　　　　B. MOCA

C. 巴氏指数(Barthel index)　　　　　　　　D. LOTCA

E. Rivermead 行为记忆能力测验

18. 评价某患者不能整合和利用来自身体或环境一侧的知觉,其可能为

A. 半侧空间忽略　　　　　B. 躯体失认　　　　　C. 意念性失用

D. 运动性失用　　　　　　E. 结构性失用

19. 某患者口语表达障碍最突出,听理解相对较好,可能为

A. 感觉性失语　　　　　　B. 运动性失语　　　　　C. 传导性失语

D. 命名性失语　　　　　　E. 完全性失语

20. 视觉诱发电位主要观察

A. N75　　　　　　　　　　B. N145　　　　　　　　C. P100

D. P120　　　　　　　　　　E. N175

21. 以下**不属于**神经肌肉电诊断的检查的是

A. 肌电图　　　　　　　　B. 神经传导测定　　　　C. 24 小时动态血压

D. 诱发电位检查　　　　　E. 各种反射检查

22. 正常运动单位电位的波形**不包括**

A. 单相　　　　　　　　　　B. 双相　　　　　　　　C. 三相

D. 多相　　　　　　　　　　E. 正相尖波

【A₂】型题

23. 右股骨干粉碎骨折切开复位内固定术后10周,由于制动患者不能站立,检查者托住患者对侧下肢,可主动伸膝,其肌力可能为

A. 1 级　　　　　　　　　　B. 2 级　　　　　　　　C. 3 级

D. 4 级　　　　　　　　　　E. 5 级

24. 腓总神经损伤患者,胫前肌无力,检查时可对抗轻微的阻力,其肌力可定为几级

A. 1 级　　　　　　　　　　B. 2 级　　　　　　　　C. 3 级

D. 4 级　　　　　　　　　　E. 5 级

25. 女,63岁,小脑梗死后2周,右上肢不能平稳完成动作,伴有震颤,步行时步幅大,足着地轻重不等,伴有摇摆。针对该患者协调功能的检查**不包括**

A. 指鼻试验　　　　　　　　B. 指-指试验　　　　　　　　C. 轮替试验
D. 跟膝胫试验　　　　　　　E. 昂伯征试验

26. 患者,女,52岁,肩周炎后肩关节活动受限,进行2个月训练后,肩关节前屈恢复正常,其肩关节前屈正常值为
A. 0~180°　　　　　　　　　B. 0~150°　　　　　　　　　C. 0~125°
D. 0~90°　　　　　　　　　　E. 0~45°

27. 患者,男,63岁,右侧肢体偏瘫,行走时髋关节外展外旋,膝关节不能屈曲,踝关节不能背伸,足内翻,此步态为
A. 强直步态　　　　　　　　B. 蹒跚步态　　　　　　　　C. 疼痛步态
D. 划圈步态　　　　　　　　E. 慌张步态

28. 患者,男性,脊髓肿瘤,放疗后患者出现站立不稳,行走时迈步不知远近,落脚不知深浅,踩棉花感,并需要视觉补偿,常目视地面行走,在黑暗处则难以行走,Romberg征阳性,其可能的损伤部位为
A. 脊髓后索　　　　　　　　B. 脊髓侧索　　　　　　　　C. 脊髓前索
D. 圆锥综合征　　　　　　　E. 马尾综合征

29. 女,55岁,主诉:行走、上下楼梯吃力,胸闷,气短,嘴唇发紫,呼吸困难明显,不能从事任何体力活动,在休息时也有心功能不全或心绞痛症状。按纽约心脏病学会心功能分级该患者属于
A. 0级　　　　　　　　　　　B. Ⅰ级　　　　　　　　　　　C. Ⅱ级
D. Ⅲ级　　　　　　　　　　　E. Ⅳ级

30. 患者,男性,56岁,心肌梗死3周,采用踏车运动试验确定2级训练方案,按照WHO推荐的运动试验方案,其运动负荷为
A. 200(kg·m)/min　　　　　B. 300(kg·m)/min　　　　　C. 400(kg·m)/min
D. 600(kg·m)/min　　　　　E. 900(kg·m)/min

31. 患者,男,50岁,农民,主诉做农活劳累后,胸骨后、心前区出现紧缩样疼痛,休息后缓解,夜晚平卧睡觉时有胸闷憋气的感觉。该患者进行亚极量强度跑台运动试验时,该患者心率达到多少次/分即可结束试验
A. 95　　　　　　　　　　　　B. 120　　　　　　　　　　　C. 130
D. 150　　　　　　　　　　　E. 160

32 患者,女,53岁,右侧脑梗死后2周,患者坐位明显偏向左侧,康复护士给该患者做了字母删除试验,左侧明显有遗漏,该患者可能患有
A. 图形背景分辨困难　　　　B. 半侧空间忽略　　　　　　C. 躯体失认
D. 结构性失用　　　　　　　E. 定向障碍

33. 患者,女,16岁,左肩关节脱位伴肱骨大结节骨折造成左桡神经损伤,用针尖轻刺手背桡侧皮肤,患者诉疼痛剧烈难忍,该患者可能是
A. 感觉减退　　　　　　　　B. 感觉过敏　　　　　　　　C. 感觉消失
D. 感觉倒错　　　　　　　　E. 感觉正常

34. 患者,男,62岁,右侧运动区前部脑出血,左侧肢体执行精细动作和平时较熟练动作时表现动作笨拙,患者执行口令模仿及自发动作均受影响,患者不能书写和扣衣扣。其可能的知觉障碍为
A. 运动性失用　　　　　　　B. 意念运动性失用　　　　　C. 意念性失用
D. 结构性失用　　　　　　　E. 穿衣失用

35. 患者,男性,68岁,脑梗死后3周,康复护士让患者画空心十字试验患者不能进行,患者可能出现了
A. 意念性失用　　　　　　　B. 半侧空间忽略　　　　　　C. 结构性失用

D. 运动性失用   E. 意念运动性失用

36. 患者,女性,42岁,由于脑血管畸形造成脑动脉破裂出血,患者近三周出现注意力不集中现象,最有针对性的评价的方法为

A. Loewenstein 作业治疗认知评定   B. 画钟测验

C. 蒙特利尔认知评估量表   D. 日常注意力测验

E. Rivermead 行为记忆能力

37. 患者,男性,22岁,因车祸致昏迷2小时入院,CT检查示左侧额叶低密度水肿区内可见散在的点、片状出血灶。即时行手术治疗,两周后转入康复科。查体:卧床,神志清醒,听理解可,言语含糊不清,只能说出简单单词,左侧肢体活动自如,右上肢软瘫,无主动运动,右下肢肌张力升高。该患者可能患有

A. 运动性失语   B. 感觉性失语   C. 命名性失语

D. 传导性失语   E. 完全性失语

38. 患者,男,62岁,左侧颞叶颅内血肿清除术后4周。患者表现为口语流利型,语量过多;说话时缺少实质词或有意义的词,大量错语,以致说出的话完全不能被理解,也听不懂别人的问话。该患者可能患有

A. 运动性失语   B. 感觉性失语   C. 命名性失语

D. 传导性失语   E. 完全性失语

39. 患者,男,62岁,左额顶叶脑梗死后3个月,右侧偏瘫,借助手杖步行时患侧下肢足内翻跖屈,伸舌右偏,运动性失语。该患者可能损伤部位

A. 额上回的后部   B. 额中回的后部   C. 额下回的后部

D. 颞上回的后部   E. 颞下回的后部

40. 患者,男,62岁,左额顶叶脑梗死后3个月,右侧偏瘫,借助手杖步行时患侧下肢足内翻跖屈,伸舌右偏,运动性失语。该患者可能为

A. 运动性失语   B. 感觉性失语   C. 命名性失语

D. 传导性失语   E. 完全性失语

41. 患者,女性,12岁,由于车祸造成颅脑外伤4周后,患者出现失语,下列哪项**不是**失语的症状

A. 听觉理解障碍   B. 口语表达障碍

C. 阅读障碍   D. 听觉理解障碍,口语表达障碍

E. 书写障碍

42. 患者,男,62岁,主诉:"双手指麻木7天,眼睑下垂伴下肢麻木、进行性上肢麻木1天",拟"吉兰-巴雷综合征"收入院。入院后行神经传导速度测定,结果显示F波明显延长,这提示

A. 近端有脱髓鞘改变   B. 远端有脱髓鞘改变   C. 神经再生

D. 中枢神经病变   E. 轴索断伤

(三)简答题

1. 徒手肌力检查的评定标准是什么?

2. 改良 Ashworth 痉挛量表的评分标准是什么?

3. 简述通用量角器测量四肢关节的方法。

4. 人体平衡的维持取决的因素有哪些?

5. 简述关节活动度评价的注意事项。

6. 简述上肢协调功能评定的方法。

7. 中枢神经系统损伤常见的异常步态有哪些?

8. 简述股四头肌无力步态的特点。

9. 根据美国纽约心脏病学会的分级标准判断将心功能分哪几级？

10. 半侧空间失认的常用评定方法有哪些？

11. 简述 Broca 失语的病灶部位和临床特点。

12. 简述临床常见的构音障碍类型。

13. 简述肌电图的临床应用。

14. 简述正常运动单位电位的特征。

15. 简述神经传导速度测定的临床应用。

（四）论述题

1. 试述徒手肌力检查的注意事项。

2. 试述平衡评定的方法。

3. 根据中枢神经系统的病变部位分析共济失调的类型。

4. 试述髋关节周围肌受损时的异常步态。

5. 论述症状限制性运动试验终点的指征有哪些？

6. 如何根据心电图 ST 段改变判定运动试验结果？

7. 认知障碍的表现主要包括哪些方面？

8. 试述失语症的言语症状特点。

9. 试述诱发电位的临床应用。

参考答案

（一）名词解释

1. 肌力：是指肌肉收缩产生的力量。

2. 肌张力：是指肌肉组织在静息状态下的一种不随意的、持续的、微小的收缩，即在做被动运动时，所显示的肌肉紧张度。

3. 关节活动范围：指关节的运动弧度或关节的远端向近端运动，远端骨所达到的最终位置与开始位置之间的夹角，即远端骨所移动的度数。

4. 平衡：是指身体所处在的一种姿势状态，或是指在运动或受到外力作用时自动调整并维持姿势稳定性的一种能力。

5. 协调：是指人体产生平滑、准确、有控制的运动的能力。

6. 步行周期：是指从一侧足跟触地到同侧足跟再次触地所经历的时间，分为站立相（支撑相）和摆动相。

7. 代谢当量：一个代谢当量是指机体在坐位休息时，摄氧 3.5ml/（kg·min）。

8. 心率-收缩压乘积：反映心肌耗氧量和运动强度的重要指标，其数值一般用 10^{-2} 表达。

9. 失认症：是指因脑损伤致患者在没有感觉功能障碍、智力衰退、意识不清、注意力不集中的情况下，不能通过感觉辨认身体部位和熟悉物体的临床症状。

10. 失用症：由于脑损伤致患者在无智能障碍、理解困难、感觉障碍、运动障碍，肌强直及共济失调的情况下，不能准确执行有目的的动作。

11. 失语症：由于脑损害引起的语言能力交流能力障碍，即后天获得性的对各种语言符号（口语、文字、手语等）的表达及认识能力的受损或丧失。

12. 构音障碍：由于发音器官本身或者支配这些器官的神经病变造成发音异常和构音不清楚，常伴有吞咽功能障碍。

13. 肌电图：探测和记录肌肉生物电活动的检查技术，通过这种检查取得的资料有助于分析肌肉松弛和收缩时各种正常和异常表现。

14. 神经传导速度测定：是研究神经在传递冲动过程中的生物电活动。

15. 诱发电位:是经皮记录到的中枢神经电位,包括在头颅记录到的皮层电位和脊髓记录到的脊髓电位。

16. 视觉诱发电位(VEP):是用光刺激时在枕部记录到的皮质电位,主要反映视网膜中心凹圆锥细胞受刺激后的电活动。

17. 脑干诱发电位(BAEP):是声音刺激诱发的短潜伏期电位,主要反映听神经和脑干听传导路径的功能。

18. 躯体感觉诱发电位(SEP):是指刺激躯体神经时在中枢记录到的神经电位,通常为腕部的尺神经或正中神经,其次是踝部的胫神经或腓神经。

(二)选择题

【A₁】型题

【A$_1$】型题

1. C	2. D	3. C	4. A	5. B	6. E	7. B	8. C	9. E	10. C
11. B	12. D	13. B	14. C	15. E	16. D	17. C	18. A	19. B	20. C
21. C	22. E								

【A$_2$】型题

| 23. B | 24. D | 25. E | 26. A | 27. D | 28. A | 29. E | 30. D | 31. C | 32. B |
| 33. B | 34. A | 35. C | 36. D | 37. A | 38. B | 39. C | 40. C | 41. D | 42. A |

(三)简答题

1. 徒手肌力检查的评定标准是什么?

答:

分级	评级标准	正常肌力%
0	没有肌肉收缩	0
1	肌肉有收缩,但无关节运动	10
2	关节在减重力状态下关节全范围运动	25
3	关节在抗重力状态下全范围运动	50
4	关节在抗部分阻力全范围运动	75
5	关节抗充分阻力全范围运动	100

2. 改良的 Ashworth 痉挛量表的评分标准是什么?

答:

级别	评定标准
0 级	肌张力不增加,被动活动患侧肢体在整个 ROM 内均无阻力
1 级	肌张力稍微增加,被动活动患侧肢体到 ROM 之末时出现轻微阻力
1$^+$ 级	肌张力轻度增加,被动活动患侧肢体时在 ROM 后 50% 范围内突然出现卡住,并在此后的被动活动中均有较小的阻力
2 级	肌张力较明显增加,被动活动患侧肢体在通过 ROM 的大部分时,阻力均明显增加,但受累部分仍能较容易地活动
3 级	肌张力严重增加,被动活动患侧肢体在整个 ROM 内均有阻力,活动比较困难
4 级	僵直,患侧肢体僵硬,被动活动十分困难

3. 简述通用量角器测量四肢关节的方法。

答:量角器的轴心与关节中心一致,固定臂与关节近端的长轴一致,移动臂与关节远端的长轴一致。关节活动时,固定臂不动,移动臂随着关节远端肢体的移动而移动,移动臂移动终末所显示出的弧度即为该关节的活动范围。

4. 简述关节活动度评价的注意事项。

答:(1)确定 ROM 的起始位置,通常以解剖位为零度起始点。

(2)严格按操作规范进行测试,以保证测量结果准确、可靠。

(3)根据所测关节位置和大小的不同,选择合适的量角器。

(4)关节存在活动障碍时,主动关节活动范围(AROM)和被动关节活动范围(PROM)均应测量,并分别记录。

(5)在测量受累关节的活动范围前,应先测量对侧相应关节的活动范围。

5. 维持人体平衡的因素有哪些?

答:(1)适当的感觉输入:包括视觉、本体感觉及前庭感觉。

(2)中枢整合作用:对所接收的信息进行加工,并形成运动方案;在交互神经支配或抑制的作用下,使人体能保持身体某些部位的稳定,同时有选择的运动身体的其他部位。

(3)适当做运动输出:能产生适宜的运动,完成大脑所制订的运动方案。

6. 简述上肢协调功能评定的方法。

答:(1)指鼻试验:受试者用自己的示指,先接触自己的鼻尖,再去接触检查者的示指。检查者通过改变自己示指的位置,来评定受试者在不同平面内完成该试验的能力。

(2)指对指试验:检查者与受试者相对而坐,将示指放在受试者面前,让其用示指去接触检查者的示指。检查者通过改变示指的位置,来评定受试者对方向、距离改变的应变能力。

(3)轮替试验:受试者双手张开,一手向上,一手向下,交替转动;也可以一侧手在对侧手背上交替转动。

7. 中枢神经系统损伤常见的异常步态有哪些?

答:(1)偏瘫步态:多见于各种原因所致的脑损伤。由于下肢伸肌紧张导致步态周期中髋、膝关节痉挛,膝不能屈曲,髋内旋,踝不能背屈并内翻。行走时患侧腿摆动相向前迈步时下肢由外侧回旋向前,故又称划圈步态。

(2)截瘫步态:多见于脊髓损伤。T_{10}以下截瘫患者,通过训练,借助手杖、支具等可达到功能性步行,但截瘫较重患者,双下肢可因肌张力高而始终保持伸直,行走时可出现剪刀步,甚至于足着地时伴有踝阵挛,而使行走更感困难,又称交叉步或剪刀步。

(3)蹒跚步态:见于小脑损伤导致的共济失调,行走时摇晃不稳,不能走直线,状如醉汉,又称酩酊步态。

(4)慌张步态:见于帕金森病或基底节病变,行走时上肢缺乏摆动动作,步幅短小,并出现阵发性加速,不能随意停止或转向,称慌张步态或前冲步态。

8. 简述股四头肌无力步态的特点。

答:行走时患腿在支撑期不能保持伸膝稳定,上身前倾,重力线通过膝关节的前方,使膝被动伸直,有时患者通过稍屈髋来加强臀肌及股后肌群的张力,使股骨下端后摆,帮助被动伸膝,如果同时合并伸髋肌无力,患者则需要俯身向前,用手按压大腿使膝伸直。

9. 根据美国纽约心脏病学会的分级标准判断将心功能分几级?

功能分级	临床情况
I	患有心脏病,其体力活动不受限制。一般体力活动不引起疲劳、心悸、呼吸困难或心绞痛
II	患有心脏病,其体力活动稍受限制,休息时感到舒适。一般体力活动时,引起疲劳、心悸、呼吸困难或心绞痛

功能分级	临床情况
Ⅲ	患有心脏病,其体力活动大受限制,休息时感到舒适,较一般体力活动为轻时,即可引起疲劳、心悸、呼吸困难或心绞痛
Ⅳ	患有心脏病,不能从事任何体力活动,在休息时也有心功能不全或心绞痛症状,任何体力活动均可使症状加重

10. 简述半侧空间失认的常用评定方法。

答:半侧空间失认常用的评定方法包括:①删除试验:纸上印几行数字或字母,让患者删去某个特定数字或字母,一侧明显有遗漏为阳性。②绘图试验:可让患者模仿画人、房子、花或钟面,如绘画缺少一半或明显偏歪、扭曲等为阳性。③二等分试验:20cm 长的直线进行二等分,中点向右偏 1cm 以上考虑阳性。④拼板试验:让患者拼人形拼板,如一侧遗漏为阳性。⑤阅读试验:让患者读一段落文字,如遗漏一侧字为阳性。

11. Broca 失语的病灶部位和临床特点。

答:病灶位于优势半球额下回后部(Broca 区)。语言症状以口语表达障碍最突出,典型非流利型口语,电报式语言,说话费力,尤其开始说时表现为说话延迟、慢、中间停顿时间长;命名有困难,但可以接受语音提示;错语常见;语量少,常为实质词,明显缺乏语法词,但仍可表达基本意思;口语理解相对较好,简单的句子可以理解,复杂的言语或命令的理解较为困难。

12. 简述临床常见的构音障碍类型。

答:(1)运动性构音障碍:是指由于神经肌肉病变引起构音器官的运动障碍,表现发声或构音不清等症状。

(2)器质性构音障碍:是指由于先天或后天原因所致构音器官的形态结构异常,临床上最常见的是唇腭裂所致的构音障碍。

(3)功能性构音障碍:多见于学龄前儿童,指在不存在任何运动障碍、听力障碍和形态异常等情况下,部分发音不清晰,通过训练可完全恢复。

13. 简述肌电图的临床应用。

答:临床上肌电图主要用于神经或肌肉病变的早期诊断、鉴别神经源性和肌源性肌萎缩、预测神经外伤的恢复,协助制订正确的神经肌肉诊疗计划。肌电图不能确定病因,因为各种病因可在同一神经肌肉部位引起病变,所以肌电图的改变可能相同,需要结合临床进行分析,才能做出正确的诊断。

在诊断方面,肌电图广泛用于定位诊断,如上运动神经元病变(如脑瘤、侧索硬化、脊髓截瘫、脑血管病、大脑发育不全等);下运动神经元病变(如脑干核性病变、脊髓前角病变、神经根、周围神经干及神经丛病变等);锥体系统病变(如帕金森病、舞蹈病、手足徐动、抽搐症等);神经肌肉接头病变(重症肌无力等);肌病(如肌炎、皮肌炎、肌强直症和肌营养不良症等)。

14. 简述正常运动单位电位的特征。

答:正常运动单位有如下特征:

(1)波形:由离开基线偏转的位相来决定,根据偏转次数的多少分为单相、双相、三相、四相或多相(五相以上),一般多为双相或三相。

(2)时程(时限):指运动单位电位从离开基线的偏转起,到返回基线所经历的时间。运动单位时程变动范围较大,一般在 3~15 毫秒范围。

(3)电压:指亚运动单位肌纤维兴奋时产生的运动单位幅度的总和,即正相峰值加上负相峰值。一般为 100~2000μV,最高不超过 5mV。

15. 简述神经传导速度测定的临床应用。

答:①确认反射弧是否损害:能够区别感觉径和运动径的损害,以及中枢性损害。②区分脱髓鞘性病变与轴索变性病变:前者以传导减慢为主,后者以失神经电位和 MUAP 振幅下降为特征。③确定损害的节段:包括近心段和远心段,其精度可能达到 10cm。④确定神经损害的程度:可以精确地定量测量,是康复疗效评定的客观、可靠、灵敏指标。

(四)论述题

1. 试述徒手肌力检查的注意事项。

答:(1)先向受试者说明检查的目的、步骤和方法等,消除其紧张心理,取得充分理解和合作。

(2)采取正确的测试姿势,近端肢体固定于适当体位,防止出现替代动作。

(3)每次测试都要作左右对比,检查时应先测试健侧同名肌。一般认为两侧差异大于 10%才有临床意义。

(4)肌力在 3 级以上时,检查所加阻力必须连续施加,并保持与运动方向相反,同时阻力应施加于被测关节肢体的远端,必须保持同一强度。给予阻力的大小要根据受试者的个体情况来决定。

(5)肌力检查不适用于中枢神经系统疾病致痉挛性瘫痪的患者。

2. 试述平衡评定的方法。

答:平衡评定有多种方法,主要分为观察法、功能性评定及姿势图三类。

(1)观察法:临床上普遍使用的观察法主要是 Romberg 检查法和强化 Romberg 检查法,此外,还可以评定在活动状态下能否保持平衡,如站立时移动身体、在不同条件下行走,包括足尖行走、侧方走、走圆圈及绕过障碍物行走等方法。传统的观察法过于粗略和主观,但由于其应用简便,可以对具有平衡功能障碍的患者进行粗略的筛选,在临床上有一定的应用价值。

(2)功能性评定:即量表评定法,量表评定法虽然属于主观评定,但不需要专门的设备,应用方便,且可以进行定量的评分,因而临床应用日益普遍。目前临床上常用的平衡量表主要有 Berg 平衡量表(BBS)、"站起-走"计时测试等。

(3)平衡测试仪评定:是近年来国际上发展较快的定量评定平衡能力的一种测试方法,包括静态平衡测试和动态平衡测试。采用高精度的压力传感器和电子计算机技术,记录到身体的摇摆情况并将记录到的信号转化成数据输入计算机,对接收到的数据进行分析。

3. 根据中枢神经系统的病变部位分析共济失调的类型。

答:根据中枢神经系统的病变部位不同分为小脑性共济失调、大脑性共济失调和感觉性共济失调。

(1)小脑性共济失调:小脑是重要的运动调节中枢,其主要功能是维持身体的平衡、调节肌张力和随意运动,因此小脑的损伤除了出现平衡功能障碍外,还可出现共济失调。共济失调是小脑病变的主要症状,小脑半球损害导致同侧肢体的共济失调。患者由于对运动的速度、力量和距离的控制障碍而产生辨距不良和意向性震颤,上肢较重,动作愈接近目标震颤愈明显,并有快速及轮替运动异常;在下肢则表现为行走时的酩酊步态。

(2)大脑性共济失调:额桥束和颞枕桥束是大脑额、颞、枕叶与小脑半球的联系纤维,其病变可引起共济失调,但较小脑病变的症状轻。

(3)感觉性共济失调:脊髓后索的病变会造成深感觉障碍,从而引起感觉性共济失调。此类患者的协调障碍主要表现为站立不稳,行走时迈步不知远近,落脚不知深浅,踩棉花感,并需要视觉补偿,常目视地面行走,在黑暗处则难以行走。检查时会发现震动觉、关节位置觉缺失,闭目难立(Romberg)征阳性。

4. 试述髋关节周围肌受损时的异常步态。

答:(1)臀大肌无力:由于伸髋肌群无力,行走时躯干用力后仰,重力线通过髋关节后方以维持被动伸髋,并控制躯干的惯性向前,形成仰胸凸肚的姿态。

(2)臀中肌无力:由于髋外展肌群无力,不能维持髋的侧向稳定,行走时上身向患侧弯曲,重力线通过髋关节的外侧,依靠内收肌来保持侧方稳定,并防止对侧髋下沉,带动对侧下肢摆动,如果双侧臀中肌均无力,步行时上身左右摇摆,形如鸭子走步,又称鸭步。

5. 论述症状限制性运动试验终点的指征有哪些?

答:症状限制性运动试验终点的指征:

(1)出现呼吸急促或困难、胸闷、胸痛、心绞痛、极度疲劳、下肢痉挛、严重跛行、身体摇晃、步态不稳、头晕、耳鸣、恶心、意识不清、面部有痛苦表情、面色苍白、发绀、出冷汗等症状和体征。

(2)运动负荷增加时收缩压不升高反而下降,低于安静时收缩压 10mmHg 以上;运动负荷增加时收缩压上升,超过 220~250mmHg 以上;运动负荷增加时舒张压上升,超过 110~120mmHg 以上;或舒张压上升,超过安静时 15~20mmHg 以上。

(3)运动负荷不变或增加时,心率不增加,甚至下降超过 10 次/分。

(4)心电图显示 S-T 段下降或上升超过或等于 1mm;出现严重心律失常,如异位心动过速、频发、多源或成对出现的期前收缩、R-ON-T、房颤、房扑、室扑、室颤、Ⅱ度以上房室传导阻滞或窦房阻滞、完全性束支传导阻滞等。

(5)患者要求停止运动。

(6)仪器故障等。试验室内应备有急救药品和设备,并对出现的严重并发症及时处理。

6. 如何根据心电图 ST 段改变判定运动试验结果?

答:ST 段上抬:有 Q 波的 ST 段上抬提示室壁瘤或室壁运动障碍,见于 50% 的前壁心肌梗死和 15% 的下壁心肌梗死患者;无 Q 波的 ST 上抬提示严重近段冠脉的病变或痉挛和严重的穿壁性心肌缺血。ST 段正常化是指安静时有 ST 段下移,在运动中下移程度反而减轻,甚至消失,这种情况见于严重冠心病或正常人。引起 ST 段改变的其他心脏情况还有:心肌病、左心肥厚、二尖瓣脱垂、洋地黄作用、室内传导阻滞、预激综合征、室上性心动过速;非心脏情况包括:严重主动脉狭窄、严重高血压、贫血、低血压、葡萄糖负荷、过度通气、严重容量负荷过重等。

7. 认知障碍的表现主要包括哪些方面?

答:脑损伤后常见认知障碍的表现有以下几个方面:

(1)注意力障碍:比较基本的问题是不能充分地注意,但对简单刺激有反应如声音或物体;比较严重的注意问题包括不能把注意力从一件事上转到另一件事上,或分别注意同时发生的两件事情上。

(2)记忆力障碍:表现为不能回忆或记住受伤后所发生的事件,但对久远的事情回忆影响不大。

(3)推理/判断问题障碍:大面积脑损伤后,将出现高水平的思维障碍。表现为分析和综合信息困难,抽象推理能力降低,判断差,解决问题能力差。

(4)执行功能障碍:许多脑损伤患者难以选择并执行与活动有关的目标,不能组织解决问题的办法。

(5)其他:包括精神活动过程整体降低。表现为情感淡漠,不与他人交往;视觉处理障碍;洞察力、手眼协调、空间与距离判断有困难。

8. 试述失语症的言语症状特点。

答:失语症的语言症状包括:

(1)听觉理解障碍:是失语症患者常见的症状,表现为患者对口语的理解能力降低或丧失。包括:语义理解障碍和语音辨识障碍。

(2)口语表达障碍:①发音障碍;②说话费力;③错语:常见的有三种错语,即语音错语、词意错语和新语;④杂乱语;⑤找词困难和命名障碍;还有刻板语言、言语的持续现象、语法障碍等。

(3)阅读障碍:因大脑病变致阅读能力受损称失读症。阅读包括朗读和文字的理解,这两种可以出现分离现象。

（4）书写障碍：包括自发性书写、分类书写、看图书写、写句子、描述书写、听写和抄写。

9. 试述诱发电位的临床应用。

答：临床上诱发电位可用来协助确定中枢神经系统可疑病变，帮助病损定位，监护感觉、运动系统的功能状态，为预后和康复治疗提供确切指标，因此它是神经内科、神经外科、康复科等的有利工具，为临床医疗、科研提供有价值的资料。

（1）视觉诱发电位（PRVEP）的临床应用：PRVEP 对视神经的脱髓鞘疾病很敏感，约 90% 以上的视神经炎和球后视神经炎患者异常；95% 以上的多发性硬化患者 PRVEP 异常，P_{100} 延长达 30 毫秒以上；此外，弥散性神经系统病变绝大多数都有 PRVEP 异常：包括①脊髓小脑变性；②肾上腺白质营养不良；③进行性神经性腓骨肌萎缩症；④帕金森病；⑤慢性遗传性舞蹈病；⑥恶性贫血；⑦慢性肾病；⑧脊髓病，尤其是慢性病变病人；⑨脑肿瘤和脑梗死等。

（2）听觉诱发电位（BAEP）的临床应用：BAEP 可以提供听力学和神经学两方面的资料，听神经痛是 BAEP 最敏感的检测病变，小脑脑桥角肿瘤如果肿瘤较小时，BAEP 有助于早期发现；脑干髓内肿瘤 BAEP 的阳性率很高；脑干血管病特别是已致残者的 BAEP 异常率很高；脑死亡患者 BAEP 各波均不能引出或 Ⅰ 波可见，此时可判定脑死亡。

（3）体感诱发电位的临床应用：临床上应用广泛，即从皮质到末梢的神经功能均可通过调整记录电极，精确地检测不同节段部位的情况，给临床一个明确的指标和解释。

当周围神经、神经丛、神经根、脊髓前角和后索、脑干以及皮质受损时，从不同部位记录相应的改变。尤其是大脑皮质和皮质下神经元受损时，SEP 晚成分会有异常改变，它比脑电图更敏感，更易于比较和分析。因此，临床上可进行 SEP 检测的疾病如下：①各种周围感觉、运动神经病损；②各种原因所致神经根和脊髓受损疾患；③各系统的脱髓鞘疾病；④颅脑疾病和损伤（包括脑血管意外疾病）；⑤各种中毒和中枢神经系统损害、精神疾病及心理研究等；⑥昏迷及死亡等。

（马素慧　燕铁斌）

第四章
康复护理评定

一、学习要点与重点难点

疼痛评定

【学习要点】

1. 疼痛的定义、分类、机制。

2. 常用的疼痛评定方法。

【重点难点】

疼痛特点及疼痛评定方法。

吞咽障碍评定

【学习要点】

1. 吞咽障碍的定义。

2. 吞咽障碍的临床表现。

【重点难点】

1. 洼田饮水试验。

2. 吞咽障碍初步筛查。

神经源性膀胱评定

【学习要点】

1. 膀胱尿道的正常解剖生理。

2. 神经源性膀胱的定义及分类。

3. 神经源性膀胱的评定方法。

【重点难点】

1. 神经源膀胱的定义及分类。

2. 神经源性膀胱的评定方法。

神经源性肠道评定

【学习要点】

1. 排便的正常解剖生理。

2. 神经源性肠道的定义及分类。

3. 神经源性肠道的评定方法。

【重点难点】

1. 神经源性肠道的定义及分类。

2. 神经源性肠道的评定方法。

心理评估

【学习要点】

1. 心理评估的定义。

2. 心理评估的方法和目的。

3. 常用的智力测验量表、人格测验量表和情绪测验量表。

【重点难点】

1. 常用的情绪测验量表。

2. 活动能力和生存质量评定。

3. 活动和参与评定。

活动能力和生存质量评定

【学习要点】

1. 日常生活活动的概念和内容。

2. 日常生活活动的评定。

3. 生存质量的概念。

4. 生存质量的评定。

【重点难点】

1. 日常生活活动的概念和内容。

2. Barthel 指数的评定方法。

3. WHO 提出的与生存质量有关的因素。

4. Ferrell 提出的生存质量思维模式。

二、习题及参考答案

习题:

(一) 名词解释

1. 牵涉痛

2. 再发性疼痛

3. 吞咽障碍

4. 神经源性膀胱

5. 球海绵体反射

6. 残余尿

7. 膀胱感觉增强

8. 膀胱顺应性

9. 神经源性肠道

10. 上运动神经元病变引起的肠道功能障碍

11. 下运动神经元病变引起的肠道功能障碍

12. 便秘

13. 大便失禁

14. 心理评估

15. 智力测验

16. 日常生活活动

17. 生存质量

（二）选择题

【A₁】题型

1. 临床上最常用最简单的测评方法是
   A. 视觉模拟评分法   B. 口述描绘评分法   C. 数字评分法
   D. 麦吉尔疼痛调查表   E. 语言描述评分法

2. 国际疼痛学会认为慢性疼痛持续时间是
   A. 1个月   B. 2个月   C. 3个月
   D. 5个月   E. 6个月

3. 疼痛是一种与组织损伤或潜在损伤相关的
   A. 不良感觉   B. 自我感觉   C. 客观感觉
   D. 主观感觉   E. 不愉快感觉

4. 以下属于内脏性疼痛的是
   A. 头疼   B. 尿痛   C. 牙痛
   D. 胸痛   E. 腹疼

5. 诊断吞咽障碍的金标准是
   A. 洼田饮水试验   B. 反复唾液吞咽试验   C. 胸部、颈部听诊
   D. 吞咽造影检查   E. 放射性核素扫描检查

6. 以下关于神经源性膀胱的描述**错误**的是
   A. 控制膀胱的中枢和周围神经伤病引起
   B. 临床表现为尿失禁和（或）尿潴留
   C. 泌尿系感染是神经源性膀胱的常见并发症
   D. 尿液反流的主要原因是膀胱逼尿肌反射亢进和括约肌协调不良
   E. 迟缓性神经源性膀胱不会出现肾功能衰竭

7. 以下关于膀胱尿道的神经支配**不正确**的是
   A. 控制膀胱尿道的神经均为交感神经和副交感神经
   B. 控制膀胱逼尿肌的副交感神经为来自于 $S_2 \sim S_4$ 的盆神经
   C. 刺激盆神经可使膀胱逼尿肌收缩,膀胱内括约肌松弛
   D. 控制膀胱的交感神经主要来自 $T_{11} \sim L_2$ 脊神经
   E. 交感神经的作用是抑制膀胱的排空

8. 排尿的低级中枢位于
   A. 大脑皮质   B. 丘脑   C. 小脑
   D. 脑桥   E. 脊髓

9. 正常人的膀胱残余尿量为
   A. 少于50ml   B. 少于100ml   C. 少于150ml
   D. 少于250ml   E. 少于300ml

10. 首次膀胱充盈感一般出现在膀胱容量为
    A. 100~200ml 时   B. 200~300ml 时   C. 300~400ml 时
    D. 400~500ml 时   E. 500~600ml 时

11. 以下关于膀胱顺应性的说法**错误**的是
    A. 膀胱顺应性是指膀胱对增加液体的耐受力
    B. 正常膀胱从空虚到充盈状态时逼尿肌压力维持在 $0 \sim 5 cmH_2O$
    C. 高顺应性膀胱是指随着膀胱容量的增加,膀胱内压力始终保持低水平

D. 低顺应性膀胱是指随着膀胱容量的增加,膀胱内压力明显升高

　　E. 高顺应性膀胱的膀胱容量一般大于 500ml

12. 神经源膀胱的诊断性检查为

　　A. 泌尿系超声波检查　　　　B. X 线检查　　　　　　　C. 尿流动力学检查

　　D. CT 检查　　　　　　　　E. MRI 检查

13. 排便的低级神经中枢位于

　　A. 大脑皮质　　　　　　　　B. 脑桥　　　　　　　　　C. 颈髓

　　D. 胸髓　　　　　　　　　　E. 骶髓

14. 关于排便的解剖生理**错误**的是

　　A. 肛门内括约肌为平滑肌

　　B. 副交感神经兴奋时降结肠、乙状结肠和直肠收缩

　　C. 交感神经的功能在于增进肠道的贮存功能

　　D. 控制排便的躯体神经为阴部神经

　　E. 肛门内括约肌和耻骨直肠肌受阴部神经支配

15. 以下关于神经源肠道的描述**错误**的是

　　A. 支配肠道的中枢或周围神经结构受损或功能紊乱导致的排便功能障碍

　　B. 多表现为大便失禁和(或)大便排空困难

　　C. 上运动神经元病变引起的肠道功能障碍由马尾神经以上的中枢神经病变引起

　　D. 下运动神经元病变引起的肠道功能障碍多见于圆锥或马尾神经病变

　　E. 任何类型的神经源性肠道患者感受便意的能力均下降

16. 以下关于上运动神经元病变引起的肠道功能障碍的特点**错误**的是

　　A. 脊髓排便反射存在　　　　　　　B. 感受便意的能力下降

　　C. 肛门括约肌的静息张力减弱　　　D. 患者的主要表现为便秘和腹胀

　　E. 病变发生在 $L_2 \sim L_4$ 节段时也会导致大便失禁

17. 以下关于下运动神经元病变引起的肠道功能障碍的特点**错误**的是

　　A. 脊髓排便反射消失　　　　　　　B. 没有便意

　　C. 肛门括约肌的静息张力降低　　　D. 结肠运转时间缩短

　　E. 患者的主要表现为大便失禁和排便困难

18. 肛门反射的神经中枢位于

　　A. 大脑皮质　　　　　　　　B. 脑桥　　　　　　　　　C. 颈髓

　　D. 胸髓　　　　　　　　　　E. 骶髓

19. 以下关于肛门指检的操作**错误**的是

　　A. 检查前观察肛门及肛周皮肤是否正常

　　B. 检查者右手示指戴指套,并涂以润滑剂缓慢插入肛门直肠内检查

　　C. 肛门指检时如遇到粪便嵌塞暂停检查

　　D. 检查者用手指感觉肛门外括约肌的张力

　　E. 检查者将手指置于患者直肠内,嘱患者做缩肛动作,感觉有无肛门自主收缩

20. 以下关于心理评估的目的描述**不正确**的是

　　A. 为康复治疗与护理提供依据　　　B. 对康复效果进行评价预测

　　C. 为回归社会做准备　　　　　　　D. 研究康复对象的心理变化规律

　　E. 反映的是个性行为的一个片段

21. 中国修订版韦氏成人智力量表(WAIS-RC)适用于

A. 4~74 岁被试者   B. 16 岁以上的成人   C. 2~8 岁的儿童和青少年

D. 1~30 月龄的孩子   E. 任何年龄

22. 人格**不包括**

     A. 气质   B. 性格   C. 兴趣

     D. 态度   E. 理解力

23. 以下**不属于**康复护理学中常用心理评估方法的是

     A. 观察法   B. 访谈法   C. 心理测验

     D. 心理生理评估   E. 功能独立性评估

24. 判断患者是否存在日常生活活动能力障碍,可选用评定量表

     A. Barthel 指数评定   B. Glasgow 评定   C. MMSE

     D. WAIS   E. SAS

25. 对 Barthel 指数评分结果的描述**错误**的是

     A. 正常总分 110 分

     B. 60 分以上者虽有轻度残疾,但是生活基本自理

     C. 40~60 分者为中度残疾,生活需要帮助

     D. 20~40 分者为重度残疾,生活需要很大帮助

     E. 20 分以下者完全残疾,生活完全依赖

26. 功能活动问卷主要用于

     A. 社区内老年人的独立性评定   B. 机构内老年人的独立性评定

     C. 社区内慢性病患者的独立性评定   D. 机构内慢性病患者的独立性评定

     E. 机构内住院病人的独立性评定

27. 以下关于健康相关生存质量的描述**错误**的是

     A. 是个人的客观感受

     B. 受自身所处的文化和价值体系的影响

     C. 是一个多维概念

     D. 包括生理、心理、社会及疾病或治疗多个方面

     E. 目前的认识尚未完全统一

【A₂】题型

28. 适用于急性疼痛、老人或者小儿、表达能力丧失患者的疼痛评分法

     A. 视觉模拟评分法   B. 口述描绘评分法   C. 数字评分法

     D. 麦吉尔疼痛调查表   E. 语言描述评分法

29. 按疼痛的性质分类中,会发生弥散性疼痛的是

     A. 放射痛   B. 牵涉痛   C. 刺痛

     D. 灼痛   E. 酸痛

30. 下列疼痛反应中属于躯体-运动性反应的是

     A. 出很多汗   B. 大声叫喊   C. 呼吸频率深快

     D. 瞳孔出现散大   E. 痛苦烦躁不安

31. 麦吉尔疼痛调查表用于评估各种疼痛的治疗效果,下列属于调查表 78 个词汇中的第二类的是

     A. 感觉类   B. 精神类   C. 情感类

     D. 运动类   E. 自主神经类

32. 患者男,23 岁,因车祸导致 C₆ 脊髓损伤。尿流动力学检查结果提示:痉挛性膀胱。以下**不属于**

痉挛性膀胱的特点是

    A. 膀胱容量减小   B. 存在膀胱逼尿肌不自主收缩 C. 尿失禁

    D. 膀胱内压力升高   E. 膀胱顺应性增加

33. 患者女,61岁,因"排尿困难1个月"收入院。有糖尿病病史10年。简易膀胱容量和压力测定结果显示:膀胱容量大于500ml,膀胱感觉减退,顺应性增高,可自主排尿,残余尿200ml,无尿失禁。根据 Madersbacher 分类方法,该患者的神经源膀胱类型为

    A. 逼尿肌过度活跃伴括约肌过度活跃   B. 逼尿肌过度活跃伴括约肌活动不足

    C. 逼尿肌功能正常伴括约肌过度活跃   D. 逼尿肌活动不足伴括约肌功能正常

    E. 逼尿肌活动不足伴括约肌活动不足

34. 患者男,36岁,因"高空坠物砸伤致 T_2 脊髓损伤6个月"收入院,予以简易膀胱容量与压力测定。当膀胱注水120ml时,患者即出现强烈排尿感,这种感觉属于

    A. 膀胱感觉减退   B. 膀胱感觉缺失   C. 膀胱感觉增强

    D. 膀胱感觉过敏   E. 膀胱感觉迟钝

35. 患者男,62岁,因"交通意外致 L_2 脊髓损伤6个月"收入院,予以简易膀胱容量与压力测定。当膀胱注水至500ml时,膀胱内压力维持在 $10\sim12cmH_2O$,患者未诉任何膀胱充盈感和排尿感,该患者的膀胱顺应性为

    A. 低顺应性   B. 中顺应性   C. 高顺应性

    D. 小顺应性   E. 顺应性正常

36. 患者男,68岁,因"排尿困难1年余"收入院。为测定患者的膀胱残余尿,可采取以下哪种非侵入性的检查

    A. 尿流动力学检查   B. 简易膀胱容量与压力测定   C. 导尿

    D. B超   E. 尿常规

37. 患者男,40岁,因"交通意外致 L_2 脊髓损伤3个月"收入院,予以简易膀胱容量与压力测定。当膀胱注水至100ml、200ml、300ml、400ml、500ml时,膀胱内压力分别为 $12cmH_2O$、$15cmH_2O$、$17cmH_2O$、$20cmH_2O$、$17cmH_2O$,该患者的膀胱容量为

    A. 200ml   B. 300ml   C. 400ml

    D. 500ml   E. 大于500ml

38. 患者男,45岁,因"外伤致 C_5 脊髓损伤8个月",患者大小便功能障碍,如果要判断患者的神经源性膀胱类型,诊断性检查为

    A. 尿流动力学检查   B. 简易膀胱容量与压力测定   C. 导尿

    D. B超   E. 尿常规

39. 患者男,18岁,因"交通意外致双下肢运动、感觉、大小便功能障碍2周"由外院转入。入院后查体示球海绵体反射(+),这提示

    A. 患者处于脊髓休克期   B. 患者已过脊髓休克期   C. 患者处于失血性休克期

    D. 患者已过失血性休克期   E. 患者处于康复期

40. 患者男,17岁,1个月前因高处坠落导致 T_3 脊髓损伤。护士评估其排便功能,以下**不属于**评估内容的是

    A. 有无粪便嵌塞   B. 球海绵体反射   C. 肛门张力

    D. Hoffmann 征   E. 肛门自主收缩

41. 患者男,58岁,因"高空坠物砸伤致 T_5 脊髓损伤8个月"收入院。患者诉感受便意的能力下降,排便困难,刺激肛门部可诱发排便。该患者的肠道功能障碍属于

    A. 上运动神经元病变引起的肠道功能障碍

B. 下运动神经元病变引起的肠道功能障碍

C. 上感觉神经元病变引起的肠道功能障碍

D. 下感觉神经元病变引起的肠道功能障碍

E. 马尾神经损伤

42. 患者女,48岁,6个月前因"直肠癌"行手术治疗。患者诉术后无便意,3~4天一次大便,排便时无感觉,当站立或行走时可出现大便失禁。该患者的肠道功能障碍属于

A. 上运动神经元病变引起的肠道功能障碍

B. 下运动神经元病变引起的肠道功能障碍

C. 上感觉神经元病变引起的肠道功能障碍

D. 下感觉神经元病变引起的肠道功能障碍

E. 马尾神经损伤

43. 患者女,26岁,因"交通意外致 L_2 脊髓损伤6个月"收入院,在对该患者进行肛门指检时,发现有粪便嵌塞,此时检查者应

A. 停止检查　　　　　B. 只检查有无肛门自主收缩　　C. 只检查肛门括约肌张力

D. 只检查有无肛门反射　　E. 挖清粪便,继续检查

44. 患者男,49岁,有腰椎间盘突出并腰椎管狭窄症病史5年,近1个月出现马尾神经损伤表现,患者诉排便困难,肛门内憋胀感觉。在询问病史时,以下**不属于**排便障碍的评估内容的是

A. 患者以往的排便习惯

B. 患者平时的排便次数、每次排便量、粪便性状

C. 患者排便时的感觉

D. 患者以往的治疗经过

E. 患者的生育史

45. 患者,女,27岁,诉长期入睡困难,乏力,易紧张,心动过速。护士使用汉密尔顿焦虑评估量表(SAS)评估其焦虑状态,得到25分,则该患者为

A. 没有焦虑　　　　　B. 可能有焦虑　　　　　C. 肯定有焦虑

D. 有明显焦虑　　　　E. 可能是严重焦虑

46. 护士使用汉密尔顿抑郁量表(SDS)评估一名患者的抑郁状态,得分为7分,则该患者为

A. 无抑郁状态　　　　B. 轻度抑郁状态　　　　C. 中度抑郁状态

D. 重度抑郁状态　　　E. 极重度抑郁状态

47. 护士使用韦氏智力量表评估一名患者的智力水平,得分为95分,则该患者智力水平分级为

A. 临界　　　　　　　B. 低于平常　　　　　　C. 平常

D. 高于平常　　　　　E. 超常

48. 护士为一名1岁的患儿进行智力水平评估,应选用的量表是

A. 韦氏儿童智力量表　　　　　　　B. 韦氏成人智力量表

C. 韦氏学龄前及学龄初期智力量表　　D. 斯坦福-比内智力量表

E. 贝利婴儿发展量表

49. 患者,女,68岁,诊断为"脑出血后遗症期"。在社区中,护士指导其日常生活活动,以下哪一项**不属于**日常生活活动的指导范围

A. 更衣训练　　　　　B. 饮食训练　　　　　C. 个人卫生训练

D. 感觉/知觉训练　　　E. 床-椅转移训练

50. 患者,男,62岁,诊断为"脑梗死恢复期"。社区护士指导其日常生活活动能力。以下**不属于**ADL运动方面的训练是

A. 轮椅与坐厕之间的转移　　　B. 上下楼梯　　　　　　C. 床上移动

D. 上厕所　　　　　　　　　　E. 使用手杖行走

51. 患者,男,65 岁,诊断为"脑出血后遗症期",护士使用 Barthel 指数对其日常生活活动能力进行评定,总分为 25 分,则该患者属于

A. 基本自理　　　　　　　　　B. 轻度残疾　　　　　　C. 中度残疾

D. 重度残疾　　　　　　　　　E. 完全残疾

52. 患者,女,61 岁,1 周前因跌倒导致左侧股骨颈骨折并进行了全髋关节置换术,现仍然无法下床活动,该患者在 ICF 类目"步行 d450"的评定值为

A. 0　　　　　　　　　　　　B. 1　　　　　　　　　　C. 2

D. 3　　　　　　　　　　　　E. 4

(三) 简答题

1. 疼痛评定的目的是什么?

2. 疼痛按照疼痛的性质、部位及持续时间如何分类?

3. 常用的疼痛评定的方法有哪几个及相应英文简称?

4. 吞咽障碍有哪些临床表现?

5. 简述正常的排尿生理过程。

6. 简述神经源性膀胱的 Madersbacher 分类。

7. 简述球海绵体反射的意义。

8. 简述神经源性膀胱的会阴部和鞍区检查要点。

9. 简述高顺应性膀胱和低顺应性膀胱的区别。

10. 请简述排便的正常生理过程。

11. 请简述上运动神经元病变引起的肠道功能障碍的主要临床表现。

12. 请简述下运动神经元病变引起的肠道功能障碍的主要临床表现。

13. 请简述对神经源性肠道患者进行肛门指检的检查内容。

14. 简述心理评估的方法。

15. 心理评估的目的是什么?

16. 列举常用的焦虑、抑郁评估量表。

17. 简述 ADL 的内容。

18. 列举常用的 ADL 量表。

19. 列举常用的生存质量普适性评定量表。

(四) 论述题

1. 疼痛评定一般从哪几个方面评定?并具体论述其包括的相关内容有哪些?

2. 患者,女,27 岁。T_6 脊髓损伤。意识清醒,对答切题。双下肢肌力 0 级,双上肢肌力 5 级,剑突以下皮肤感觉丧失。大小便失禁。评估患者的排尿障碍时,请详述:

(1)病史采集的要点。

(2)体格检查的要点。

(3)简易膀胱容量和压力测定时的监测指标及其临床意义。

3. 患者,男,18 岁。T_5 脊髓损伤。意识清醒,对答切题。双下肢肌力 0 级,双上肢肌力 5 级,剑突以下皮肤感觉丧失。大小便失禁。评估该患者的排便功能障碍时,请详述:

(1)病史采集的要点。

(2)体格检查的要点。

(3)常用的实验室及影像学检查。

4. 何谓人格测验？简单介绍一种人格测验临床最常用的工具。

5. 患者,女,77 岁,诊断为"脑梗死恢复期"。社区护士使用 Barthel 指数评估其日常生活活动能力。试述 Barthel 指数评定的内容和判断标准。

参考答案:

（一）名词解释

1. 牵涉痛:是指某些内脏疼痛往往会引起远隔的体表部位感觉疼痛或痛觉过敏现象。

2. 再发性疼痛:为一种间隔较长一段时间后再发作的"孤立"的疼痛模式,它常常是在慢性病理基础上的急性发作,是不连续的急性发作重复。

3 吞咽障碍:是指由于下颌、双唇、舌、软腭、咽喉、食管括约肌或食管的结构和(或)功能受损,不能安全有效地把食物正常送到胃内的一个过程。

4. 神经源性膀胱:是控制膀胱的中枢和周围神经伤病引起的排尿功能障碍,临床表现为尿失禁和(或)尿潴留。神经源性膀胱是康复医学中常见的合并症之一,可由中枢神经系统疾病、周围神经系统疾病、累及神经系统的感染性疾病、内分泌与代谢疾病、外伤、药物等原因引起。

5. 球海绵体反射:球海绵体反射主要用于判断患者阴部神经反射弧的完整性,反射中枢为 $S_2 \sim S_4$ 节。检查者的示指戴指套,涂润滑油,缓慢插入患者肛门,另一只手刺激男性患者的龟头(女性患者的阴蒂),阳性时可以明显感觉到肛门外括约肌收缩。此反射的消失提示患者处于脊髓损伤休克期,反射的再出现提示脊髓损伤患者的休克期已结束。

6. 残余尿:残余尿指排尿后立即导尿或用 B 超检查测定膀胱内残余的尿量。正常女性残余尿量一般少于 50ml,正常男性一般少于 20ml。

7. 膀胱感觉增强:指充盈膀胱时提前出现的首次膀胱充盈感和(或)发生在低膀胱容量时提前出现的强烈排尿感。

8. 膀胱顺应性:是指膀胱在充盈期维持其压力不变或仅轻度升高的能力,即膀胱对增加液体的耐受力。

9. 神经源性肠道:是支配肠道的中枢或周围神经结构受损或功能紊乱导致的排便功能障碍。多表现为大便失禁和(或)大便排空困难。常见于脊髓损伤、脑卒中、脑外伤、脑肿瘤、多发性硬化、糖尿病等疾病。

10. 上运动神经元病变引起的肠道功能障碍:该型肠道功能障碍由圆锥以上的中枢神经病变引起,多见于 L_2 阶段以上脊髓损伤患者。由于脊髓与结肠之间的反射弧没有中断,因此保留了神经反射的调节功能。

11. 下运动神经元病变引起的肠道功能障碍:该型肠道功能障碍是由支配肛门括约肌的下运动神经元或外周神经病变引起,多见于圆锥或马尾神经病变、多发神经病、盆腔手术等。

12. 便秘:指排便次数减少,排出的粪便干硬且排便不畅和(或)排便困难。

13. 大便失禁:指肛门括约肌不受意识控制而不自主排出粪便。

14 心理评估:是指运用心理学的理论和方法测试和评估患者的心理行为变化和心理特征。

15. 智力测验:是通过测验的方式衡量个体普通心智功能的一种科学的方法。

16. 日常生活活动:是指人们为了维持生存以及适应生存环境而必须每天反复进行的、最基本的、最具有共同性的活动。

17. 生存质量:生存质量又称为生活质量、生命质量,是一个内涵十分丰富而复杂的概念。广义的生存质量被理解为人类生存的自然状态和社会条件的优劣状态,其内容包含:收入、健康、教育、营养、环境、社会服务和社会秩序等方面。世界卫生组织对于生存质量的定义是:个人根据自身所处的文化和价值体系,对于自身生存状态的主观感受,这种感受充分考虑了其目标、期望、标准及所关心的各种事物,同时受到个人身体健康、心理状态、个人信仰、社会关系和所处环境的综合影响。

（二）选择题

【A₁】型题

1. A	2. C	3. D	4. B	5. D	6. E	7. A	8. E	9. A	10. A
11. B	12. C	13. E	14. A	15. C	16. A	17. D	18. E	19. C	20. E
21. B	22. E	23. E	24. A	25. A	26. A	27. A			

【A₂】型题

28. C	29. D	30. B	31. C	32. E	33. D	34. C	35. C	36. D	37. E
38. A	39. B	40. D	41. A	42. B	43. E	44. E	45. C	46. A	47. C
48. E	49. D	50. D	51. D	52. D					

（三）简答题

1. 疼痛评定的目的是什么？

答：准确判断疼痛的部位、强度、特性、发展过程，明确疼痛的原因；确定疼痛对运动功能、日常生活等的影响；为选择正确的治疗方法提供依据。

2. 疼痛按照疼痛的性质、部位及持续时间是如何分类？

答：（1）疼痛性质：刺痛、灼痛、酸痛、放射痛、牵涉痛。

（2）疼痛部位：躯体性疼痛、内脏性疼痛。

（3）疼痛的持续时间：短暂性疼痛、急性疼痛、亚急性疼痛、慢性疼痛、再发性疼痛。

3. 常用的疼痛评定的方法有哪几个及相应英文简称？

答：视觉模拟评分法（VAS）、口述描绘评分法（VRS）、数字评分法（NRS）、麦吉尔疼痛调查表（MPQ）。

4. 吞咽障碍有哪些临床表现？

答：流涎、食物从口角漏出、咀嚼不能、张口困难、吞咽延迟、咳嗽、哽噎、声音嘶哑、食物反流、食物滞留在口腔和咽部、误吸及喉结构上抬幅度不足等。

5. 简述正常的排尿生理过程。

答：在正常情况下，膀胱逼尿肌在副交感神经的影响下处于轻度收缩状态，膀胱内压保持在 $10cmH_2O$ 以下。由于膀胱逼尿肌具有较大的伸展性，故在尿量开始增加时，膀胱内压无明显升高。当尿量增加至 $400\sim500ml$ 时，膀胱内压力便超过 $10cmH_2O$ 而明显升高，此时膀胱壁的牵张感受器受刺激而兴奋，神经冲动沿着盆神经传导至骶髓的初级排尿反射中枢，同时经脊髓上传至脑桥排尿中枢和大脑皮质的高级排尿中枢。当条件允许，则大脑皮质发出允许排尿的神经冲动，脑桥启动排尿过程，兴奋骶髓的初级排尿反射中枢，则膀胱逼尿肌收缩，内括约肌和外括约肌松弛，尿液排出，反之，大脑皮质便抑制骶髓的初级排尿中枢，则膀胱逼尿肌松弛，内括约肌和外括约肌收缩，抑制膀胱的排空。此外，腹肌和膈肌收缩，使腹内压增高也促进膀胱内尿液排空。

6. 简述神经源性膀胱的 Madersbacher 分类。

答：Madersbacher 分类方法根据逼尿肌与括约肌的功能将神经源性膀胱功能分为 8 类：①逼尿肌过度活跃伴括约肌过度活跃；②逼尿肌过度活跃伴括约肌活动不足；③逼尿肌过度活跃伴括约肌功能正常；④逼尿肌活动不足伴括约肌过度活跃；⑤逼尿肌活动不足伴括约肌活动不足；⑥逼尿肌活动不足伴括约肌功能正常；⑦逼尿肌功能正常伴括约肌过度活跃；⑧逼尿肌功能正常伴括约肌活动不足。

7. 简述球海绵体反射的意义。

答：球海绵体反射的消失提示患者处于脊髓损伤休克期，反射的再出现提示脊髓损伤患者的休克期已结束。需注意的是极少数正常人不出现该反射，脊髓的圆锥损伤也不出现该反射。

8. 简述神经源性膀胱的会阴部和鞍区检查要点。

答：会阴部和鞍区检查包括感觉功能检查和运动功能检查。感觉功能检查部位是肛门皮肤黏膜交界处和两侧坐骨结节处，分为轻触觉和针刺觉，如果患者肛门周围针刺觉和轻触觉均消失，则需要通过肛门指检来检查肛门内深压觉。进行感觉功能检查时可同时检查肛门反射,即轻划肛门周围皮肤,正常引起肛门外括约肌收缩。运动功能检查是通过肛门指检来检查肛门外括约肌有无自主收缩,同时注意检查肛门括约肌张力。

9. 简述高顺应性膀胱和低顺应性膀胱的区别。

答:高顺应性膀胱是指随着膀胱容量的增加,膀胱内压力始终保持低水平,达到正常膀胱容量时压力仍然不升高,且膀胱容量高于正常,即一般大于500ml。低顺应性膀胱是指随着膀胱容量的增加,膀胱内压力明显升高,且膀胱容量明显低于正常(一般小于200ml)。

10. 请简述排便的正常生理过程。

答:排便是一种反射活动。正常人的直肠没有粪便,当肠的蠕动将粪便推入直肠时,刺激了直肠壁内的感受器,神经冲动通过盆神经、腹下神经等传达到脊髓腰骶段的初级排便中枢,同时冲动上传至大脑皮层产生便意和排便反射。这时通过盆神经的传出冲动使降结肠、乙状结肠和直肠收缩,肛门内括约肌舒张,与此同时阴部神经的冲动减少,肛门外括约肌舒张使粪便排出体外。同时,支配腹肌和膈肌的神经兴奋,腹肌和膈肌也发生收缩,腹内压增加促进粪便排出。

11. 请简述上运动神经元病变引起的肠道功能障碍的主要临床表现。

答:机械性刺激结肠或直肠可诱发脊髓排便反射,但患者感受便意的能力下降;肛门括约肌的静息张力增加,直肠肛门协调性运动受损,结肠通过时间延长,从而常常导致患者便秘和腹胀。然而当病变发生在 $L_2 \sim L_4$ 节段,排便抑制受损,肛门内、外括约肌均舒张,由结肠集团运动产生排便即大便失禁。

12. 请简述下运动神经元病变引起的肠道功能障碍的主要临床表现。

答:脊髓排便反射消失,无便意;肛门外括约肌静息张力降低;结肠运转时间显著延长,从而出现排便困难。直肠肛门协调运动受损,当腹压增加时会出现大便失禁现象。

13. 请简述对神经源性肠道患者进行肛门指检的检查内容。

答:肛门直肠指检的内容包括检查有无粪便嵌塞、肛门张力和肛门自主收缩。①粪便嵌塞:当粪便持久滞留堆积于直肠内,肛门直肠检查时可触及大而硬的粪块。肛门指检时如遇到粪便嵌塞应及时将粪便挖出挖清,以便后续的检查。②肛门张力:用手指感觉肛门外括约肌的张力和控制能力、直肠内的压力。③肛门自主收缩:自主性的肛提肌收缩可以增加肛门括约肌的压力。检查者将手指置于患者直肠内,嘱患者做缩肛动作,感觉有无肛门自主收缩。

14. 简述心理评估的方法。

答:心理评估的方法有多种,包括观察法、访谈法、心理测验法等。一般主张多种方法结合会达到更好的效果。

(1)观察法:是通过对研究对象表现出来的心理现象的外部活动进行科学观察和分析,研究其中的心理行为规律的方法,可分为自然观察和特定情境中观察两类。

(2)访谈法:是指心理医生或医护人员运用词语或非词语语言与患者进行的一种有目的的沟通和交流,以便深入了解患者心理状况的评估方法。

(3)心理测验:是指在标准的环境下,运用一套预先经过标准化的问题(量表)来测量患者的某些心理品质的方法。它包括心理测验和评估量表,是心理评估中的主要方法。

(4)心理生理评估:通过监控心理生理变量来评估,包括大脑的活动情况及其功能状况如脑电图(EEG)、功能性磁共振成像技术(fMRI)、脑磁图(MEG)、激素和免疫系统参数及反应形式;自主神经系统-心血管系统反应模式如心电图(ECG)、呼吸参数;汗腺活动变量如皮肤电活动(EDA);肌肉紧张参数如肌电图(EMG)等进行测定、评估。

15. 心理评估的目的是什么?

答:(1)为康复治疗与护理提供依据:了解伤病引起的功能和心理上的变化,明确心理异常的范围、性质、程度和对其他功能的影响,为安排或调整康复计划提供重要依据。

(2)对康复的效果进行评价预测:康复过程中可根据心理评估的结果,及时调整康复程序,提高康复的效果;同时,心理评估也是客观评价康复疗效的重要的指标。

(3)为回归社会做准备:通过心理评估了解患者的潜在能力,对患者回归社会提供指导依据,帮助患者更好地回归家庭、社会。

(4)研究康复对象的心理变化规律。

16. 列举常用的焦虑、抑郁评估量表。

答:常用的焦虑评估量表有汉密尔顿焦虑评估量表、Zung焦虑自评量表等。

17. 简述 ADL 的内容。

答:ADL 大致包括运动、自理、交流、家务活动和娱乐活动等。

(1)运动:包括床上运动、轮椅上运动和转移、市内或室外行走、公共或私人交通工具的使用等。

(2)自理:包括更衣、进食、如厕、洗漱、修饰(梳头、刮脸、化妆)等。

(3)交流:包括打电话、阅读、书写、使用电脑、识别环境标志等。

(4)家务活动:包括购物、备餐、洗衣、使用家具及环境控制器(电源开关、水龙头、钥匙)等。

(5)娱乐活动方面:如打扑克、下棋、摄影、旅游、社交活动等。

18. 列举常用的 ADL 量表。

答:常用的标准化 ADL 评定工具有 Barthel 指数、改良 Barthel 指数及功能活动问卷等。《国际功能、残疾和健康分类》(International Classification of Functioning, Disability and Health, ICF)也可直接用于活动和参与的评定。

19. 列举常用的生存质量普适性评定量表。

答:常用的生存质量普适性评定量表有世界卫生组织生存质量评定量表 WHOQOL-100 和 WHOQOL-BREF,医学结局研究简明调查-36 条(SF-36)等。

(四) 论述题

1. 疼痛评定一般从哪几个方面评定?并具体论述其包括的相关内容有哪些?

答:两方面,疼痛的感觉和疼痛的反应。

(1)疼痛感觉:是一种复杂主观的感受。在人身上测定的疼痛阈值简称痛阈,即是病人用语言表达刚出现疼痛感觉时所受的最小刺激量。

(2)疼痛的反应:可分成三个方面:①躯体-运动性反应:伴有肢体屈曲反射、握拳、呻吟、叫喊、挣扎、逃脱以及疼痛局部的肌肉反射性痉挛;②自主-内脏性反应:伴有心率加快、血压升高、呼吸频率加快、瞳孔散大、汗多、血糖升高等;③神经-精神性反应:伴有脑电图改变,以及痛苦、焦虑、烦躁不安的表情。

2. 患者,女,27岁。T_6 脊髓损伤。意识清醒,对答切题。双下肢肌力 0 级,双上肢肌力 5 级,剑突以下皮肤感觉丧失。大小便失禁。评估患者的排尿障碍时,请详述:

(1)病史采集的要点。

(2)体格检查的要点。

(3)简易膀胱容量和压力测定时的监测指标及其临床意义。

答:(1)病史:进行病史采集时,详细询问患者是否有外伤、手术、糖尿病、脊髓损伤、脊髓炎等病史,是否有使用过抗胆碱能药物、三环类抗抑郁药、α 受体阻滞药等,是否有过神经系统手术史、盆腔及盆底手术史等。如果患者的排尿障碍是由脊髓损伤引起的,还要详细询问脊髓损伤的时间、部位、致伤因素,急性期的泌尿系管理方式,泌尿系并发症的情况,伤后排尿情况和处理方式,是否有尿失禁、排尿困难、自主神经反射异常等。既往史中要特别注意应了解患者以往的饮水和排尿习惯。

还要详细询问并评估泌尿生殖系统症状和其他相关系统症状等。①储尿期和排尿期下尿路症状:如尿频、尿急、尿失禁、排尿困难、尿潴留、尿痛等;②膀胱感觉异常症状:如膀胱有无充盈感和尿意等;③泌尿系管理方式调查:如腹压排尿、叩击排尿、挤压排尿、自行漏尿、间歇导尿、长期留置尿管、留置膀胱造瘘管等;④性功能障碍症状:男性是否存在勃起功能障碍、性高潮异常、射精异常等,女性是否存在性欲减退、性交困难等;⑤其他泌尿生殖系统症状:如腰痛、盆底疼痛、血尿等;⑥肠道功能:肛门直肠症状如直肠感觉异常、里急后重感等,排便症状如大便失禁、便秘等;⑦神经系统症状:肢体感觉运动障碍、肢体痉挛、自主神经反射异常等。

评估时还应注意了解患者的排尿障碍对其日常生活、心理、社交的影响,还要询问患者的生活环境、有无照顾者及医疗和经济条件等。

(2)体格检查包括一般状态检查、泌尿和生殖系统检查、会阴部和鞍区感觉运动检查、神经反射检查等。

1)一般状态检查:包括患者的精神状态、意识、认知、步态、生命体征、皮肤等。

2)泌尿和生殖系统检查:腹部检查应注意下腹部有无包块、压痛,肾区有无叩击痛等。男性应常规进行直肠指诊,女性要注意是否并发盆腔器官脱垂等。

3)会阴部和鞍区检查:包括感觉功能检查和运动功能检查。感觉功能检查部位是肛门皮肤黏膜交界处和两侧坐骨结节处,分为轻触觉和针刺觉,如果患者肛门周围针刺觉和轻触觉均消失,则需要通过肛门指检来检查肛门内深压觉。进行感觉功能检查时可同时检查肛门反射,即轻划肛门周围皮肤,正常引起肛门外括约肌收缩。运动功能检查是通过肛门指检来检查肛门外括约肌有无自主收缩,同时注意检查肛门括约肌张力。对于脊髓损伤患者,如果会阴部和鞍区的感觉、运动功能完全消失,则为完全性脊髓损伤;反之,如果会阴部和鞍区保留了部分感觉或运动功能,则为不完全性脊髓损伤。

4)神经反射检查:神经反射的检查有助于神经系统病损的定位,包括浅反射、深反射、病理反射、球海绵体反射、肛门反射等。

(3)简易膀胱容量和压力测定的监测指标包括膀胱感觉、膀胱顺应性、膀胱压力及容量等。

1)膀胱感觉:正常人的膀胱容量为 300~500ml,首次膀胱充盈感(首次注意到膀胱充盈时的感觉)一般出现在膀胱容量为 100~200ml 时,首次排尿感(首次感觉到需要在合适的时候排尿的感觉)一般出现在膀胱容量为 200~330ml 时,强烈排尿感(持续存在的排尿感)一般出现在膀胱容量为 400~500ml 时。异常的膀胱感觉包括膀胱感觉增强、减退和缺失等。膀胱感觉增强是指充盈膀胱时提前出现的首次膀胱充盈感和(或)发生在低膀胱容量时提前出现的强烈排尿感。膀胱感觉减退是指充盈膀胱时患者的膀胱充盈感和(或)强烈排尿感下降或延迟。膀胱感觉缺失是指在充盈膀胱过程中患者没有感觉。

2)膀胱顺应性:膀胱顺应性是指膀胱在充盈期维持其压力不变或仅轻度升高的能力,即膀胱对增加液体的耐受力。正常膀胱从空虚到充盈状态逼尿肌压力仅经历较小的变化(维持在 $10\sim15cmH_2O$)。高顺应性膀胱是指随着膀胱容量的增加,膀胱内压力始终保持低水平,达到正常膀胱容量时压力仍然不升高,且膀胱容量高于正常,即一般大于 500ml。低顺应性膀胱是指随着膀胱容量的增加,膀胱内压力明显升高,且膀胱容量明显低于正常(一般小于 200ml)。

3)膀胱压力与容量:简易膀胱容量和压力测定技术可以显示膀胱充盈时膀胱压力与其容量之间的关系。正常人充盈期膀胱内压力为 $10\sim15cmH_2O$。当膀胱内压力大于 $40cmH_2O$ 时,发生输尿管反流和肾积水等上尿路功能损害的风险显著增加。因此 $40cmH_2O$ 被视为安全压力的上限。在安全压力下的膀胱容量才是安全容量。只有在安全压力下储尿和排尿,上尿路的功能才能得到保护。

3. 患者,男,18 岁。T_5 脊髓损伤。意识清醒,对答切题。双下肢肌力 0 级,双上肢肌力 5 级,剑突以下皮肤感觉丧失。大小便失禁。评估该患者的排便功能障碍时,请详述:

(1)病史采集的要点。

(2)体格检查的要点。

(3)常用的实验室及影像学检查。

答:(1)病史采集

1)患病及治疗经过:应询问患者此前是否有神经系统疾病、胃肠道疾病等影响胃直肠功能的病史,是否服用引起排便异常或辅助排便的药物。有无家族便秘史及精神疾病史。

2)目前病情与一般状况:应询问患者的排便习惯、目前的排便情况、排便感觉和相关症状。①排便习惯:询问患者的排便方式、排便地点、排便独立程度等。还应了解患者患病前的排便习惯以及饮食习惯。②排便情况:询问患者的排便次数、每次排便量、粪便性状等。对于便秘患者,还应了解患者便秘的持续时间、每日尝试排便失败的次数、排便耗时等。对于大便失禁患者,应了解患者失禁频率(包括气体、水样便、成形便)、对排便的控制能力等。③排便感觉:询问患者排便前有无便意、有无排便不尽感、有无排便时肛周疼痛等。④相关症状:询问患者有无腹胀、腹胀引起的呼吸不畅、腹痛/腹部不适、恶心、呕吐等胃肠道症状。

3)心理-精神-社会状况:评估患者的心理状态,了解排便功能异常对患者日常生活活动能力及社会参与的影响。

(2)体格检查

1)精神状态:评估患者的意识及精神状态、认知能力、语言表达能力等。

2)腹部检查:胃肠道大量积气时可见腹部膨隆。左侧降结肠及乙状结肠内存较多粪块时,腹部触诊可触及条索状肿物。还应通过腹部叩诊、听诊检查有无肠胀气和肠鸣音的改变。

3)运动感觉功能检查:评估患者的肌力、肌张力及感觉功能,对于脊髓损伤患者应确定受损的运动平面、感觉平面和残损程度等。

4)神经反射检查:神经反射的检查有助于神经系统病损的定位。包括浅反射、深反射、病理反射的检查。

5)肛门直肠检查:肛门直肠检查包括视诊、肛门指检和相关反射的检查。①肛门视诊:观察肛门及肛周皮肤是否正常,有无外痔、表皮息肉、直肠脱垂、肛裂、瘘管口、皮肤破损等。②肛门指检:检查者右手示指戴指套或手套,并涂以润滑剂缓慢插入肛门直肠内检查。肛门直肠指检的内容包括检查有无粪便嵌塞、肛门张力和肛门自主收缩。③反射检查:最常用的是提睾反射、肛门反射和球海绵体反射。

(3)常用的实验室及影像学检查

1)粪便分析:检查粪便的量、颜色、性状、气味等。通过检查粪便中的白细胞、红细胞、巨噬细胞、肠黏膜上皮细胞等了解有无局部炎症和出血。

2)纤维结肠镜:纤维结肠镜的重要价值在于排除大肠器质性疾病,如对神经源性肠道进行评价和治疗之前必须排除肿瘤、炎症等器质性疾病。

4. 何谓人格测验? 简单介绍一种人格测验临床最常用的工具。

答:人格测验是对人格特点的揭示和描述,即测量个体在一定情境下经常表现出来的典型行为和情感反应,通常包括气质或性格类型的特点、情绪状态、人际关系、动机、兴趣和态度等内容。

艾森克人格问卷(EPQ)是国际公认的、也是临床上常用的人格测验工具,分为儿童版(适用于7~15岁儿童)和成人版(适用于16岁以上成人)。我国修订的EPQ中有88个问题,被试者根据自己看完问题后的最初想法回答"是"或"否",然后由评估者对其分别评分,再根据被试者的年龄、性别,诊断出受试者的人格特征。

5. 患者,女,77岁,诊断为"脑梗死恢复期"。社区护士使用Barthel指数评估其日常生活活动能力。试述Barthel指数评定的内容和判断标准?

答:(1)评定内容:包括大便控制、小便控制、修饰、上厕所、进食、转移、步行、穿衣、上楼梯、洗澡,共10项。根据是否需要帮助及其帮助程度分为0、5、10、15分4个等级,总分100分。

(2)判断标准:60分以上者虽有轻度残疾,但是生活基本自理;40~60分者为中度残疾,生活需要帮助;20~40分者为重度残疾,生活需要很大帮助;20分以下者完全残疾,生活完全依赖。

(柳明仁 孟 玲 李 琨 刘 芳)

第五章
常用康复治疗技术

一、学习要点与重点难点

物理治疗

【学习要点】

1. 运动疗法和物理因子疗法的定义。

2. 各种运动疗法和物理因子疗法的适应证和禁忌证。

3. 运动疗法和物理因子疗法的分类和内容。

【重点难点】

1. 各项运动疗法的治疗作用、适应证、禁忌证、操作技术及护理要点。

2. 各种物理因子治疗的作用、适应证、禁忌证以及护理要点。

作业治疗

【学习要点】

1. 作业治疗的概念。

2. 作业治疗的适应证和禁忌证。

3. 作业治疗的分类和作用。

【重点难点】

1. 常用作业治疗的分类、内容以及注意事项。

2. 常见的功能障碍所适用的作业疗法。

语言治疗

【学习要点】

1. 语言治疗的训练方式。

2. 失语症的主要治疗方法。

3. 构音障碍的治疗主要方法。

【重点难点】

1. 失语症 Schuell 刺激疗法的主要原则。

2. 构音障碍的治疗原则。

康复辅助器具

【学习要点】

1. 矫形器的基本功能、分类及使用方法。

2. 手杖、腋杖、助行器的分类。

3. 上肢假肢、下肢假肢的康复评价及训练方法。

4. 轮椅临床应用、选择指标及操作技巧。

【重点难点】

1. 手杖、腋杖的测量方法。

2. 轮椅的选择方法及使用技巧。

3. 上下肢假肢的康复评价及康复训练。

中医疗法

【学习要点】

1. 针灸疗法的治疗作用、操作方法及注意事项。

2. 推拿疗法的治疗作用、常用手法及注意事项。

3. 常用的中医健身方法。

【重点难点】

1. 针灸的治疗作用及操作方法。

2. 推拿的治疗作用及常用手法。

二、习题及参考答案

习题：

（一）名词解释

1. 物理疗法

2. 运动疗法

3. 被动运动

4. 主动运动

5. 软组织牵伸技术

6. 等长收缩训练

7. 等张收缩训练

8. 等速训练

9. 作业治疗

10. 语言治疗

11. Schuell 刺激法

12. 辅助器具

13. 矫形器

14. 助行器

15. 假肢

16. 针灸疗法

17. 得气

18. 推拿疗法

（二）选择题

【A₁】型题

1. 下列哪项属于主动运动

   A. 日常生活活动训练   B. 关节松动技术   C. CPM

   D. 关节牵引   E. 软组织牵伸

2. 下列哪项属于被动活动的适应证

A. 关节不稳的骨折   B. 骨关节肿瘤   C. 内固定后的骨折

D. 伴有炎症的骨折   E. 伴有剧烈疼痛的骨折

3. 关于软组织牵伸技术正确的是

    A. 关节牵引属于软组织牵伸   B. 软组织牵伸可以增加关节的活动范围

    C. 牵伸的患者应安置功能位   D. 牵伸力量的方向应与肌肉紧张的方向一致

    E. 牵伸的力量要足够大,鼓励患者忍受疼痛

4. 在骨折康复初期,为了增强肌力,对固定部位的肌肉采用的运动治疗是

    A. 等张运动   B. 等长运动   C. 等速运动

    D. 助力运动   E. 非抗阻运动

5. 指导患者进行肌力训练时应该

    A. 从被动活动开始

    B. 肌力达到 3 级时可以增加阻力

    C. 伴有冠心病的患者不能进行抗阻训练

    D. 阻力的方向与肌肉收缩时关节发生运动的方向相反

    E. 肌力训练后,如疼痛显著停止训练

6. 指导患者进行协调性训练时应该

    A. 由坐位到卧位,先易后难

    B. 双侧可以同时练习,一般先练习残疾较重的一侧

    C. 先做双侧对称性运动,再做不对称性运动

    D. 先闭眼做,再睁眼做

    E. 操练时要加强用力,以促进协调运动

7. 关于物理疗法和运动疗法的关系正确的是

    A. 物理疗法就是运动疗法   B. 运动疗法是物理疗法的一种

    C. 物理疗法是运动疗法的一种   D. 运动疗法是被动的物理疗法

    E. 运动疗法是主动的物理疗法

8. 下列哪一项为关节松动术的禁忌证

    A. 关节肿胀   B. 功能性关节制动引起的关节内粘连

    C. 关节疼痛   D. 肌肉紧张或痉挛

    E. 进行性的关节活动受限

9. 下列各项理疗项目中,无扩张血管作用的是

    A. 低频电疗法   B. 中频电疗法   C. 高频电疗法

    D. 冰刺激   E. 石蜡疗法

10. 下列疗法中属于低频电疗法的是

    A. 功能性电刺激   B. 调制中频电疗法   C. 干扰电疗法

    D. 音频电疗法   E. 超声波

11. 下列属于红外线疗法的生物学效应的是

    A. 光化学作用   B. 热效应   C. 非热效应

    D. 红斑效应   E. 电解作用

12. 下列关于有效的作业治疗,说法正确的是

    A. 以患者为中心,设计和选择有目的性的作业活动

    B. 强调患者的主动参与,积极配合

    C. 需要充分发挥患者的躯体、心理、情绪及认知等因素的作用

D. 着重训练上肢功能,如手的灵活性、眼手的协调性、对动作的控制能力等

E. 以上说法均正确

13. 用患侧手拣出分别埋在沙子、黄豆、石子里的物品的作业训练,其目的是

    A. 强化正确的疼痛觉输入   B. 强化正确的固有感觉输入

    C. 强化正确的触觉输入   D. 强化正确的温度觉输入

    E. 强化正确的形体觉输入

14. 按照作业疗法的分类,砂磨板训练属于

    A. 改善微细运动协调性作业   B. 改善粗大运动协调性作业

    C. 改善粗大与微细动作协调性作业   D. 改善粗大运动平衡功能

    E. 改善微细运动平衡功能

15. 语言治疗的适应证是

    A. 口吃   B. 严重的智力障碍   C. 情感障碍

    D. 行为障碍   E. 意识障碍

16. 言语训练方式**不包括**

    A. 集体训练   B. 一对一训练   C. 患者随意训练

    D. 自主训练   E. 家庭训练

17. 下列哪项**不是**辅助器具的作用

    A. 增加就业机会   B. 休息制动减少肿胀   C. 提高生活自理能力

    D. 提高学习和交流能力   E. 减少并发症

18. 矫形器的使用目的**不正确**的选项是

    A. 预防或矫正畸形   B. 减轻疼痛   C. 补偿功能

    D. 加强肌力训练,增强肌力   E. 稳定和支持

19. 正式使用矫形器佩戴前**不应**进行哪项训练

    A. 降低关节活动度训练   B. 学会穿脱矫形器

    C. 调整对位对线及动力装置等结构   D. 穿上矫形器后进行系列的功能活动

    E. 日常生活活动训练

20. 关于腋杖长度描述正确的是

    A. 身长减去 11cm 的长度   B. 身长减去 15cm 的长度   C. 身长减去 41cm 的长度

    D. 身长减去 51cm 的长度   E. 身长减去 21cm 的长度

21. 上肢假肢的基本要求**不包括**

    A. 外观逼真   B. 越重稳定性越好   C. 功能良好

    D. 动作灵活   E. 穿脱方便

22. 下肢的假肢的主要功能是

    A. 承重   B. 平衡   C. 站立   D. 步行   E. 方便跑跳

23. 轮椅座位高度**不正确**的描述为

    A. 坐下时,膝关节屈曲 90°   B. 足跟至腘窝的距离一般为 55~65cm

    C. 测量足跟至腘窝的距离   D. 坐席太高,则轮椅不宜推入至桌面下

    E. 太低则患者的坐骨结节承受压力太大

24. 针灸治疗疾病的作用正确的选项是

    A. 无双向调节作用   B. 只抑制不兴奋   C. 减低人体免疫功能

    D. 只兴奋不抑制   E. 镇痛

25. 对于得气**不正确**的描述为

A. 痛　　　　B. 酸　　　　C. 麻　　　　D. 胀　　　　E. 重

26. 下列哪种情况不易进针

　　A. 精神放松　　　　　　B. 不疲劳　　　　　　C. 患者过度紧张

　　D. 情绪平稳　　　　　　E. 无饮酒

27. 推拿时应注意

　　A. 逆着血液回流方向　　B. 患者操作部位适当紧张　　C. 逆着淋巴液回流方向

　　D. 由轻到重　　　　　　E. 操作者手部影响进行冰敷

【A₂】型题

28. 患者,女,50岁,左侧肩关节酸痛,左手不能提重物,受凉后疼痛加剧,夜不能寐。临床诊断:肩关节周围炎。到康复科就诊,评定:右侧肩关节:前屈170°,后伸40°,外展170°,外旋60°,内旋60°;左侧肩关节:前屈120°,后伸20°,外展130°,外旋30°,内旋30°。该患者**不宜**进行的康复治疗是

　　A. 肩梯　　　　　　　　B. 肩关节松动术　　　　C. 手术

　　D. 棍棒操　　　　　　　E. 激光治疗

29. 患者,男,20岁,3个月前因运动不慎,导致右踝关节损伤。X线显示右侧踝关节骨折,行手术复位克氏针内固定治疗。现患者右侧踝关节活动度受限,右下肢肌肉萎缩,行走不便。考虑该患者目前可进行的康复治疗是

　　A. RICE治疗　　　　　　B. 股四头肌CPM仪训练　　C. 超短波

　　D. 踝关节等速肌力训练　E. 跑步机

30. 患者,今晨锻炼时不慎扭伤右脚踝,右脚踝局部红肿,有明显压痛感,遂到康复科就诊,X线示无骨折迹象,磁共振示外侧距腓韧带轻度撕裂。诊断:右踝距腓韧带轻度撕裂急性期。目前该患者**不宜**进行的康复治疗措施是

　　A. 固定　　　　B. 冷敷　　　　C. 热疗　　　　D. 加压　　　　E. 抬高

31. 患者,男,58岁,进行左足踇趾外翻矫正术后,给予左下肢制动等治疗。解除制动后,患侧踝关节活动受限。应该选择下列哪项康复治疗方法

　　A. 牵引疗法　　　　　　B. 低频电疗　　　　　　C. 温热疗法

　　D. 肌力增强训练　　　　E. 关节松动术

32. 患者,男,22岁,运动时右侧踝关节处扭伤,肿胀、疼痛明显,活动受限。首先应该采取的康复治疗措施是

　　A. 冷疗法　　　　　　　B. 红外线照射　　　　　C. 温热疗法

　　D. 高频电疗　　　　　　E. 关节活动技术

33. 患者,女,27岁,1年前因车祸导致左股骨颈骨折,后骨折痊愈。近2个月来无明显原因出现左髋关节周围疼痛,行走时疼痛加重。检查发现左下肢"4"字试验阳性,骨盆分离试验阳性,MRI检查发现左股骨头缺血性坏死,根据患者的情况选择保守治疗,该患者应该选择的康复治疗项目是

　　A. 软组织牵伸技术　　　B. 关节松动技术　　　　C. 高频电疗法

　　D. 医疗体操　　　　　　E. 神经发育疗法

34. 患者,男性,65岁。左侧肢体力弱,活动欠灵活,2年前曾患"脑出血"经治疗好转。目前患者左侧肢体仍感无力,步行缓慢,上肢运动功能欠佳,手的精细活动稍差。为进一步巩固和改善功能需用哪项康复治疗技术

　　A. 步行训练　　　　　　B. 运动再学习疗法　　　C. 等速肌力训练

　　D. 作业治疗　　　　　　E. 以上都可以

35. 患者,女,32岁。右下肢烧伤痊愈后出现局部功能障碍,拟采取软组织牵伸技术。作为该患者的康复主管护士,在牵伸前首先应该做的是

A. 做好牵伸部位的皮肤准备   B. 进行康复评估   C. 安置牵伸肢体于功能位

D. 安置舒适、放松的体位   E. 准备安全设施

36. 患者，2个月前下午突感右侧肢体麻木，无力，伴头晕，恶心呕吐，当时神志清楚，血压160/100mmHg。头颅CT示：左侧基底节区脑出血。经神经内科对症治疗一个月，病情逐渐稳定，现仍遗留右侧肢体活动不利，行走不便。遂到康复科就诊，该患者**不宜**进行的康复治疗是

A. 肩关节松动术   B. 平衡功能训练   C. 步行训练

D. PNF技术训练   E. 肌电生物反馈训练

37. 患者，女，48岁。3个月前开始出现腰部疼痛，活动受限，右侧下肢稍有麻木感，右下肢直腿抬高试验阳性，腰4、5棘突及椎旁压痛，腰部X线示腰椎曲度变直，腰4、5椎间隙狭窄，腰部CT示腰4、5椎间盘突出，遂到康复科就诊。护理人员对该名患者进行宣教时，需要纠正的不良姿势是

A. 长时站立时，脚下置一小矮凳，两脚轮流放上去，同时转移重心

B. 长时坐位时，腰部应紧贴椅背不留空隙，下肢随意放置

C. 双腿直立时勿弯腰

D. 切忌穿高跟鞋或平底鞋站立或行走过久

E. 健身时应选择腰肌与背肌的伸展运动，如网球及篮球等剧烈运动

38. 患者，男，50岁，手外伤导致拇短伸肌麻痹，造成拇指对掌功能障碍以及拇指、示指捏物功能障碍，该患者适合进行下列哪项作业训练

A. 关节活动度训练   B. 拧螺丝钉训练   C. 肌力训练

D. 抛球训练   E. 磨砂板训练

39. 脑卒中患者，女，65岁，右侧偏瘫，家属发现站在患者右侧叫患者名字时患者不予理睬，将物品放至右侧时患者亦视而不见，医生检查患者右耳听力和视力均正常，遂至康复科就诊。应首先考虑为该患者做下列哪项检查

A. 瞳孔对光反射   B. ADL检查   C. 心理检查

D. Albert划线检查   E. 指鼻检查（睁闭眼）

40. 陈某，女，54岁。晨练时突发晕厥，及时送医院治疗，诊断为脑出血。因就医及时，病情得到控制，现有明显的感觉功能障碍，需进一步进行检查。下列检查中**不属于**感觉功能障碍检查的是

A. 痛觉检查   B. 温度觉检查   C. 触觉检查

D. 位置觉检查   E. 靶心打点检查

41. 王某，男，67岁，3年前因脑梗死而致右侧肢体偏瘫，虽经积极治疗，现仍需扶杖步行，上下楼梯有困难，吃饭、穿衣、洗漱等日常生活均需要家人照料。该患者需要进行的康复训练是

A. 日常生活活动能力训练   B. 职业康复训练   C. 语言训练

D. 吞咽训练   E. 被动运动训练

42. 患者，58岁，大学文化，3个月前下午突感右侧肢体无力，伴头晕，恶心呕吐，当时神志清楚，血压180/100mmHg。头颅CT示左侧基底节区脑出血，发现早，及时送医治疗，经神经内科对症治疗一个月后，病情逐渐稳定，现仍遗留认知功能障碍，主要表现为注意力不集中、定义困难和物品归类障碍。下列不需要该患者进行的作业治疗内容有

A. 物品归类训练   B. 打招呼训练   C. 模拟购物训练

D. 字图匹配训练   E. 图物理解训练

43. 针对脑卒中伴构音障碍的患者所采取的康复治疗措施**不包括**

A. 感觉刺激   B. 发音器官的运动训练   C. 呼吸训练

D. 阅读理解训练   E. 发音训练

44. 患儿，男，5岁，2岁时患脊髓灰质炎，评定时发现右下肢肌肉萎缩，右侧下肢比左侧短3cm。

目前最佳康复方案是

    A. 肌力训练   B. 物理因子治疗   C. 药物治疗

    D. 矫形手术后步态训练   E. 作业治疗

45. 患者,男,27 岁,外伤造成 C_5 完全性脊髓损伤,为该患者配备高靠背轮椅时,怎样进行测量

    A. 坐位面至肩部或后枕部的实际高度   B. 坐位面至肘部或后枕部的实际高度

    C. 坐位面至肩部或后颈部的实际高度   D. 轮椅扶手肩部或后颈部的实际高度

    E. 不用测量,随便选择

46. 患者,女性,C_3 脊髓炎后 3 个月,家庭附近的社区有一坡道,患者每次经过都需要人辅助,如果让患者独立驾驶轮椅通过坡道应进行轮椅训练,患者**不正确**的训练动作为

    A. 头微后仰,上身挺起   B. 两臂拉后,手肘伸直   C. 拇指按在轮胎上

    D. 轻轻向后拉起   E. 猛力地向前推

47. 患者,男,45 岁,外伤造成 T_4 不完全性脊髓损伤,无行走能力,为了使患者早期下床训练,应采用的辅助设备为

    A. 框架式助行器   B. 三轮型助行车   C. 两轮型助行车

    D. 交替式助行器   E. 两轮型助行架

48. 患者,男,85 岁,脑卒中后遗症 3 年,左侧肢体轻度偏瘫,握力较好、上下肢支撑能力,为防止跌倒应采用的辅具为

    A. 单足腋杖   B. 多足手杖   C. 单足手杖

    D. 双足腋杖   E. 双侧手杖

49. 患者,男,35 岁,遭遇重大车祸,双下肢小腿需要截肢。考虑到截肢患者小腿的功能与截肢部位密切相关,最理想的截肢部位是

    A. 膝关节离断   B. 膝下 15cm   C. 膝下 5cm

    D. 膝下 10cm   E. 膝离断

50. 患者,男,37 岁,车间工人,长期吸烟,2 个月前左下肢肿胀疼痛,左侧脚趾及足背皮肤变黑、腐烂、流脓血 1 个月,入院时精神差,消瘦貌,体温 38.9℃,经动脉造影等相关检查,明确诊断为血栓闭塞性脉管炎合并肢端坏疽,采取大腿中上 1、3 截肢术。该患者术后在假肢装配前如何做全身性康复训练

    A. 戒烟,注意合理膳食,保持良好的生活习惯

    B. 单足站立、平衡协调以及跳跃训练

    C. 卧床期注意患肢的良肢位摆放,预防关节畸形

    D. 尽早开始双上肢力量训练,为早期下床扶双拐站立训练做准备

    E. 以上皆是

51. 患者,男,8 岁,患有特发性脊柱侧凸症。X 线脊柱全长正侧位片,经测量:cobb 角 15°。该患者佩戴脊柱矫形器的主要目的是

    A. 限制关节异常活动   B. 矫正畸形   C. 减轻疼痛

    D. 美观   E. 改善步行

52. 患者,男,48 岁,双侧股骨头坏死,为减轻疼痛,建议使用腋杖辅助步行,其肘关节应

    A. 屈曲 45°~55°   B. 屈曲 90°   C. 屈曲 10°~15°

    D. 肘关节伸直   E. 屈曲 25°~30°

53. 患者,女性,50 岁,右肩部疼痛 2 个月,肩关节前屈后伸受限,旋前旋后不能,洗脸梳头受限,为了改善关节活动度,最合适的治疗应是

    A. 肩部推拿按摩   B. 中药局部外敷   C. 中药全身调理

    D. 中药熏蒸   E. 针灸疗法

54. 陈某,女性,28岁,妊娠24周,突发左侧面神经炎5天,医生建议进行针灸治疗,下列哪个穴位**不适合**

  A. 颊车   B. 地仓   C. 迎香   D. 合谷   E. 风池

55. 八段锦是我国古代的一种传统保健操,一直深受群众的喜爱。患者尚某,女性,46岁,近日出现腰背酸痛、头晕目眩,八段锦的( )可解除其不适

  A. 1、2段 B. 3段   C. 4、7段   D. 5~7段 E. 全段

(三) 简答题

1. 运动疗法的作用有哪些?

2. 常用的运动疗法有哪些?

3. 关节活动技术的护理要点是什么?

4. 如何进行渐进抗阻肌力训练。

5. 坐位平衡训练的基本要素有哪些?

6. 简述超声波疗法的治疗作用。

7. 作业治疗的功能有哪些?

8. 如何通过作业治疗增加患者的肩关节活动度?

9. 简述常见的功能障碍所适用的作业训练有哪些?

10. 简述作业治疗时的注意事项。

11. 构音障碍治疗的主要原则是什么?

12. 上肢矫形器的分类及使用目的是什么?

13. 下肢矫形器的分类及使用目的是什么?

14. 怎样确定腋杖长度?

15. 哪些患者适宜使用轮椅?

16. 简述轮椅的使用技巧。

17. 简述针灸的主要作用。

18. 简述推拿的主要作用。

19. 简述八段锦的组成及临床应用。

(四) 论述题

1. 患者,女,46岁,2010年3月发生车祸后,出现下肢活动不能,大小便失禁。腰椎 MRI 显示:腰1椎体压缩性骨折。行腰椎内固定术,出院时二便均可自行控制。在家卧床6个月后,双下肢关节僵硬,肌肉萎缩,肌力减弱,患者站立行走困难,膝关节僵硬,恢复缓慢。

问题:

(1)试述该患者需要进行哪些项目的康复评定?

(2)试述该患者可采取哪些康复治疗措施?

2. 陈某,女,53岁,右上肢震颤1年余。患者2010年9月出现右上肢呈静止性震颤,手指捏物无力震颤,紧张时加重,睡眠时消失。查体:表情正常。颅神经(-)。右上肢静止性震颤3级,其余肢体及口唇、躯干等未见震颤。Ashworth 分级:右上肢肌张力1级,右下肢、左侧肢体肌张力0级。捏指、握伸、轮替试验:左侧0级,右侧1级(由 Fahn 等人在1987年制订的帕金森量表,1级为轻度减慢或幅度减小)。四肢肌力5级。病理征(-)。头颅 MRI 未见异常。诊断:帕金森病(1级)。临床予以常规药物治疗。为改善右上肢功能,到康复科就诊。

(1)如何通过有效地康复训练来缓解帕金森患者病情的进展,减轻肌肉僵硬,改善患者的肢体功能?

(2)针对该患者:右上肢静止性震颤3级,右上肢肌张力增高,Ashworth 分级:右上肢肌张力1级;捏指、握伸、轮替试验:左侧0级,右侧1级。如何选择合适的作业治疗?

(3)帕金森病患者的康复护理有哪些注意事项?

3. 失语症 Schuell 刺激疗法的主要原则是什么?

4. 吕某,女,37 岁。15 年前出现不明原因的高热伴双膝关节疼痛,初步诊断为"类风湿性关节炎"。随后逐步出现全身大小关节疼痛,2 年后陆续出现关节畸形,关节活动障碍。双侧髋、膝关节尤为明显,小关节轻度变形。导致吕某无法正常工作,休业在家,生活范围基本局限于居住的 12 楼。社区医生和康复护士了解情况后准备上门服务。

问题:

(1)针对该患者的情况,首先要考虑进行哪些项目的评估?

(2)社区康复医师对该患者进行了功能评估:其全身大小关节存程度不一畸形,关节僵硬、挛缩。双侧髋、膝关节严重变形,呈屈曲位,不能伸直,站立行走困难。髋关节屈曲 50°~120°,膝关节屈曲 30°~120°,无法伸直,穿下身衣物困难。需求评估:患者希望生活能够自理,能够无障碍的独立出行、购物、到医院就诊,以减轻母亲的压力,控制其病情的进一步发展。针对该患者的功能状况和需求,考虑进行哪些康复服务内容?

5. 患者,男,52 岁。3 个月前突发左侧基底节区脑出血,出现神志不清、言语不能、烦躁不安、右侧肢体麻木,入院给予一系列对症治疗。目前患者病情稳定,下肢可缓慢行走,右上肢可抬举过头顶,手指轻微活动,神志清醒,语言流利,精神佳、饮食睡眠好,大、小便正常。

问题:

(1)目前病人主要做哪种运动训练?

(2)该种康复训练前需要哪些准备?

(3)针对该种训练的护理措施有哪些?

6. 试述作业治疗的作用有哪些?

7. 试述常用电疗法的适应证和禁忌证。

8. 试述常见的上肢截肢的类型及适合装配的假肢。

9. 如何根据不同患者残损的程度及保留的功能,选择合适的轮椅?

10. 患者,男性,68 岁,左侧基底节区脑梗死 1 周,右侧肢体瘫痪,肌力 0 级,如果采用针灸治疗试述其应该注意哪些问题?

参考答案:

(一) 名词解释

1. 物理疗法:是指通过功能训练、物理因子和手法治疗,重点改善肢体功能的治疗方法,具体包括声、光、电、声、磁、力(含运动、压力)、热、冷等。

2. 运动疗法:通过徒手或借助器械,以运动学、生物力学和神经发育学为基础,以作用力和反作用力为主要治疗因子,达到恢复或改善躯体、生理、心理和精神功能障碍的治疗方法称为运动疗法,是物理疗法的主要部分。

3. 被动运动:指在患者完全不用力的情况下,借助外力来完成关节活动范围训练的方法,外力主要来自于治疗师、患者健肢以及各种康复训练器械。

4. 主动运动:由患者肌肉主动收缩产生的关节活动,通常与肌力训练同时进行。

5. 软组织牵伸技术:指通过外力(人工或机械/电动设备)牵伸并拉长挛缩或短缩的软组织,并且做轻微的超过组织阻力和关节活动范围的运动训练,以达到改善或重新获得关节周围软组织的伸展性,防止发生不可逆的组织挛缩,调节肌张力,增加或恢复关节活动范围,预防或降低躯体在活动或从事某项运动时出现的肌肉、肌腱损伤。

6. 等长收缩训练:肌肉收缩时,肌张力增加而肌肉长度不变,关节不产生肉眼可见的运动。

7. 等张收缩训练:肌肉收缩时张力基本保持不变,但肌纤维长度缩短或延长,由此导致关节产生肉眼可见的运动。

8. 等速训练:该训练需要在专门的等速训练仪上进行。由仪器限定了肌肉收缩时肢体的运动速度,根据运动过程中肌力大小变化调节外加阻力。

9. 作业治疗:2001 年 WHO 颁布的《国际功能、残疾和健康分类》(International Classification of Functioning,Disability,and Health,ICF)将作业治疗的定义修改为:协助功能障碍的患者选择、参与、应用有目的和意义的生活,以达到最大限度地恢复躯体、心理和社会方面的功能,增进健康,预防能力的丧失及残疾的发生,以发展为目的,鼓励他们参与及贡献社会。

10. 语言治疗:是指通过各种手段对有语言障碍的患者进行针对性的治疗,其目的是改善交流功能,使患者重新获得最大的沟通与交流能力。

11. Schuell 刺激法:是指对损害的语言符号系统应用强的、控制下的听觉刺激为基础,最大限度地促进失语症患者的语言再建和恢复。

12. 辅助器具:是指病、伤、残患者使用的,用于防止、补偿、减轻或抵消残疾的各种产品、器具或设备。

13. 矫形器:指在人体生物力学的基础上,作用于躯干、四肢、踝足等部位的体外附加装置。

14. 助行器:辅助人体支撑体重,保持平衡和行走的工具。

15. 假肢:矫形器(orthosis)是指在人体生物力学的基础上,作用于躯干、四肢、踝足等部位的体外附加装置。

16. 针灸疗法:是在中医基本理论指导下,运用针刺和艾灸的方法,对人体腧穴进行刺激,通过经络的作用,影响脏腑,达到治病的目的。

17. 得气:对患者进行行针时,自觉针刺部位有酸、麻、重、胀或触电的感觉,或医者感觉手下有沉紧的感觉,称得气。

18. 推拿疗法:是指通过手、肘、膝、足或器械等在人体体表的特定部位或穴位进行各种手法来防治疾病的一种治疗方法。

(二) 选择题

【A₁】型题

1. A	2. C	3. B	4. B	5. D	6. C	7. B	8. A	9. D	10. A
11. B	12. E	13. C	14. B	15. A	16. C	17. B	18. D	19. A	20. C
21. B	22. E	23. B	24. E	25. A	26. C	27. D			

【A₂】型题

28. C	29. D	30. C	31. E	32. A	33. C	34. E	35. B	36. A	37. A
38. B	39. D	40. E	41. A	42. B	43. D	44. D	45. A	46. B	47. D
48. B	49. C	50. B	51. E	52. C	53. A	54. D	55. E		

(三) 简答题

1. 运动疗法的作用有哪些?

答:改善运动组织(肌肉、骨骼、关节、韧带等)的血液循环和代谢能力;改善关节活动范围、放松肌肉、纠正躯体畸形、止痛;提高肌力、耐力、心肺功能和平衡协调能力;提高神经-肌肉运动控制能力等。

2. 常用的运动疗法有哪些?

答:关节活动技术、软组织牵伸技术、肌力训练技术、平衡训练、协调性训练、步行训练、神经发育疗法、运动再学习疗法等。

3. 关节活动技术的护理要点是什么?

答:①活动前评估病人的一般情况;②帮助病人做好治疗部位的准备,如局部创面的处理,矫形器、假肢的处置;③活动中询问病人,出现疼痛时,酌情调整运动范围并记录治疗效果,改进训练方法;④熟悉关节活动技术的适应证与禁忌证。

4. 如何进行渐进抗阻肌力训练?

答:训练前先测某一肌群对抗最大阻力完成 10 次动作的重量(只能完成 10 次,无力完成第 11 次),这个量称为 10RM(repeated maximum),以该极限量为基准,分成 3 组进行训练,分别为:10RM 的 1/2 量、3/4 量、全量,每组重复训练 10 次,各组之间少许休息。每天进行 1 次或每周进行 4 至 5 次,每周训练结束时,重新测定 1 次 10RM 量,进行调整,至少坚持 6 周。

5. 坐位平衡训练的基本要素有哪些?

答:患者取坐位,手置于身体两侧或大腿部,保持心情放松。①Ⅰ级平衡训练:指不受外力和无身体动作的前提下保持独立坐位姿势的训练,患者通过协调躯干肌肉以保持身体直立。开始时需要有人在身旁保护,逐步过渡到无保护独立坐位。②Ⅱ级平衡训练:指患者可以独立完成身体重心转移、躯干屈曲、伸展、左右倾斜及旋转运动,并保持坐位平衡的训练。可以采用拾取身体周围物品或坐位作业的方式进行。③Ⅲ级平衡训练:指可以抵抗外力保持身体平衡的训练。患者在胸前双手抱肘,由治疗者施加外力破坏患者坐位的稳定,诱发头部及躯干向正中线的调整反应。

6. 简述超声波疗法的治疗作用。

答:具有机械、温热和化学三种生物学作用。另外还有缓解肌痉挛、软化瘢痕、镇痛,以及加强组织代谢、提高细胞再生能力、促进骨痂生长、消炎的治疗作用。

7. 作业治疗的功能有哪些?

答:增加躯体感觉和运动功能、改善认知和感知功能、提高生活活动自理能力、改善参与社会及心理能力等。

8. 如何通过作业治疗增加患者的肩关节活动度?

答:利用桌面推拉滚筒运动、斜面磨砂板、肩梯等作业活动,可调整患者的坐位或站位的方向,进行肩关节的前屈、后伸、外展、内收等关节活动度的训练;针对患者肩关节受限的方向和程度,进行个体化的棍棒操等训练。

9. 简述常见的功能障碍所适用的作业训练有哪些?

答:(1)增加肌力的训练。

(2)增加耐力的训练。

(3)增加心肺功能的训练。

(4)增加关节活动度的训练。

(5)增强灵活性的训练。

(6)增强协调性和平衡功能的训练。

(7)感觉训练。

10. 简述作业治疗时的注意事项。

答:(1)必须根据患者功能障碍的特点选择适宜的作业治疗内容。

(2)各种作业活动应具有现实性和实用性,符合患者生活的环境和社会背景,适应患者的文化教育背景和就业需求。

(3)尽量采用集体活动治疗的形式,以增强患者之间的交流,有助于加强患者的社会参与和交往能力。

(4)尽可能根据患者的兴趣和患病前的职业内容选择适宜的作业治疗方法,以提高其主动参与性和趣味性,有助于其回归工作岗位。

(5)作业治疗应遵守循序渐进的原则。根据患者个体情况,对时间、强度、间歇次数等进行适当调整,以不产生疲劳为宜。

(6)必须详细记录作业治疗的医嘱、处方、进度、反应、患者完成能力和阶段性的评估及治疗方案。

11. 构音障碍治疗的主要原则是什么?

答:(1)构音障碍治疗的侧重应是针对异常言语表现。一般情况下,按呼吸、喉、腭和腭咽区、舌、唇、下颌运动逐个的进行训练。要分析这些结构与言语产生的关系,治疗从哪一个环节开始和先后的顺序,要根据构音器官和构音评定的结果。

(2)构音器官评定所发现的异常部位,便是构音运动训练的出发点,多个部位的运动障碍要从有利于言语产生,选择几个部位同时开始;随着构音运动的改善,可以开始构音的训练。

(3)对于轻中度障碍的患者,训练主要以自身主动练习为主,对于重度障碍的患者,由于其无法进行自主运动或自主运动很差,更多的需要治疗师采用手法辅助治疗。

12. 上肢矫形器的分类及使用目的是什么?

答:包括肩关节矫形器、肘关节矫形器、腕关节矫形器和手部矫形器等。使用目的为患肢提供牵引力,控制异常活动,纠正畸形,扶持部分瘫痪肢体,完成精细动作及日常生活能力。

13. 下肢矫形器的分类及使用目的是什么?

答:包括髋关节矫形器、膝关节矫形器、踝足矫形器等。主要作用是减少负重,限制活动,替代肢体功能,维持下肢稳定性,改善站立和行走,预防及纠正畸形。

14. 怎样确定腋杖长度?

答:患者站立时大转子的高度即为把手的位置,也是手杖的长度及把手的位置。或让患者站立,肘关节屈曲25°~30°,腕关节背伸,小趾前外侧15cm处至背伸手掌面的距离即为手杖的长度。

15. 哪些患者适宜使用轮椅?

答:①步行功能严重减退的患者,如截肢、骨折、瘫痪和痛症;②遵医嘱禁止走动的患者;③脑性瘫痪的患者,障碍程度严重不能走路的脑瘫患者如果无须卧床,改为坐轮椅;④老年人通过轮椅代步,增加日常活动,增强心肺功能,改善生活质量;⑤肢体残缺者。

16. 简述轮椅的使用技巧。

答:①准备姿势和动作:头微后仰,上身挺起,两臂拉后,手肘屈曲,手指紧握后轮轮环,拇指按在轮胎上,然后轻轻向后拉起,接着急猛地向前推,小轮便会离地;②保持平衡:轮椅前倾时,后仰上身,推动前轮环;轮椅后退时,前倾上身,拉后轮环。

17. 简述针灸的主要作用。

(1)镇痛作用:刺激穴位可以通过神经体液途径抑制疼痛。

(2)对机体功能的调节作用:针灸可随方法不同,产生兴奋与抑制两种效应,对人体各个系统均产生双向调节作用。

(3)增强免疫功能:针刺足三里、合谷穴后可见白细胞吞噬指数明显提高。

18. 简述推拿的主要作用。

答:(1)调节神经功能。

(2)改善血液和淋巴循环。

(3)促进组织修复。

(4)纠正解剖位置异常。

(5)改善关节的活动度。

(6)心理效应。

19. 简述八段锦的组成及临床应用。

答:(1)八段锦组成:两手托天理三焦,左右开弓似射雕,调理脾胃需单举,五劳七伤向后瞧,摇头摆尾去心火,两手攀足固肾腰,攒拳怒目增气力,背后七颠百病消。

(2)临床应用:通常郁闷、胸闷不适或焦虑不安选1、2段,消化不良和腹胀选3段,腰背酸痛、头晕目眩选4、7段,头痛、耳鸣、失眠、健忘或早泄者选5~7段,保健防病选全段。

(四)论述题

1. 患者,女,46岁,2010年3月发生车祸后,出现下肢活动不能,大小便失禁。腰椎MRI显示:腰1椎体压缩性骨折。行腰椎内固定术,出院时二便均可自行控制。在家卧床6个月后,双下肢关节僵硬,肌肉萎缩,肌力减弱,患者站立行走困难,膝关节僵硬,恢复缓慢。

问题:

(1)试述该患者需要进行哪些项目的康复评定?

(2)试述该患者可采取哪些康复治疗措施?

答:(1)康复评定的项目:①双侧下肢关节活动度评定;②双侧下肢肌力评定;③平衡功能评定;④日常生活活动能力和生存质量的评定等。

(2)康复治疗的措施:①下肢肌力训练:当肌力为1级或2级时,进行徒手助力肌力训练。当肌力达3级或以上时,进行主动抗重力或抗阻力肌力训练。此类训练根据肌肉收缩类型分为抗等张阻力运动(也称为动力性运动)、抗等长阻力运动(也称为静力性运动),以及等速运动。②关节活动度训练:主要进行下肢髋关节、膝关节和踝关节各方向的活动度训练。根据患者情况可采取被动运动、主动助力运动和主动运动。主动助力运动适用于可进行主动肌肉收缩但肌力相对较弱,不能完成全关节活动范围的病人。主动运动适用于可主动收缩肌肉且肌力大于3级的病人。通过主动关节活动范围训练达到改善和扩大关节活动范围,改善和恢复肌肉功能以及神经协调功能的目的。③站立平衡训练:用以锻炼本体感受器、刺激姿势反射,适用于治疗神经系统或前庭器官病变所致的平衡功能障碍。训练内容主要包括静态平衡(即在安静坐或立位状态下能以单侧及双侧负重而保持平衡)及动态平衡(包括自动动态、他动动态以及动作中平衡)。④步行训练:训练前必需做好有关的训练准备,如:关节活动范围(ROM)训练、健侧及上肢肌力的维持和增强、耐力训练、平衡及协调训练、下肢承重练习等。合理的选用辅助用具:包括矫形器、助行器、拐杖、手杖和轮椅等。⑤日常生活活动能力训练。

2. 陈某,女,53岁,右上肢震颤1年余。患者2010年9月出现右上肢呈静止性震颤,手指捏物无力震颤,紧张时加重,睡眠时消失。查体:表情正常。颅神经(-)。右上肢静止性震颤3级,其余肢体及口唇、躯干等未见震颤。Ashworth分级:右上肢肌张力1级,右下肢、左侧肢体肌张力0级。捏指、握伸、轮替试验:左侧0级,右侧1级(由Fahn等人在1987年制订的帕金森量表,1级为轻度减慢或幅度减小)。四肢肌力5级。病理征(-)。头颅MRI未见异常。诊断:帕金森病(1级)。临床予以常规药物治疗。为改善右上肢功能,到康复科就诊。

(1)如何通过有效地康复训练来缓解帕金森患者病情的进展,减轻肌肉僵硬,改善患者的肢体功能?

(2)针对该患者:右上肢静止性震颤3级,右上肢肌张力增高,Ashworth分级:右上肢肌张力1级;捏指、握伸、轮替试验:左侧0级,右侧1级。如何选择合适的作业治疗?

(3)帕金森病患者的康复护理有哪些注意事项?

答:(1)①躯干的锻炼:应经常进行侧弯、转体运动。并注意腹肌锻炼及腰背肌的锻炼。②左右转动:头面部向右转并向右后看大约5秒钟,然后同样的动作向左转。面部反复缓慢地向左右肩部侧转,并试着用下颌触及肩部。左右摆动:头部缓慢地向左右肩部侧靠,尽量用耳朵去触到肩膀。前后运动:下颌前伸保持5秒钟,然后内收5秒钟。③步态锻炼:步态锻炼时要求患者双眼直视前方,身体直立,起步时足尖要尽量抬高,先足跟着地再足尖着地,跨步要尽量慢而大,两上肢尽量在行走时作前后摆动。锻炼时最好有其他人在场,可以随时提醒和改正异常的姿势。④平衡运动的锻炼:双足分开25~30cm,向左右、前后移动重心,并保持平衡。躯干和骨盆左右旋转,并使上肢随之进行大的摆动,对平衡姿势、缓解肌张力有良好的作用。⑤言语训练:患者常常因为语言障碍而变得越来越不愿意讲话,而越不讲话,又会导致语言功能更加退化。因此,患者必须经常进行语言的功能训练。要保持舌运动的锻炼,坚持练习舌头重复地伸出和缩回、左右移动。对于唇和上下颌的锻炼及朗读锻炼也不要忽视。

(2)①右上肢及右手进行缓慢而有节律运动的作业训练。例如:砂纸打光、木工拉锯、抛接球等;②反复训练右手活动,进行手指分开并拢、抓握,改善右手灵活性,提高患者日常生活活动能力的训练。例如:解纽扣和系纽扣,编织,十字绣,折纸,翻绳游戏,拧螺丝训练,乐器演奏等。

(3)①均衡饮食:对咀嚼能力正常的帕金森病患者,可以参照正常人的饮食结构;对于咀嚼能力和消化功能不良的患者,应该根据情况给予软食、半流食和流质,以保证热量、蛋白质、维生素和矿物质等的摄入;②帕金森病患者一般都会服用左旋多巴类药物,该类药物会与食物中的蛋白质相结合,影响吸收,所以服药必须与进食肉类、奶制品的时间隔开。未服用左旋多巴类药物的患者,则无需过分关注蛋白质的摄入问题;③帕金森患者常因语言障碍而越来越少讲话。在发病初期即设法创造条件,促进患者之间以及治疗师、家属与患者之间进行言语沟通,鼓励患者多参加集体活动,增加患者康复的信心。

3. 失语症 Schuell 刺激疗法的主要原则是什么?

答:

刺激原则	说明
利用强的听觉刺激	是刺激疗法的基础,因为听觉模式在语言过程中居于首位,而且听觉模式的障碍在失语症中也很突出
适当的语言刺激	采用的刺激必须能输入大脑,因此,要根据失语症的类型和程度,选用适当的控制下的刺激难度,要使患者感到有一定难度但尚能完成为宜
多途径的语言刺激	多途径输入,如给予听刺激的同时给予视、触、嗅等刺激(如实物)可以相互促进效果
反复利用感觉刺激	一次刺激得不到正确反应时,反复刺激可能可以提高其反应性
刺激应引出反应	一项刺激应引出一个反应,这是评价刺激是否恰当的唯一方法,它能提供重要的反馈而使治疗师能调整下一步的刺激
正确反应要强化以及矫正刺激	当患者对刺激反应正确时,要鼓励和肯定(正强化)。得不到正确反应的原因多是刺激方式不当或不充分,要修正刺激

4. 吕某,女,37 岁。15 年前出现不明原因的高热伴双膝关节疼痛,初步诊断为"类风湿性关节炎"。随后逐步出现全身大小关节疼痛,2 年后陆续出现关节畸形,关节活动障碍。双侧髋、膝关节尤为明显,小关节轻度变形。导致吕某无法正常工作,休业在家,生活范围基本局限于居住的 12 楼。社区医生和康复护士了解情况后准备上门服务。

问题:

(1)针对该患者的情况,首先要考虑进行哪些项目的评估?

(2)社区康复医师对该患者进行了功能评估:其全身大小关节存在程度不一畸形,关节僵硬、挛缩。双侧髋、膝关节严重变形,呈屈曲位,不能伸直,站立行走困难。髋关节屈曲 50°~120°,膝关节屈曲 30°~120°,无法伸直,穿下身衣物困难。需求评估:患者希望生活能够自理,能够无障碍的独立出行、购物、到医院就诊,以减轻母亲的压力,控制其病情的进一步发展。针对该患者的功能状况和需求,考虑进行哪些康复服务内容?

答:(1)①功能性评估:评估其各个关节活动受限程度;肌力分级;运动功能障碍;日常生活活动障碍;活动和社会参与能力受限情况;②需求评估:根据患者的身体情况、居住环境现状和目前存在的问题进行需求评估。

(2)①运动康复训练:改善关节活动度,增强肌力训练;②配置合适的辅助器具:电动轮椅、穿袜器、穿鞋器、座便器等;③环境改造及辅助器具使用训练:家庭环境改造,居住小区无障碍设施改造,从家到医院、超市以及公园等地的无障碍通道等。训练患者熟练操作辅助器具,进行自我照顾、出行等。

5. 患者,男,52 岁。3 个月前突发左侧基底节区脑出血,出现神志不清、言语不能、烦躁不安、右侧肢体麻木,入院给予一系列治疗。目前患者病情稳定,下肢可缓慢行走,右上肢可抬举过头顶,手指轻微活动,神志清醒,语言流利,精神佳,饮食睡眠好,大、小便正常。

问题:

(1)目前患者主要做哪种运动训练?

(2)该种康复训练前需要哪些准备?

(3)针对该种训练的护理措施有哪些?

答:(1)患者发病一年后,主要是下肢功能障碍。目前患者病情稳定,下肢可缓慢行走,所以主要进行下肢的强制性使用康复治疗,训练的主要内容是步行训练。

(2)步行训练前必需的训练和准备:①关节活动范围(ROM)训练;②健侧及上肢肌力的维持和增强;③耐力训练;④平衡及协调训练;⑤下肢承重练习;⑥合理选用辅助用具:包括矫形器、助行器、拐杖、手杖和轮椅等。

(3)步行训练护理要点:①提供必要保护,以免跌倒。②掌握训练时机,不可急于求成。如偏瘫患者在平衡、负重、下肢分离动作训练未完成时不可过早进入步行训练,以免造成误用综合征。③凡患者能完成的动作,应鼓励患者自己完成,不要辅助过多,以免影响以后的康复训练进程。

6. 试述作业治疗的作用有哪些?

答:(1)增加躯体感觉和运动功能:结合神经生理学疗法,可以改善躯体的感觉和运动功能,如增加关节活动度、加强肌肉力量、耐力,改善身体协调性、平衡能力以及手指的精细功能等。

(2)改善认知和感知功能,提高大脑的高级功能,如定向力、注意力、认识力、记忆力、顺序、定义、概念、归类、解决问题、安全保护意识等。

(3)提高生活活动自理能力:通过生活活动自理能力的训练,矫形器及自助器具的使用,提高病人自行活动能力、自我照料能力、环境适应能力以及工具使用能力等。

(4)改善病人进入社会和处理情感的能力,如自我观念、价值、介入社会、人际关系、自我表达、应对能力等,帮助病人克服自卑、孤独、无助等心理,并且调动病人的积极性,参与到社会活动中去。

7. 试述常用电疗法的适应证和禁忌证。

答:(1)直流电疗法与直流电药物离子导入疗法。①适应证:神经炎、神经损伤、慢性溃疡、伤口和窦道、瘢痕粘连、角膜混浊、虹膜睫状体炎、高血压和冠心病等。②禁忌证:恶性肿瘤(电化学疗法时除外)、高热、意识障碍、出血倾向、孕妇腰腹部、急性化脓性炎症、急性湿疹、局部皮肤破损、局部金属异物、装有心脏起搏器及其周围、对直流电过敏者。

(2)低频电疗法。①适应证:TENS可用于各种疼痛,例如偏头痛、幻肢痛、关节痛、术后切口痛等,以及骨不连病人等;NES可用于肌痉挛疼痛等,神经失用症、各种原因所致的失用性肌萎缩、肌腱移植术后、姿势性肌肉软弱等;FES可用于减轻痉挛,加速协调运动和随意活动控制能力恢复,适用于治疗中枢性麻痹的病人,包括脑瘫、偏瘫、截瘫、四肢瘫,还包括痉挛型、弛缓型、共济失调型等病人。②禁忌证:出血倾向疾病、恶性肿瘤、局部金属植入物者、意识不清等。

(3)等幅正弦中频电疗法。①适应证:各类软组织扭挫伤疼痛、关节痛、神经痛等,瘢痕,肠粘连、注射后硬结等。②禁忌证:急性炎症、出血性疾病、恶性肿瘤、局部金属异物、装有心脏起搏器、心区、孕妇下腹部、对电流不能耐受等。

(4)干扰电疗法。①适应证:各种软组织创伤性疼痛、肩周炎、肌痛、神经炎、皮神经卡压性疼痛。特别适于各种内脏疾患等症如:胃痉挛,尿路结石,肠功能紊乱,肠痉挛、胃下垂、习惯性便秘、术后尿潴留、胃肠功能紊乱等。②禁忌证:急性炎症病灶、深静脉血栓形成、装有心脏起搏器者、孕妇下腹部、心脏部位、出血倾向者、结核病灶、恶性肿瘤等。

(5)高频电疗法。①适应证:采用中、小剂量的高频电流可治疗各种特异或非特异性慢性、亚急性或急性炎症等。②禁忌证:恶性肿瘤(中小剂量)、妊娠、有出血倾向、高热、心肺功能衰竭、装有心脏起搏器、体内有金属异物、颅内压增高、活动性肺结核等。妇女经期血量多时应暂停治疗。

8. 试述常见的上肢截肢的类型及适合装配的假肢?

答:(1)截指与部分手的截肢:可装配假手指以弥补缺损,改善外观。有些拇指缺损或示、中、环、小指的缺损应积极装配部分手假肢或工作用的对掌物以改善功能。对某些缺指者戴上假手指不但不能改善外观,而且会妨碍手功能的应劝患者不必安装。

(2)腕关节离断:可装配索控式假手或钩状手,应用双层插入式接受腔或开窗加盖式接受腔,假肢依靠腕部的膨大部位进行悬吊。假肢可以随着残肢进行旋前、旋后活动,因此不另设腕关节旋转机构。

（3）前臂截肢：肘下保留15cm左右的长度，较适合机电假手或机械假手的安装，且功能恢复满意。若肘下短于6cm，假肢安装较困难，且稳定性差，功能恢复也差。同时保留肘关节很重要，即使前臂残端短至3~5cm，安装假肢的效果也比肘上截肢好。

（4）肘离断假肢：其结构、功能与上臂假肢相近，不同之处是肘关节铰链装配在肘的两侧，接受腔可以依靠肱骨髁进行悬吊，有较好的假肢悬吊和控制接受腔旋转的功能。

（5）上臂截肢：最好保留18cm左右的长度，如是高位上肢截肢应尽量保留肱骨头，以便保留肩部外形，有利于假肢的稳定性及功能恢复。

（6）肩离断：适合装配装饰性假肢。

9. 如何根据不同患者残损的程度及保留的功能，选择合适的轮椅？

答：（1）座位高度：坐下时，膝关节屈曲90°，测量足跟至腘窝的距离，一般为40~45cm。如果坐席太高，则轮椅不宜推入至桌面下；太低则患者的坐骨结节承受压力太大。

（2）座位宽度：测量坐下时两侧臀部最宽处之间的距离再加上5cm，为座位的最佳宽度，即坐下后臀部侧边各有2.5cm的空隙。当座位太宽时不易坐稳，操纵轮椅不便，肢体易疲劳；过窄则患者坐起不便，臀部及大腿组织易受压迫。

（3）座位长度：测量坐下时后臀部向后最突出处至小腿腓肠肌之间的距离，并减去5~6.5cm为座位长度，即乘坐轮椅时小腿后方上段与坐席前缘之间应有5~6.5cm的间隙。座位太短，体重落在坐骨结节上，局部易受压过重；座位过长则会压迫腘窝部处，影响局部血液循环，并且容易磨损皮肤。

（4）扶手高度：坐下时，上臂垂直，前臂平放于扶手上，测量椅面至前臂下缘的高度再加2.5cm为扶手高度。如使用坐垫，还应加上坐垫高度。扶手太高时上臂被迫上抬，容易疲劳；扶手太低，需要前倾上身才能维持平衡，长期维持这种姿势不仅容易疲劳，有时还会影响呼吸。

（5）靠背高度：靠背越高，越稳定；靠背越低，上身及上肢的活动就越大。①低靠背：测量坐位面至腋窝的距离，再减去10cm；②高靠背：测量坐位面至肩部或后枕部的实际高度。

（6）脚托高度：与座位高度有关。安全起见，脚托至少应与地面保持5cm的距离。

（7）座垫：为预防压疮，可在靠背上和座位上放置座垫。

（8）其他辅助件：为满足特殊患者需要而设计，如增加手柄摩擦面，车闸延伸，防震装置，扶手安装臂托及轮椅桌，方便患者吃饭、写字等。

10. 患者，男性，68岁，左侧基底节区脑梗死1周，右侧肢体瘫痪，肌力0级，如果采用针灸治疗试述其应该注意事项？

答：（1）循经取穴、局部取穴和邻近取穴：针灸头面及躯干部的穴位有治疗所在局部及邻近部位疾病的作用。四肢、肘、膝以下选穴，针灸不但可治疗所在局部及邻近部位疾病，还可治疗头面部及躯干疾病。

（2）补泻得当：针法偏于泻，灸法偏于补。针刺手法根据捻转和提插方向等的不同，分为补法、泻法、平补平泻法。

（3）不宜针刺：患者精神过度紧张、过于疲劳、过饱、醉酒、大怒时，不宜立即针刺；身体虚弱者，针刺时应采用卧位，手法不宜过重；皮肤有感染、溃疡、瘢痕或肿瘤的部位不宜针刺；孕妇腹部、腰骶部不宜针灸，三阴交、合谷、至阴、昆仑禁止针刺，小儿囟门未闭时，头顶部不宜针刺，小儿不宜留针；针刺应避开血管及防止刺伤重要器官；面部和有大血管的部位，不宜采用瘢痕灸。

（4）晕针：如针后出现头晕、眼花、恶心等症状时，应平卧休息，头放低，做头部热敷或饮温水。如出现面色苍白、冷汗、要晕倒的情况，可针刺人中、足三里等穴位救治。对虚弱、惧针、感觉敏感者应先给较弱的针刺，防止晕针的发生。

（杨长永　马素慧）

第六章
常用康复护理技术

一、学习要点与重点难点

体位摆放
【学习要点】
1. 脑损伤患者的良肢位摆放。
2. 骨关节疾病患者的功能位摆放。
3. 烧伤患者抗挛缩体位。
【重点难点】
脑损伤患者的良肢位摆放。

体位转移
【学习要点】
1. 体位转移的定义。
2. 床上运动的方法。
3. 转移技术的方法。
4. 体位转移的注意事项。
【重点难点】
1. 转移技术的方法。
2. 体位转移的注意事项。

呼吸训练与排痰技术
【学习要点】
1. 呼吸训练和排痰技术的定义。
2. 常用呼吸训练和排痰技术的适用对象和方法。
【重点难点】
1. 呼吸肌训练、腹式呼吸和缩唇呼吸的方法。
2. 体位引流的方法和注意事项。

吞咽障碍护理技术
【学习要点】
1. 吞咽障碍护理的方法。
2. 直接训练的方法、间接训练的方法。
3. 吞咽障碍护理的注意事项。

【重点难点】

1. 吞咽障碍护理的方法。

2. 吞咽障碍护理的注意事项。

神经源性膀胱护理技术

【学习要点】

1. 神经源性膀胱护理的定义。

2. 神经源性膀胱护理技术的方法。

3. 神经源性膀胱护理技术的目的。

4. 神经源性膀胱护理技术的注意事项。

【重点难点】

1. 神经源性膀胱护理技术的方法。

2. 神经源性膀胱护理技术的注意事项。

神经源性肠道护理技术

【学习要点】

1. 神经源性肠道护理的定义。

2. 神经源性肠道护理技术的方法。

3. 神经源性肠道护理技术的分类。

4. 神经源性肠道护理技术的注意事项。

【重点难点】

1. 神经源性肠道护理技术的方法。

2. 神经源性肠道护理技术的注意事项。

日常生活活动能力训练技术

【学习要点】

1. 日常生活活动能力的概念、训练步骤和原则。

2. 进食障碍的训练指导、穿脱衣物的训练指导、个人卫生训练指导、乘轮椅如厕的训练指导和步行训练指导。

【重点难点】

进食障碍的训练方法、穿脱衣物的训练方法、个人卫生的训练方法、乘轮椅如厕的训练方法和步行训练方法。

心理康复护理技术

【学习要点】

1. 心理护理的概念、残疾者常见心理问题、影响残疾者心理反应的主要因素和心理护理的原则。

2. 心理护理方法。

【重点难点】

1. 残疾者常见心理问题。

2. 心理支持的具体方法。

康复护理环境管理

【学习要点】

1. 环境的概念和分类、无障碍环境的概念和分类、康复护理环境管理的注意事项。

2. 医院环境建设要求。

3. 家居环境建设与改造指导。

【重点难点】

1. 无障碍环境的概念和分类。
2. 病房环境要求。
3. 家居环境建设与改造指导。

二、习题及参考答案

习题：

（一）名词解释

1. 体位摆放
2. 体位转移
3. 呼吸训练
4. 体位引流
5. 日常生活活动（ADL）
6. 心理护理
7. 环境
8. 无障碍环境
9. 无障碍设施

（二）选择题

【A₁】型题

1. 呼吸肌训练主要针对的肌肉是
    A. 肋间内肌　　　　　B. 横膈及肋间外肌　　　　　C. 胸小肌
    D. 胸大肌　　　　　　E. 腹肌

2. 以下**不宜**进行有效咳嗽训练的是
    A. 早晨起床后　　　　B. 晚上睡觉前　　　　　　　C. 餐前半小时
    D. 餐后半小时　　　　E. 以上均正确

3. 膀胱安全压力的上限是
    A. $20cmH_2O$　　　　B. $30cmH_2O$　　　　　　C. $40cmH_2O$
    D. $50cmH_2O$　　　　E. $60cmH_2O$

4. 为男性导尿，正确的是
    A. 严格无菌操作
    B. 病人取仰卧位，两腿外展
    C. 从冠状沟向尿道口消毒
    D. 提起阴茎与腹壁成60°角，使耻骨下弯消失
    E. 对准尿道口轻轻插入尿道 18~20cm

5. 神经源肠道护理技术适应证包括
    A. 严重损伤或感染　　　　　　　　B. 神志不清或不能配合的患者
    C. 神经源性直肠所致的大便失禁及便秘　　　D. 有显著出血倾向的患者
    E. 伴有全身感染或免疫力极度低下者

6. 下列哪项**不是**进食障碍训练的基本条件
    A. 患者意识清楚　　　　B. 全身状况稳定　　　　　C. 体位能够保持稳定
    D. 患侧肢体肌力 3 级以上　　　E. 能产生吞咽反射

7. 残疾者常见心理问题**不包括**
    A. 心理危机　　　　　　　　B. 焦虑心理　　　　　　　　C. 自杀心理
    D. 自卑心理　　　　　　　　E. 依赖心理
8. 无障碍环境对门的要求正确的是
    A. 宜采用玻璃门　　　　　　　　　　　B. 门把手安装的高度为距地面 95~100cm
    C. 尽量取消门槛　　　　　　　　　　　D. 门的净宽度不小于 85cm
    E. 在门扇内外应留有直径不小于 1.00m 的轮椅回转空间
9. 关于无障碍通道的描述正确的是
    A. 室外通道不应小于 1.20m　　　　　　B. 室内通道不宜小于 1.50m
    C. 结算口轮椅通道不应小于 100cm　　　D. 无障碍通道应连续,不宜设置厚地毯
    E. 无障碍通道应光滑,反光小
10. 对无障碍楼梯、台阶的要求正确的是
    A. 宜采用弧形楼梯　　　　　　　　　　B. 楼梯宽度不应少于 1.10m
    C. 楼梯的台阶深度不应小于 25cm　　　　D. 楼梯的高度不应大于 15cm
    E. 台阶踏面的前缘应设计成直角形
11. 关于无障碍浴室的描述正确的是
    A. 地面要求光滑和不积水　　　　　　　C. 盆浴间浴盆的高度为 55cm
    C. 毛巾架的高度不应大于 1.50m　　　　D. 浴间的入口最好采用玻璃门
    E. 淋浴喷头的控制开关的高度距地面不应大于 1.20m

【A₂】型题

12. 患者,男,57 岁,咳嗽咳痰,胸闷气短 10 年余。经各项检查确诊为慢性阻塞性肺疾病,对该患者进行腹式呼吸训练时的最佳体位是
    A. 端坐位　　　　　　　　　B. 平卧位　　　　　　　　C. 右侧卧位
    D. 左侧卧位　　　　　　　　E. 斜躺坐姿位

13. 患者,男,76 岁,慢性阻塞性肺疾病史 20 年。近日感冒后病情加重,夜间咳嗽重,痰量多。经 X 线检查判定双肺多处痰液潴留,给予体位引流。以下**错误**的是
    A. 每次引流一个部位,一般 5~10 分钟
    B. 如有多个部位,则总时间不要超过 30~45 分钟
    C. 在体位引流时,联合不同的徒手操作技术
    D. 宜在餐后立即进行
    E. 同时指导患者做深呼吸、或者有效地咳嗽促进痰液排出

14. 患者,男,66 岁,咳嗽咳痰,胸闷气短 10 年余。确诊为慢性阻塞性肺疾病,为预防及解除呼吸急促时最合适的体位是
    A. 正坐位　　　　　　　　　B. 放松、身体前倾　　　　　C. 放松、身体后倾
    D. 左侧卧位　　　　　　　　E. 右侧卧位

15. 患者,男,60 岁,脑中风,右侧肢体瘫痪,口唇向左侧歪斜,口齿不清,CT 示右侧脑干梗死,碘水食管造影示梨状隐窝食物残留,环咽肌部分失弛缓,指导患者进行代偿性训练时,首先采用(　　　),可除去梨状隐窝部的残留食物
    A. 空吞咽与交替吞咽　　　　B. 用力吞咽　　　　　　　　C. 点头样吞咽
    D. 侧方吞咽　　　　　　　　E. 低头吞咽

16. 患者,女,45 岁,脑出血右侧偏瘫,对其进行穿脱衣物的训练,**不恰当**的是
    A. 患者能够保持坐位平衡

B. 患者健侧有一定协调性和准确性

C. 在衣物选择上,应当选用大小、松紧、薄厚适宜

D. 必要时使用辅助用具

E. 偏瘫患者穿衣时先健侧后患侧

17. 患者李某,男性,63 岁,脑外伤手术后左侧肢体运动功能障碍,护士对其进行自我清洁的训练,下列描述恰当的是

A. 患者能够保持坐位平衡 10 分钟

B. 患侧肢体肌力良好

C. 头面部的清洁影响人的精神状态和社会交往

D. 全身皮肤和黏膜的清洁对于肢体运动具有重要意义

E. 洗澡水温一般在 45~50℃

18. 患者因脑梗后左侧肢体运动功能障碍住院行康复治疗 2 天,患者主诉心烦意乱,夜间失眠、无助感和全身不适等,担心康复效果。目前最应该对患者实施的心理护理措施是

A. 松弛反应训练　　　　B. 幽默、补偿、升华　　　　C. 角色转换

D. 解释和保证　　　　　E. 比较

19. 某医院要建设康复医学科病房,关于病室环境的建设需求正确的是

A. 病床间距大于 1.00m

B. 病床的一侧留有直径不小于 1.00m 的轮椅回转空间

C. 病床床面的高度应与标准轮椅坐高一致

D. 房间的窗户和窗台的高度也应略高于一般常规高度

E. 为方便有单侧忽略患者,电视机、收音机等也放在健侧

20. 李某,脑出血偏瘫后遗症患者,要在家庭卫生间安装扶手,对扶手的要求正确的是

A. 扶手要防滑、易于抓握且安装坚固　　　B. 扶手内侧与墙面的距离不应小于 4cm

C. 扶手应能承受 100kg 以上的重量　　　　D. 高度应为 85~90cm

E. 以上均正确

21. 王某,脊髓损伤截瘫患者,家住一楼,出入口有五级台阶,需要改装成轮椅坡道,下列描述**不恰当**的是

A. 坡面不要太光滑

B. 坡表面要用防滑材料

C. 坡道两侧应设置扶手

D. 坡道临空侧应设置 2cm 高的突起围栏

E. 能保证两辆轮椅正面相对通行坡道的宽度不小于 1.80m

【A₃】型题

(22~23 题共用题干)

患者,男,75 岁,反复咳嗽咳痰 20 年,加重伴气促 2 年就诊。诊断为慢性阻塞性肺疾病。

22. 为指导患者进行有效咳嗽,以下**不正确**的是

A. 患者安置于舒适和放松的位置　　　　B. 指导患者在咳嗽前先缓慢深吸气

C. 一次吸气,可连续咳嗽 3 声　　　　　D. 停止咳嗽,并缩唇将余气尽量呼尽

E. 可在餐后半小时进行

23. 若患者不能引起有效咳嗽,则要采作辅助咳嗽技术,辅助者的手应置于患者的

A. 肋骨下角外　　　　　B. 腹部　　　　　　C. 剑突下

D. 腋下　　　　　　　　E. 背部

（24~26题共用题干）

男性患者,64岁,高血压病史6年,因晨起出现复视,右侧肢体运动功能障碍活动不利入院治疗,查体:血压150/95mmHg,左眼睑下垂,向上、下和内活动受限,右侧偏瘫。诊断为椎基底动脉系统血栓形成。

24. 目前该患者表现为情绪低落,对以前喜欢的事情都失去兴趣,整天唉声叹气,食欲减退,体重减轻。目前该患者的主要心理问题是

    A. 退化心理   B. 焦虑心理   C. 抑郁心理

    D. 依赖心理   E. 自卑心理

25. 如果对该患者进行个人卫生的训练,需要具备的条件**不包括**

    A. 患者体温、脉搏、血压等生命体征稳定

    B. 患者能保持站位平衡30分钟以上

    C. 健侧肢体肌力良好,可独立进行修饰、洗浴

    D. 浴室温度适宜,设施安全

    E. 有一定的转移的能力

26. 患者在康复治疗过程中需要使用轮椅,病房环境的设置要求**不包括**

    A. 每张病床净使用面积不少于 $6.00m^2$

    B. 病床床面的高度应与标准轮椅坐高一致

    C. 病室内不宜放置过多的物品

    D. 病床间距应大于 1.20m

    E. 门把手、电灯开关等的高度均高于一般常规高度

【A₄】型题

（27~29题共用题干）

男性,82岁,慢性阻塞性肺病病史30余年,近半个月胸式呼吸发生困难,吸气时抬肩、伸颈、腹肌收缩、呼吸表浅、频率增快。

27. 此时宜采取的措施为

    A. 放松训练   B. 有效咳嗽   C. 缩唇呼吸

    D. 腹式呼吸   E. 体位引流

28. 该措施的主要作用是

    A. 提高分钟呼吸量   B. 增加肺的通气量   C. 减少耗氧量

    D. 减少功能残气量   E. 减少空气滞积

29. 该措施应采用的最佳体位是

    A. 端坐位   B. 平卧位   C. 右侧卧位

    D. 左侧卧位   E. 斜躺坐姿位

（30~32题共用题干）

男,83岁,吸烟20余年,慢性咳嗽、咳痰10余年,出现逐渐加重的呼吸困难10余年。近一个月咳嗽、咳痰明显,双肺下野闻及湿性啰音。辅助检查:WBC $11.5×10^9$,中性粒细胞百分率为85%。

30. 根据检查,发现痰液潴留在双下肺叶,其体位引流的正确引流姿势是

    A. 左侧卧位   B. 右侧卧位   C. 半坐卧位

    D. 头低足高位   E. 头高足低位

31. 体位引流的时间宜在

    A. 早晨清醒后   B. 晚上睡觉前   C. 餐前半小时

    D. 餐后半小时   E. 以上均正确

32. 在体位引流的同时,可结合叩击法,每个部位叩击

    A. 1~2 分钟　　　　　　B. 2~3 分钟　　　　　　C. 3~5 分钟

    D. 5~6 分钟　　　　　　E. 6~8 分钟

(33~35 题共用题干)

患者,男性,59 岁,因 2 小时前在家中突发左侧无力、麻木,左手不能持物入院,急诊头颅 CT 未见明显异常,入院查体:神清,左侧偏身感觉减退,左上肢肌力Ⅰ级,左下肢肌力Ⅱ级,左侧巴宾斯基征(+),对左侧的人或物不易引起注意,进食易残留左侧食物。第 2 天头颅磁共振成像提示右侧额顶叶大面积脑梗死

33. 目前该患者存在的知觉障碍类型是

    A. 失用症　　　　　　　　B. 物体失认　　　　　　　C. 单侧忽略

    D. 地形失定向　　　　　　E. 左右分辨障碍

34. 关于该患者的病房布置和日常护理措施,正确的是

    A. 床头桌放在患侧　　　　　　　　　　B. 患者喜欢的食品和物品放在患侧

    C. 电视机、收音机等放在患侧　　　　　D. 医护人员站在患侧查房

    E. 以上均正确

35. 患者住院康复治疗一个月后仍遗留左侧肢体运动功能障碍,出院后遵医嘱行门诊康复训练每周三次,护理人员在出院前对家属进行家庭环境指导,**不正确**的是

    A. 家具不宜过多,外露部分应尽量经过圆弧处理

    B. 家具少用玻璃类易碎、尖锐的装修材料和家具

    C. 室内灯光照明应有弱有强,夜间最好有低度照明

    D. 床的高度应利于残疾者进行床与轮椅之间转移

    E. 起居室、卧室插座高度应为 90cm

(三) 简答题

1. 体位摆放注意事项。

2. 简述体位转移注意事项。

3. 如何指导患者进行缩唇呼吸?

4. 腹式呼吸的作用有哪些?

5. 体位引流的注意事项有哪些?

6. 简述吞咽障碍护理注意事项。

7. 清洁间歇性导尿技术的适应证。

8. 清洁间歇性导尿技术的禁忌证。

9. 神经源肠道护理技术有哪些注意事项?

10. 简述进食障碍的训练方法。

11. 简述穿脱衣物训练的注意事项。

12. 患者洗浴时需要注意哪些问题?

13. 影响残疾者心理反应的主要因素有哪些?

14. 简述无障碍环境的分类。

15. 简述不同类型的残疾者对病室环境的需求。

(四) 论述题

1. 患者,男性,57 岁。咳嗽,咳痰,喘憋 12 年,咳大量黄色脓痰,伴嗜睡 1 日入院。查体:T 37.3℃、P 140 次/分钟、R20 次/分钟,血压正常,轻度嗜睡,口唇发绀,两肺可闻及干湿啰音,心律齐,未闻及杂音,腹部(-),下肢及腰骶部无水肿,膝反射正常,巴氏征(-)。血白细胞总数示 12.0×10^9/

L,中性粒细胞 0.85,PaO$_2$6.7 kPa(50mmHg),PaCO$_2$8kPa(60mmHg),X 线胸片示肋间隙增宽,膈低平,两肺透亮度增加,双肺纹理增粗、紊乱。诊断为"慢性阻塞性肺病"。

(1)简述该患者出现了怎样的呼吸?

(2)应如何指导该患者进行呼吸训练?

2. 功能障碍者家居环境中对起居室(厅)的要求有哪些?

3. 试述无障碍厨房的建筑要求。

4. 试述对功能障碍者实施支持心理疗法的具体措施。

5. ADL 训练的训练原则是什么?

参考答案:

(一)名词解释

1. 体位摆放:是指根据治疗、护理以及康复的需要对患者所采取并能保持的身体姿势和位置。

2. 体位转移:是指人体从一种姿势转移到另一种姿势的过程,包括卧→坐→站→行走,是提高患者自身或在他人的辅助下完成体位转移能力的锻炼方法。

3. 呼吸训练:是指通过各种训练保证呼吸道通畅,提高呼吸肌功能,促进排痰和痰液引流,改善肺与毛细血管气体交换,加强气体交换效率,提高生活能力的方法。

4. 体位引流:是依靠重力作用促使各肺叶或肺段气道分泌物的引流至大气管,再配合正确的呼吸和咳痰,将痰液排出的方法。

5. 日常生活活动(ADL):是指人们为了维持生存以及适应生存环境而必须每天反复进行的、最基本的、最具有共同性的活动。

6. 心理护理:是指在康复护理过程中,护士运用心理学的理论和技术,以良好的人际关系为基础,通过各种方式或途径,给予患者积极的影响,以改变其不良的心理状态和行为,解决心理健康问题,促进患者的康复。

7. 环境:是指围绕着人类的空间以及其中可以直接或间接影响人类生存和发展的各种自然环境因素与社会环境因素的总和。

8. 无障碍环境:是一个使残疾人既可通行无阻又易于接近的理想环境,包括物质环境、信息和交流的无障碍。

9. 无障碍设施:是指为了保障残疾人、老年人、儿童及其他行动不便者在居住、出行、工作、休闲娱乐和参加其他社会活动时,能够自主、安全、方便地通行和使用所建设的物质环境。

(二)选择题

【A$_1$】型题

1. B　　2. D　　3. C　　4. A　　5. C　　6. D　　7. C　　8. C　　9. D　　10. D

11. E

【A$_2$】型题

12. E　　13. D　　14. B　　15. D　　16. E　　17. C　　18. D　　19. C　　20. E　　21. D

【A$_3$】型题

22. E　　23. A　　24. C　　25. B　　26. E

【A$_4$】型题

27. D　　28. B　　29. E　　30. D　　31. A　　32. C　　33. C　　34. E　　35. E

(三)简答题

1. 简述体位摆放注意事项。

答:患者体位摆放训练时,室内温度适宜,因温度太低可使肌张力增高。1~2 小时变换一次体位,以维持良好血液循环。

（1）偏瘫患者抗痉挛体位摆放

1）床应平放,床头不得抬高,任何时候避免半卧位。

2）手中不应放置任何物品,也不应在足底放置任何物品,避免以此方法造成跖屈畸形。

3）任何时候禁忌拖、拉患侧上肢,以防止肩关节半脱位。

（2）脊髓损伤（高位）患者抗痉挛体位摆放

1）采取轴线翻身护理技术预防脊椎二次损伤。在侧卧位时,尽量使头部和脊椎保持正常对线,背后用长枕靠住,保持侧卧位,避免脊柱扭曲。

2）1~2小时变换一次体位,保持床单位平整、干燥,作好大小便失禁护理。

2. 简述体位转移注意事项。

答:（1）体位转移前,消除患者的紧张、对抗心理,以配合转移,护理人员应详细讲解转移的方向、方法和步骤,使患者处于最佳的起始位置。

（2）全面评估。

（3）进行转移前,应先计划移动的方法、程序和方向,并详细地分析患者身体的位置、患者所要完成的动作、辅助器具的位置及操作等。

（4）转移时的空间要足够。

（5）互相转移时,两个平面之间的高度尽可能相等,两个平面应尽可能靠近,两个平面的物体应稳定:如轮椅转移时必须先制动,椅子转移时应在最稳定的位置等。

（6）转移时应注意安全,避免碰伤肢体、臀部、踝部的皮肤,以防跌倒。

3. 腹式呼吸的作用有哪些?

答:腹式呼吸也称膈肌呼吸,不是通过提高分钟呼吸量,而是通过增大横膈的活动范围以提高肺的伸缩性来增加通气的。横膈活动增加1cm,可增加肺通气量250~300ml,深而慢的呼吸可减少呼吸频率和分钟通气量,增加潮气量和肺泡通气量,提高动脉血氧饱和度。膈肌较薄,活动时耗氧不多,又减少了辅助呼吸肌不必要的使用,因而呼吸效率提高,呼吸困难缓解。缓慢膈肌呼吸还可以防止气道过早萎陷,减少空气滞留,减少功能残气量。另外,膈肌呼吸在体外引流时有助于排除肺内分泌物。

4. 如何指导患者进行缩唇呼吸?

答:方法:患者闭嘴经鼻吸气后,将口唇收拢为吹口哨状,让气体缓慢地通过缩窄的口形,徐徐吹出。一般吸气2秒,呼气4~6秒钟,呼吸频率<20次/分。训练时患者应避免用力呼气使小气道过早闭合。呼气的时间不必过长,否则会导致过度换气。呼气流量以能使距口唇15~20cm处的蜡烛火焰倾斜而不熄灭为度,以后可逐渐延长距离至90cm,并逐渐延长时间。

5. 体位引流的注意事项有哪些?

答:注意事项包括:①每次引流一个部位,一般5~10分钟,如有多个部位,则总时间不要超过30~45分钟,以防止造成患者疲劳;②在体位引流时,联合不同的徒手操作技术如叩击、振动等,同时指导患者做深呼吸、或者有效地咳嗽促进痰液排出;③治疗频率应根据患者的病情而制订,一般情况下每天上、下午各引流一次,痰量较多时,可增至每天3~4次。

6. 简述吞咽障碍护理注意事项。

答:对于有吞咽障碍的患者重视初步筛查及每次进食期间的观察,防止误吸特别是隐性误吸发生;合理运用吞咽功能训练,保证患者安全进食,避免渗透和误吸;在进食或摄食训练前后应认真清洁口腔防止误吸;对于脑卒中有吞咽障碍的患者,要尽早撤鼻饲,进行吞咽功能的训练,而其中患者的体位尤为重要;团队协作精神可给患者以最好的照顾与护理,从而促进吞咽障碍的功能恢复。

7. 清洁间歇性导尿技术的适应证。

答:（1）神经系统功能障碍,如脊髓损伤、多发性硬化、脊柱肿瘤等导致的排尿问题。

（2）非神经源性膀胱功能障碍,如前列腺增生、产后尿潴留等导致的排尿问题。

（3）膀胱内梗阻致排尿不完全。

8. 清洁间歇性导尿技术的禁忌证。

答：（1）不能自行导尿且照顾者不能协助导尿的患者。

（2）缺乏认知导致不能配合插管者或不能按计划导尿者。

（3）尿道生理解剖异常，如尿道狭窄，尿路梗阻和膀胱颈梗阻。

（4）可疑的完全或部分尿道损伤和尿道肿瘤。

（5）膀胱容量小于 200ml。

（6）膀胱内感染。

（7）严重的尿失禁。

（8）每天摄入大量液体无法控制者。

（9）经过治疗，仍有膀胱自主神经异常反射者。

9. 神经源肠道护理技术有哪些注意事项？

答：（1）神经源性肠道功能障碍患者应尽早开始康复，充分利用脊髓损伤后尚存的反射群，通过手指直肠探查、手指定时辅助排便、腹部按摩、规范用药、正确的饮食指导，帮助患者建立大肠反射、胃大肠反射、直肠肛门反射，能及时保护残存的肠道功能，有效地防止便秘造成的肠道膨胀损伤肠壁牵张感受器。

（2）为患者提供主动的有预见性的肠道康复护理干预，能够避免肠功能障碍的进一步加重，预防肠道并发症的发生，改善肠道整体状况。

（3）膳食纤维对神经源性肠道功能促进作用，评估纤维饮食对粪便黏稠度和排便频率的影响，最初每天饮食中纤维素中的含量不应少于 15g。

（4）手指直肠刺激易引发自主神经过反射，要注意监测患者的血压、体征。

（5）经常性的灌肠使得痔疮的发生率较高，还可导致灌肠依赖、肠穿孔、结肠炎、电解质紊乱等不良反应。要注重观察生命体征及预防并发症的发生。

10. 简述进食障碍的训练方法。

（1）患者保持直立的坐姿，身体靠近餐桌，患侧上肢放在桌子上。卧床患者取健侧卧位。

（2）将食物及餐具放在便于使用的位置，必要时在餐饮具下面安装吸盘或防滑垫，以防止滑动，使用盘档防止饭菜被推出盘外。

（3）用健手持食物进食，或用健手把食物放在患手中，由患手进食。

（4）对视觉空间失认、全盲的患者，食物按顺时针方向摆放并告知患者，偏盲患者食物放在健侧。

（5）对丧失抓握能力、协调性差或关节活动受限者，可将食具进行改良，如使用加长加粗的叉、勺或佩戴橡皮食具持物器等协助进食。

（6）有吞咽障碍的患者必须先进行吞咽动作训练，再进行进食训练。

11. 简述穿脱衣物训练的注意事项。

（1）衣物穿脱动作的训练，必须在掌握坐位平衡的条件下进行。

（2）在衣物选择上，应当选用大小、松紧、薄厚适宜，易吸汗，又便于穿脱的衣、裤、鞋、袜，纽扣、拉链和鞋带使用尼龙搭扣，裤带选用松紧带等。

（3）必要时使用辅助用具，如纽扣牵引器、鞋拔等。

（4）偏瘫患者在衣物穿脱顺序上，注意穿衣时先患侧后健侧，脱衣时先健侧后患侧。

（5）有双上肢功能障碍者，需要给予一定的协助。

12. 患者洗浴时需要注意哪些问题？

（1）洗澡水温一般在 38～42℃。

（2）出入浴室时应穿防滑的拖鞋，要有人在旁边保护。

（3）患者洗澡的时间不宜过长，浴盆内的水不宜过满。

13. 影响残疾者心理反应的主要因素有哪些？

（1）个体因素：①个体生物因素：伤残患者的心理状态受患者的年龄、疾病类型和躯体残疾程度影响；②个体心理因素：与患者的个性心理特征有关。

（2）家庭因素：家庭成员作为患者最亲近的人，给予患者心理、经济上的支持以及日常生活的照料对患者的心理康复起着非常重要的作用。

（3）社会因素：①发达的社会精神文明、完善的社会支持和保障系统利于残疾患者心理康复，早日回归社会；②医护人员因素：医护人员良好的道德品质，诊疗过程中和蔼可亲的态度、准确规范的语言以及高超的治疗技术都会对患者的心理康复起到积极的作用。

14. 简述无障碍环境的分类。

（1）物质环境的无障碍：城市道路、居住区、公共建筑等的规划、设计和建设应方便残疾人通行和使用，如城市道路既应满足轮椅和拐杖使用者通行，还要方便视力残疾者通行。建筑物应考虑出入口、通道、电梯、扶手、卫生间及病房的设施和布置，方便残疾人通行和使用。

（2）信息和交流的无障碍：无论健全人还是功能障碍者，任何情况下都能平等、方便、无障碍地获取信息或使用通常的沟通手段利用信息。如影视作品、电视节目的字幕和解说，电视手语，盲人有声读物，各种国家考试提供的盲文试卷、电子试卷等，均能使听力、言语和视力残疾者无障碍地获得信息，进行交流。

15. 简述不同类型的残疾者对病室环境的需求。

（1）每张病床净使用面积不少于 $6.00m^2$，病床间距应大于 $1.20m$。

（2）病床床面的高度、坐便器的高度、浴盆或淋浴座椅的高度，应与标准轮椅坐高一致，以方便乘轮椅者进行转移。病床的一侧留有直径不小于 $1.50m$ 的轮椅回转空间，通道的宽度不小于 $1.50m$。

（3）病室内不宜放置过多的物品，在卫生间及病房的适当部位，需安装救助呼叫按钮。

（4）门把手、电灯开关、水龙头、洗脸池等的高度均低于一般常规高度；窗户和窗台的高度也应略低于一般常规高度，以不影响患者观望窗外的视线。

（5）家具根据坐位的高度选择，勺子、碗、梳子等日常生活用品均应符合残疾者的功能状态。

（四）论述题

1. 患者，男性，57岁。咳嗽，咳痰，喘憋12年，咳大量黄色脓痰，伴嗜睡1日入院。查体：T 37.3℃、P 140次/分钟、R 20次/分钟，血压正常，轻度嗜睡，口唇发绀，两肺可闻及干湿啰音，心律齐，未闻杂音，腹部（-），下肢及腰骶部无水肿，膝反射正常，巴宾斯基征（-）。血白细胞总数示 $12.0×10^9$/L，中性粒细胞 0.85，PaO_2 6.7 kPa（50mmHg），$PaCO_2$ 8 kPa（60mmHg），X线胸片示肋间隙增宽，膈低平，两肺透亮度增加，双肺纹理增粗、紊乱。诊断为"慢性阻塞性肺病"。

（1）简述该患者出现了怎样的呼吸？

（2）应如何指导该患者进行呼吸训练？

答：（1）COPD患者的横膈处于下降位，变得平坦和松弛，而且肺过度膨胀失去弹性回缩力，横膈难以上升，其运动只占呼吸功的30%。为弥补呼吸量的不足，在平静呼吸时肋间肌或辅助呼吸肌也参与，即以胸式呼吸代替，吸气费力时呼气也主动进行，并且呼吸频率加快。重度呼吸肌疲劳时，也可出现错误的呼吸，即吸气时收缩腹肌，使横膈无法活动。当辅助呼吸肌处于持续紧张状态时，作用相互抵消，呼吸困难不仅不能缓解反而加重，耗氧量大大增加。

（2）指导患者进行腹式呼吸，具体方法：患者处于舒适放松姿势，斜躺坐姿位。治疗师将手放置于前肋骨下方的腹直肌上。让患者用鼻缓慢地深吸气，患者的肩部及胸廓保持平静，只有腹部鼓起。然后让患者有控制地呼气，将空气缓慢地排出体外。重复上述动作3~4次后休息，不要让患者换气过度。让患者将手放置于腹直肌上，体会腹部的运动，吸气时手上升，呼气时手下降。患者学会膈肌呼吸后,让患者用鼻吸气,以口呼气。让患者在各种体位下(坐、站)及活动下(行走、上楼梯)练习腹肌呼吸。

2. 功能障碍者家居环境中对起居室(厅)的要求有哪些?

(1)有良好的朝向及视野,墙面、门宽及家具位置,应符合轮椅通行、停留及回转的使用要求。室内地板不应打蜡,地毯应尽量去除。

(2)家具不宜过多,外露部分应尽量经过圆弧处理,避免棱角。家具材质最好选择皮革、布艺类的软性材质,少用玻璃类易碎、尖锐的装修材料和家具,尽量降低残疾人摔倒磕碰后受到的伤害。沙发最好稍硬,不宜过软、过深和过矮,方便残疾人起坐。橱柜的高度应≤120cm,深度≤40cm。

(3)室内灯光照明应有弱有强,夜间最好有低度照明,便于起夜如厕;视力较弱的人,写字看书灯光应强一些;室内电灯开关安装部位,要方便夜间使用,电源开关的高度应为90cm。起居室、卧室插座高度应为40cm。室内应能进行温度调节,因脊髓损伤患者特别是颈髓损伤患者存在体温调节障碍。

(4)智能家居产品的使用。盲人选用多功能语言报时钟、语言电子盲表、盲人专用电话或其他配置有盲文标志的产品;对于聋哑人来说,可通过增加光的强度、振动仪器等来提醒通知,如安装闪光门铃、配备闪光开水壶和振动闹钟;行动不便者轻按遥控器,窗帘自动拉开等智能家居产品的使用,极大方便了残疾人的日常生活,提高了自理能力。

3. 试述无障碍厨房的建筑要求。

(1)对于轮椅使用者,厨房的门要能使轮椅通过,操作空间应足够轮椅转动。操作台距地面的理想高度应在75~80cm,或设置可升降的操作台;台面深度50~55cm,操作台下面的容腿空间净宽度应≥60cm,高度应≥60cm,深度应≥25cm。操作台面要光滑以便必要时可以将重物从一边滑送到另一边,既省力又达到搬运的目的。厨房用具需设置在方便易取的位置,便于在烹调和备餐过程中使用。

(2)水池下方以及灶炉下方均应留有放入双膝和小腿的空间。洗涤池边缘需下凹,下面的管道最好有所遮挡,以免对轮椅使用者形成障碍。

(3)吊柜柜底离地面的高度应<120cm,吊柜的深度≤25cm,最好能自动升降,把手最好是长条形,橱柜内的储物架采用拉框式或轨道式以便于使用者拿取。

(4)厨房内的热水管给予屏蔽以免发生烫伤;燃气灶具的控制开关设在前端,便于使用时调节火候;燃气管道宜用明管且有保护措施,万一泄漏,易于及时发现和修理;厨电使用要尽量安全,最好能够选用智能型产品,如有自动保温功能的电锅、电水壶等。可以为视力残疾人家庭配置专用电磁炉、电压力锅和电饭煲。

4. 试述对功能障碍者实施支持心理疗法的具体措施。

支持心理疗法是护理人员通过护患沟通了解患者的心理问题,消除心理紊乱,提高心理承受能力,恢复心理平衡的一种护理方法。具体方法包括保证、解释、指导、鼓励和疏泄等。

(1)保证:残疾患者常将注意力全部集中在残疾的身体部位而忽略本身尚存的身体功能,导致自我评价太低,加重了痛苦和焦虑。护士可在康复评定的基础上,根据患者的实际情况用科学的态度对康复效果作出切合实际的保证,让患者看到康复的希望,缓解紧张情绪。

(2)解释:护士在了解患者心理问题的原因后,有针对性地进行解释。解释内容包括残疾者目前的处境,治疗程序,可能的恢复程度及医疗技术的局限性,情绪波动与疾病的关系等,逐渐消除一些不切实际的幻想,以良好的心态接受事实。

(3)指导:人生的中途致残者要面对家庭及社会角色的变化,许多具体问题需要指导,如护士要指导患者残疾后生活的安排、营养的摄入等;调节自己的生活方式,学会与残疾共生,以最佳的方式生活下去。

(4)鼓励:护理人员对患者恰当的鼓励且与患者的治疗阶段相联系时会取得很好的效果,而不应泛泛使用,如利用患者在康复过程中的任何进步进行正强化;用自己的康复知识发表权威性的评论;用自己乐观的情绪表达对患者康复的信心等。

(5)疏泄:致残后的人要经历心理危机及各种复杂多变的心理活动,护士要创造条件,诱导或启发患者将内心被压抑的痛苦和感受发泄出来,要以同情、谅解、耐心的态度听取患者的倾诉,获取患者的信任,从而有针对性地加以引导,使患者获得心理上的轻松感。

5. ADL 训练的训练原则是什么?

ADL 训练需要反复实践,并在实际应用环境中检验训练效果。

(1)针对性原则:严格按照患者疾病特点、病程、评定结果等制订个体化康复训练计划,并根据患者功能状况变化及时调整训练方案。

(2)渐进性原则:训练强度由小到大,时间由短到长,动作的复杂性由易到难。开始训练一项活动时难度不宜过高,以免引起焦虑。根据患者功能状况的改善情况适时给予鼓励,增强其自信心。

(3)持久性原则:训练时间越长,动作的熟练程度越高,效果越好,因此训练需要持之以恒。

(4)综合性原则:在训练中,既重视局部的训练,也要重视全身功能状况的改善,还要注意患者的心理健康状态。调整患者的心理状态,可以调动其参与训练的积极性,同时良好的功能训练效果,也可以促进患者的心理健康,所以训练中要注重患者身心整体功能的康复。

(5)安全性原则:不管采取任何训练方式,都应以保证患者安全为前提,训练中密切观察患者病情变化,避免因训练方法不当造成损伤或病情加重。

(孟 玲 刘 芳 杨艳玲)

第七章
常见神经疾病病人康复护理

一、学习要点与重点难点

脑卒中

【学习要点】

1. 脑卒中康复护理措施。

2. 脑卒中康复护理指导。

3. 脑卒中的主要功能障碍及护理评估。

4. 脑卒中的概念、病因、诊断和流行病。

【重点难点】

1. 脑卒中主要功能障碍的护理评估。

2. 脑卒中软瘫期的康复护理措施。

3. 脑卒中痉挛期的康复护理措施。

4. 脑卒中恢复期康复护理和训练。

5. 言语功能障碍的康复护理。

6. 摄食和吞咽障碍的康复护理。

颅脑损伤

【学习要点】

1. 主要功能障碍、康复措施、康复护理评估、康复护理指导。

2. 颅脑损伤的概念,格拉斯哥昏迷量表(GCS)。

【重点难点】

1. 格拉斯哥昏迷量表(GCS)。

2. 急性期和恢复期康复护理措施。

脑性瘫痪

【学习要点】

1. 脑性瘫痪主要功能障碍、康复措施、康复护理指导。

2. 脑性瘫痪、患儿良肢位、四肢瘫的概念。

【重点难点】

1. 运动障碍和姿势异常的临床特点。

2. 脑性瘫痪的康复护理措施及康复指导。

脊髓损伤

【学习要点】

1. 脊髓损伤主要功能障碍、康复措施、康复护理指导。

2. 脊髓损伤、截瘫、脊髓休克的概念。

【重点难点】

1. 脊髓损伤患者运动功能障碍的康复护理措施。

2. 脊髓损伤患者日常生活活动能力的康复护理措施。

3. 脊髓损伤患者的康复护理评定方法。

周围神经病损

【学习要点】

1. 主要功能障碍、康复措施、康复护理指导。

2. 轴突断裂、周围神经损伤、腕管综合征、神经断裂、神经失用的概念。

【重点难点】

1. 周围神经损伤主要功能障碍。

2. 康复护理措施及康复指导。

帕金森病

【学习要点】

1. 帕金森病康复护理措施。

2. 帕金森病康复护理指导。

3. 帕金森病的概念、病因、诊断和流行病学。

4. 帕金森病的主要功能障碍及护理评估。

【重点难点】

1. 帕金森病运动障碍的康复护理措施。

2. 帕金森病语言障碍的康复护理措施。

3. 帕金森病的康复护理指导。

阿尔茨海默病

【学习要点】

1. 主要功能障碍、康复措施、康复护理指导。

2. 记忆障碍、语言障碍、定向能力障碍概念。

【重点难点】

1. 记忆训练中主要康复护理措施。

2. 康复护理指导中家庭支持原则。

二、习题及参考答案

习题：

（一）名词解释

1. 脑卒中

2. 言语功能障碍

3. 良肢位

4. 颅脑创伤

5. 闭合性损伤

6. 开放性损伤

7. 脑挫裂伤

8. 脑震荡

9. 重型颅脑损伤中持续性植物状态(PVS)

10. 格拉斯哥昏迷量表(GCS)

11. Rancho Los Amigos 认知功能评估表

12. 脑性瘫痪

13. 脊髓损伤

14. 脊髓休克

15. 轴突断裂

16. 周围神经损伤

17. 腕管综合征

18. 神经断裂

19. 神经失用

20. 帕金森病

21. 关节活动范围

22. AD

23. MMSE

24. 画钟试验

25. 即刻记忆

26. 短时记忆训练

(二) 选择题

【A₁】型题

1. 脑卒中偏瘫功能恢复的主要机制是

   A. 主动运动　　　　　　B. 被动运动　　　　　　C. 按摩、针灸

   D. 自发恢复　　　　　　E. 脑的可塑性和功能重组

2. 脑卒中的主要功能障碍**不包括**

   A. 运动功能障碍　　　　B. 大、小便障碍　　　　C. 感觉障碍

   D. 认知障碍　　　　　　E. 言语障碍

3. 脑卒中后最常见、最严重的功能障碍是

   A. 言语障碍　　　　　　B. 运动功能障碍　　　　C. 感觉障碍

   D. 认知障碍　　　　　　E. 摄食和吞咽功能障碍

4. 关于偏瘫患者典型的痉挛姿势表现叙述**错误**的为

   A. 肩下沉后缩　　　　　B. 肘关节屈曲　　　　　C. 前臂旋后

   D. 腕关节掌屈　　　　　E. 手指屈曲

5. 失语症的康复护理方法**不包括**

   A. Schuell 刺激法　　　　B. 阻断去除法　　　　　C. 直接法

   D. 程序介绍方法　　　　E. 脱抑制法

6. 以下根据失语症类型选择治疗课题**不恰当**的是

   A. 命名性失语的训练重点是口语命名、文字呼名

   B. Broca 失语的训练重点是构音训练、文字表达

   C. Wernicke 失语的训练重点是听理解、会话、复述

D. 传导性失语的训练重点是以 Broca 失语为基础

E. 经皮质感觉性失语的训练重点是听理解,以 Wernicke 失语为基础

7. 头皮损伤中最严重的是

    A. 裂伤   B. 挫伤   C. 头皮下血肿

    D. 骨膜下血肿   E. 撕脱伤

8. 颅脑损伤病人出现中间清醒期提示有

    A. 脑挫裂伤   B. 脑震荡   C. 硬脑膜外血肿

    D. 颅底骨折   E. 脑内血肿

9. 脑水肿进行脱水治疗,常用的药物是

    A. 呋塞米(速尿)   B. 地塞米松   C. 20%甘露醇

    D. 氢化可的松   E. 50%葡萄糖液

10. 颅脑损伤早期康复介入一般认为颅内压持续 24 小时稳定在(   )mmHg,即可进行康复治疗

    A. 10   B. 15   C. 20

    D. 25   E. 30

11. 颅脑外伤康复的最佳时间是(   )个月内

    A. 3   B. 6   C. 9

    D. 12   E. 15

12. 对昏迷阶段患者主要进行的康复治疗是

    A. 感觉刺激   B. 认知训练   C. 站立训练

    D. 平衡训练   E. 行为障碍康复

13. 颅脑损伤急性期时(   )是全身管理的重要环节

    A. 循环管理   B. 消化管理   C. 清洁管理

    D. 呼吸管理   E. 以上都是

14. 行为测定时增加靶行为(   ),增加 1 分

    A. 5 次   B. 4 次   C. 3 次

    D. 2 次   E. 1 次

15. 颅脑损伤患者进行康复治疗,治疗原则**不包括**

    A. 因人而异   B. 全面康复   C. 家属参与

    D. 个体化方案   E. 长期康复

16. 脑性瘫痪临床上最常见的是哪种类型,约占脑性瘫痪的 2/3

    A. 不随意运动型   B. 痉挛型   C. 混合型

    D. 肌张力低下型   E. 共济失调型

17. 下列关于不随意运动型脑性瘫痪的叙述**错误**的是

    A. 主要病变部位在锥体外系   B. 表现为肢体的不随意动作

    C. 患儿表情奇特,挤眉弄眼   D. 头部控制能力较好

    E. 肢体的不随意动作在紧张、兴奋时增多

18. 共济失调型脑性瘫痪主要病变在

    A. 锥体束   B. 锥体外系   C. 小脑

    D. 大脑   E. 脑干

19. 关于脑瘫患儿的康复环境描述**错误**的是

    A. 患儿应选择带有护栏的多功能床   B. 无障碍设施

C. 通道应安装扶手 　　　　　　　　　　　　D. 采用防滑地面材料

E. 为了提高对患儿的感官刺激,在病房全部使用彩灯

20. 脑性瘫痪的临床表现**不包括**

A. 肌张力增高　　　　　　B. 肌张力降低　　　　　　C. 一过性运动发育落后

D. 膝腱反射亢进　　　　　E. 非对称性姿势

21. 脊髓损伤最常见原因为

A. 脊髓炎　　　　　　　　B. 脊髓肿瘤　　　　　　　C. 脊髓空洞

D. 脊髓外伤　　　　　　　E. 脊髓血管病变

22. 正常成人当膀胱内尿液达多少时可出现尿意

A. 100~200ml　　　　　　B. 200~300ml　　　　　　C. 300~400ml

D. 500~600ml　　　　　　E. 400~500ml

23. 脊髓损伤伴截瘫的患者,体位护理非常重要,护理人员应让病员踝关节处于哪一种位置

A. 背屈90°功能位　　　　B. 内翻位　　　　　　　　C. 趾屈位

D. 背屈50°防足内翻位　　E. 背屈70°防足内翻位

24. 脊髓损伤伴截瘫的患者发生压疮的最主要原因应是

A. 营养状况差　　　　　　B. 局部按摩少　　　　　　C. 局部组织有感染

D. 局部组织长期受压　　　E. 血液循环差

25. 脊髓损伤平面以下的运动功能完全丧失,能提示不完全损伤的关键指征是尚存在

A. 足部感觉　　　　　　　B. 小腿感觉　　　　　　　C. 肛门感觉

D. 膝部感觉　　　　　　　E. 腹部感觉

26. 脊髓损伤病区病床与病床之间的距离**不应**小于多少

A. 1.1m　　　　　　　　　B. 1.2m　　　　　　　　　C. 1.3m

D. 1.4m　　　　　　　　　E. 1.5m

27. 正中神经在上臂受损时,可出现下列哪种畸形

A. 猿手　　　　　　　　　B. 垂腕　　　　　　　　　C. 马蹄内翻足

D. 翻腕　　　　　　　　　E. 爪状手

28. 桡神经损伤后,因伸腕、伸指肌瘫痪而出现哪种畸形

A. 翻腕　　　　　　　　　B. 猿手　　　　　　　　　C. 垂腕

D. 指外展　　　　　　　　E. 枪型手

29. 属于周围神经损伤原因**除外**

A. 臀部注射伤及坐骨神经

B. 牵拉伤轻者可拉断神经干外的神经束和血管

C. 切割伤神经可单独周围组织如肌腱、血管同时被切断

D. 挤压伤

E. 头枕在手臂上睡觉,压伤桡神经和尺神经

30. 下列哪项**不属于**康复护理措施

A. 若受损范围较轻,需进行主动运动。

B. 垂腕时,将腕关节固定于背伸20°~30°,垂足时将踝关节固定于90°

C. 受损肢体肿痛患者抬高患肢,弹力绷带压迫,患肢做轻柔的向心按摩

D. 受损肢体各关节中期做全方位的被动运动,每天2~3次,每次各方向3~5次

E. 对受损部位应加强保护,如戴手套、穿袜子等

31. 在患者恢复期间康复护理指导哪一项**不可以**做

A. 运动功能无法恢复时,不使用代偿性训练

B. 作业训练应适度,不可过分疲劳

C. 伴有感觉障碍时要防止皮肤损害,禁忌做过伸性运动

D. 如果挛缩的肌肉和短缩的韧带有固定关节的作用时,以保持原状

E. 在运动功能恢复期,不使用代偿性训练

32. 下列关于帕金森病的临床表现描述**不正确**的是
    A. 运动减少　　　　　　B. 静止性震颤　　　　　C. 写字过大症
    D. 肌强直　　　　　　　E. 慌张步态

33. 帕金森病最常见的首发症状是
    A. 静止性震颤　　　　　B. 铅管样强直　　　　　C. 齿轮样增强
    D. 慌张步态　　　　　　E. 小步态

34. 下列关于帕金森病语言障碍叙述**错误**的是
    A. 语调衰减　　　　　　B. 音调增大　　　　　　C. 单音调
    D. 音质变化　　　　　　E. 语速快

35. 阿尔茨海默病的诊断下列**不正确**的是
    A. 病人起病年龄 40~90 岁
    B. 进行性记忆丧失
    C. 包括至少 2 项神经心理学功能障碍
    D. 要除外其他可能导致痴呆的系统性或脑源性疾病
    E. 人格状态正常

36. 阿尔茨海默病最主要的功能障碍是
    A. 认知功能障碍　　　　B. 人际交往能力下降　　C. 原发性功能损害
    D. 兴奋状态,常常向往未来　　E. 智力水平明显降低

37. **不是**阿尔茨海默病康复护理原则的为
    A. 早期筛查
    B. 积极参与康复治疗
    C. 将有异样的老人安置在安全的居家环境中,避免与外界接触
    D. 加强健康教育
    E. 早期足量使用药物

38. 阿尔茨海默病康复治疗护理措施里关于记忆力训练包含
    A. 即刻记忆和长时记忆　　B. 快乐记忆和悲伤记忆　　C. 疼痛记忆
    D. 学习记忆能力　　　　　E. 回忆

39. 阿尔茨海默病总体认知功能评估中操作简便,受文化程度、种族、社会经济状况等干扰因素的影响小,对痴呆患者检测的灵敏度和特异性高达 90% 的为
    A. 简易智能状态检查(MMSE)　　　　B. 画钟试验
    C. 临床痴呆量表(CDR)　　　　　　　D. 蒙特利尔认知评估(MoCA)
    E. 阿尔茨海默病评定量表认知部分(ADAS-Cog)

【A₂】型题

40. 患者刘某,男性,67 岁,左侧肢体活动不利 5 天,患侧上肢可以在滑板上自主完成肩关节的全范围外展运动,其肩外展肌力至少为
    A. 0 级　　　　　　　　B. 1 级　　　　　　　　C. 2 级
    D. 3 级　　　　　　　　E. 4 级

41. 患者李某,脑卒中后,关于其康复短期目标叙述**错误**的是
    A. 病人能适应卧床或生活自理能力降低的状态
    B. 争取患者达到生活自理,回归社会
    C. 能配合进行语言和肢体功能的康复训练前臂旋后
    D. 能采取有效的沟通方式表达自己的需要和感情
    E. 能描述可能导致受伤和感染的原因并采取积极应对措施

42. 患者丁某,男性,55岁,突然右侧偏瘫,失语,右鼻唇沟浅,伸舌偏右,右侧肌张力低,肌力0级;查体:血压180/100mmHg,心肺查体大致正常。该患者应采取的体位是
    A. 患侧卧位   B. 俯卧位   C. 半卧位
    D. 中凹卧位   E. 头高足低位

43. 患者赵某,66岁,脑卒中后肌力检查显示:能抗重力作关节全范围运动,但不能抗阻力,该患者MMT肌力是
    A. 0级   B. 1级   C. 2级
    D. 3级   E. 4级

44. 男性,30岁。因汽车撞伤头部发生颅前窝骨折。其护理**错误**的是
    A. 床头抬高15°~20°   B. 抗生素溶液冲洗鼻腔   C. 禁忌堵塞鼻腔
    D. 禁止腰椎穿刺   E. 枕部垫无菌巾

45. 男性,35岁。因头部受伤昏迷10分钟,清醒后在转送途中又昏迷,估计颅内血肿的位置在
    A. 帽状腱膜下   B. 硬脑膜外   C. 硬脑膜下
    D. 脑实质内   E. 蛛网膜下腔

46. 男,50岁,2小时前被木棒打击左侧头部,此后自述头痛明显,伴呕吐,1小时前出现意识不清。查体:中度昏迷,左侧瞳孔比右侧大3mm,右侧病理征阳性。应考虑确切诊断为
    A. 颅骨凹陷骨折伴脑疝   B. 硬膜下血肿伴脑疝   C. 硬膜外血肿伴脑疝
    D. 脑挫裂伤伴脑疝   E. 原发脑干损伤

47. 脑损伤后6小时,意识清,轻度头痛,下列哪项处理原则**不可取**
    A. 意识清楚,故回家观察
    B. 观察意识、瞳孔、生命体征及神经系统体征变化
    C. 作头颅CT检查
    D. 对症处置
    E. 向家属交待有迟发性颅内血肿可能

48. 有一患者,已发生小脑幕切迹疝,颅压急剧增高,病情急转直下,其主要原因是
    A. 中脑受压,脑脊液循环受阻   B. 严重脑缺氧   C. 严重脑水肿
    D. 呼吸循环紊乱   E. 延髓受压

49. 有一确诊为小脑扁桃体疝患者,下列哪些症状**不是**常见症状
    A. 剧烈头痛、呕吐   B. 颈强   C. 早期出现一侧瞳孔散大
    D. 意识障碍   E. 呼吸骤停发生早

50. 女性患者,入院3天,头部受伤后立即昏迷,10分钟后清醒,有呕吐,对受伤情况不能回忆,诊断是
    A. 脑震荡   B. 脑挫裂伤   C. 颅内血肿
    D. 脑干损伤   E. 脑供血不全

51. 有一名30岁车祸头部受伤患者,深昏迷,刺激有去大脑强直发作,CT未见脑内血肿及脑挫伤,环池未受压,诊断应是

A. 脑震荡   B. 脑挫伤   C. 轴索损伤

D. 脑干损伤   E. 颅底骨折

52. 某脑性瘫痪患儿,男,4岁,现运动发育落后,竖颈(−),翻身(−),角弓反张,胸廓不对称;原始反射残存 ATNR(+),侧弯反射(+);肌张力动摇;流涎,吞咽及咀嚼困难,睡眠不佳,便秘。该患儿做睡眠的康复护理时,应采取的睡眠体位是

A. 仰卧位,两上肢分别放两侧   B. 仰卧位,头偏向一侧

C. 仰卧位,头偏向一侧,两上肢分别放两侧   D. 侧卧位

E. 侧卧位,两上肢居中放在胸前

53. 一名脊髓损伤的患者,仰卧于床上,试图伸膝时可触及髌韧带的活动,该患者股四头肌的肌力应为几级

A. 1   B. 2   C. 3

D. 4   E. 5

54. 神经源性膀胱尿道功能障碍患者死亡的主要原因

A. 肾功能衰竭   B. 肾炎   C. 泌尿系梗阻

D. 泌尿系感染   E. 膀胱炎症

55. 男,40岁,2小时前右上臂中1/3闭合性损伤,查体:右腕关节不能伸展,无名指的掌指关节不能主动伸直,其原因

A. 指长伸肌损伤   B. 桡侧腕长伸肌损伤   C. 尺神经损伤

D. 桡神经损伤   E. 指总神经损伤

56. 女,30岁,1小时前被汽车撞伤,右膝部闭合性损伤,伤后患者不能主动背侧伸展,原因

A. 坐骨神经损伤   B. 腓后神经损伤   C. 腓总神经损伤

D. 胫前神经损伤   E. 胫后神经损伤

57. 男性,30岁。右上肢被压伤2个小时,出现右手垂腕垂指,虎口处感觉减退。电生理检查正常。诊断为桡神经损伤。其损伤类型为

A. 神经断裂   B. 神经失用   C. 神经刺激

D. 神经挫伤   E. 轴突断裂

58. 男性。36岁,直接暴力致左桡骨小头骨折合并该部位桡神经损伤。此时,会出现何种运动障碍

A. 伸肘关节、腕关节   B. 能背伸掌指关节

C. 能背伸腕关节,但不能背伸掌指关节   D. 不能背伸末节指间关节

E. 外展拇指功能丧失

59. 女性,40岁,右上臂机器碾压伤1小时,局部疼痛、肿胀、畸形、活动障碍。X线检查:肱骨中下段粉碎性骨折。在检查伤肢时应特别注意

A. 有无伸肘功能障碍   B. 有无屈肘功能障碍   C. 有无伸腕功能障碍

D. 有无屈腕功能障碍   E. 有无拇指对掌功能障碍

60. 69岁男性,退休4年,有高血压病史,规律服药,血压控制在正常范围,三个月前意外摔倒,后近一个月来出现经常漏服药物,或多服药物,忘记药物放置地点等,但是言语功能,解释能力和日常生活自理能力无明显异常,首先考虑要筛查排除

A. 脑血管意外痴呆   B. 阿尔茨海默病   C. 帕金森综合征

D. 脑外伤   E. 脑部肿瘤

61. 女性患者,诊断阿尔茨海默病3年,与女儿一家生活,为居家保姆照顾,平时一切生活起居均为保姆打理,患者和保姆住在一个房间,近日因保姆请假,其女儿照顾患者,生活规律和照顾方式与

保姆有明显不同,患者出现拒绝,不配合等行为,该情况充分说明阿尔茨海默病患者家庭支持中什么原则

    A. 亲属应亲力亲为,不要外人介入护理照顾

    B. 不宜将患者单独房间,应日夜照顾

    C. 不应经常变换对待患者的方式

    D. 不宜与家属生活在一起,应该单独居住,锻炼其自理能力

    E. 不应该保姆独自负责患者,应该患者家属也积极参与

62. 王某,78 岁,男性,一年前诊断阿尔茨海默病,基本生活可以自理,可自行穿衣洗漱吃饭和步行,近日家人发现其进食速度减慢,食量减少,衣裤穿错,生活自理能力明显下降,若现在用临床痴呆量表(CDR)评分,患者分值约为

    A. 0 分   B. 0.5 分   C. 1 分

    D. 2 分   E. 3 分

63. 张某,80 岁,男性,老伴去世多年,在养老院生活三年,近日护理员发现呼唤其不爱搭理,把牙刷当梳子,走错房间,送其至医院诊断阿尔茨海默病,该患者因认知功能障碍引起护理员注意的方面为

    A. 记忆力障碍   B. 定向力障碍   C. 失认症

    D. 失用症   E. 执行能力障碍

64. 74 岁女性,患阿尔茨海默病 8 年,陆续住院行相关临床治疗,效果不明显,经人介绍,现转入社区康复医院行相关物理康复治疗措施后,现患者家属准备接其出院回家,作为康复护士,下列哪些**不是**指导重点

    A. 强调药物治疗手段,加大用药剂量   B. 运动训练指导

    C. 智力训练原则   D. 起居饮食的护理要点宣教

    E. 心理护理

【A₃】型题

(65~66 题共用题干)

患者,女,65 岁,高血压 10 年,糖尿病 8 年,今晨突发右侧肢体无力,说话不流利,逐渐加重。体格检查:神志清楚,血压 160/100mmHg,混合性失语,右侧鼻唇沟变浅,伸舌右偏,右上、下肢肌力 0 级,肌张力低,腱反射低下,右下肢病理征阳性,24 小时后 CT 见低密度梗死灶。

65. 下列哪项属于良肢位

    A. 患侧卧位   B. 俯卧位   C. 半卧位

    D. 中凹卧位   E. 头高足低位

66. 失语症的康复护理方法**不包括**

    A. Schuell 刺激法   B. 阻断去除法   C. 直接法

    D. 程序介绍方法   E. 脱抑制法

(67~68 题共用题干)

患者张某,男,52 岁,工程师。因"脑外伤术后记忆力下降,活动不利 10 个月"入康复科住院治疗。现患者卧床,仍予鼻饲饮食,偶有呛咳,呛咳后呕吐少许胃内容物,有痰,不易咳出。肢体活动不灵,以右侧为著,大小便失禁,生活不能自理,转我院进一步康复治疗。查体:卧床,神清,鼻饲状态,胸部听诊:两肺可闻及少量湿啰音和痰鸣音,右侧肢体肌张力增高,ADL BI:0 分。

67. 请为患者选择最佳抗痉挛体位

    A. 左侧卧位   B. 右侧卧位   C. 仰卧位

    D. 半卧位   E. 俯卧位

68. 患者目前预防并发症中下列哪项为首位

A. 泌尿系感染　　　　　　B. 关节挛缩　　　　　　C. 肌肉萎缩
D. 误吸　　　　　　　　　E. 以上都不是

（69～70 题共用题干）

一名 30 岁女性患者，2 小时前车祸左顶枕部着地，当时有 10 分钟有意识不清，醒后头痛，左耳流血性脑脊液，四肢活动好，病理征阴性，头颅 CT 示左顶枕部头皮软组织肿胀。

69. 最可能诊断是
A. 脑震荡　　　　　　　　B. 脑挫伤，脑脊液耳漏　　C. 颅底骨折，脑脊液耳漏
D. 脑干损伤　　　　　　　E. 头皮损伤

70. 下列哪项处置是**错误**的
A. 卧床休息　　　　　　　B. 观察病情　　　　　　　C. 给予止血药物
D. 给予广谱抗生素　　　　E. 左外耳道冲洗

（71～72 题共用题干）

有一名 6 岁男孩，3 天前右额碰在桌子角上，当时能哭，现右额颞部头皮隆起，局部触之有 12cm×12cm 波动区，无神经系统定位症状，头颅 CT 片示右额颞头皮肿胀。

71. 诊断是
A. 头皮挫伤　　　　　　　B. 皮下血肿　　　　　　　C. 骨膜下血肿
D. 帽状筋膜下血肿　　　　E. 头皮下积液

72. 处置应该
A. 加压包扎　　　　　　　B. 局部不作处置　　　　　C. 理疗，促其吸收
D. 穿刺止血，加压包扎　　E. 切开引流，加压包扎

（73～74 题共用题干）

男，25 岁，2 个月前右腕部被摩托车挡风玻璃划伤。目前拇指无法对掌，五指不能并拢，手部肌肉轻度萎缩，全手掌感觉障碍。

73. 目前最可能的损伤是
A. 正中神经损伤　　　　　B. 尺神经损伤　　　　　　C. 桡神经损伤
D. 前臂内侧皮神经损伤　　E. 正中神经+尺神经损伤

74. 下列正中神经的功能和损伤特点，正确的是
A. 腕部正中神经损伤多见，运动障碍主要表现为大鱼际肌的四块肌肉瘫
B. 正中神经于腕部时位于浅屈肌深面，较表浅，易于损伤
C. 正中神经损伤对手部感觉的影响不如尺神经损伤时影响大
D. 支配 1、2 蚓状肌与 1、2 骨间肌
E. 单纯感觉功能的障碍，也严重影响手的功能，拿东西时易掉，无实物感

（75～76 题共用题干）

张女士，65 岁，患帕金森 5 年，随诊中患者诉现在多以碎步、前冲动作行走，并对此感到害怕。

75. 患者进行行走训练时，护士应提醒患者避免
A. 思想尽量放松　　　　　B. 腿尽量抬高　　　　　　C. 尽量跨大步
D. 双臂尽量摆动　　　　　E. 将注意力集中于地面

76. 下列护理措施中，**不正确**的是
A. 告知患者药物可以根治本病，必须坚持服药
B. 移开环境中障碍物，指导并协助患者移动
C. 给予软食或半流饮食，易于咀嚼和吞咽
D. 鼓励患者每天活动各关节 2～3 次，加强主动运动

E. 保证排便通畅

(77~78 题共用题干)

男性,77 岁,抽烟,患有"高血压高血脂和前列腺增生病史"与老伴单独居住生活,近三个月老伴发现其经常刚进食完又要吃饭,抱怨老伴不做饭,且出现白天尿湿衣裤次数增多,入院后诊断其为阿尔茨海默病。

77. 该疾病诊断要点为

A. 病人起病年龄 30~60 岁

B. 所有记忆丧失

C. 包括至少 1 项神经心理学功能障碍

D. 要结合其他可能导致痴呆的系统性或脑源性疾病

E. 突然发病

78. 该患者随病情发展,**不会**出现哪种功能障碍

A. 认知功能损害　　　　　B. 心力衰竭　　　　　C. 非认知性精神心理损害

D. 继发性功能损害和并发症　　E. 日常生活能力下降

(79~80 题共用题干)

一名女性门诊咨询者,60 岁,退休 5 年,主诉其父亲因阿尔茨海默病去年过世。现自己最近出现记忆力减退,说话激动时前言不搭后语,但是日常生活完全自理,认知理解能力正常。

79. 阿尔茨海默病的发病原因,下列哪项**除外**

A. 环境和遗传因素　　　　B. 雌激素和免疫功能因素　　　C. 正常衰老

D. 细菌感染致病　　　　　E. 雌激素作用

80. 医生行总体认知功能评估,首选的量表为

A. 画钟试验　　　　　　　　　　　　　B. 简易智能状态检查

C. 临床痴呆量表(CDR)　　　　　　　D. 蒙特利尔认知评估(MoCA)

E. 阿尔茨海默病评定量表认知部分(ADAS-Cog)

【A₄】型题

(81~83 题共用题干)

男性患者,头部外伤 15 小时,当时昏迷 20 分钟,3 小时前开始神志渐差,查体:刺痛可睁眼,言语含糊不清,双瞳孔等大等圆,有对光反应,刺痛可以定位但左侧肢体弱,左侧病理征阳性。

81. 此患者 Glasgow 昏迷评分为

A. 12 分　　　　　　　　　B. 10 分　　　　　　　　C. 8 分

D. 6 分　　　　　　　　　　E. 4 分

82. 最可能的诊断是

A. 脑震荡　　　　　　　　B. 脑干损伤　　　　　　C. 左侧硬膜下血肿

D. 左侧硬膜外血肿　　　　E. 右侧硬膜外血肿

83. 下列哪项措施**不可取**

A. 快速静脉滴注甘露醇　　B. 小壶加呋塞米　　　　C. 吸氧

D. 腰穿　　　　　　　　　　E. 保持呼吸道通畅

(84~87 题共用题干)

患者男性,40 岁,11 月,因"高处坠落伤后背部疼痛、双下肢感觉、运动功能受限 10⁺天"入院。10⁺天前患者高空作业(约 6m 高)时,不慎仰面从高空跌下,腰背部被钢管阻隔后跌至路面,工友发现后急诊送入当地医院,行腰椎 MRI 检查后诊断"胸 12 椎体骨折伴脱位,脊髓受压",给予"切开复位钢板螺钉内固定术"。专科查体:双侧 T₁₀ 以下感觉、运动消失,骶尾部感觉无保留,肛周刺激无收缩;双下肢肌力 0 级,球海绵体反射(-),双下肢生理反射未引出,病理征(-)。目前考虑诊断:1. 脊髓损伤

（T_{10} AIS B）；2. 胸12椎体骨折伴脱位术后；3. 神经源性膀胱；4. 神经源性直肠。

84. 为保持脊柱的稳定性,对该患者应采用何种翻身方法
    A. 3人翻身法   B. 4人翻身法   C. 轴线翻身法
    D. 2人翻身法   E. 1人翻身法

85. 在对该患者的体位摆放护理中,双踝关节应放置于何种姿势
    A. 自由摆放体位   B. 背屈90°中立位   C. 背屈60°中立位
    D. 中立位   E. 背屈90°

86. 经过积极的康复锻炼后,该患者可能达到以下哪种功能恢复情况
    A. 可进行家庭性步行   B. 可进行治疗性步行   C. 可进行社区性步行
    D. 恢复独立步行   E. 扶拐独立行走

87. 为预防该患者发生尿路感染,在留置导尿期间,我们应鼓励患者多饮水,每日应要求患者饮水量为
    A. 1000~2000ml   B. 3000~4000ml   C. 2000~3000ml
    D. 500~1000ml   E. 4000ml 以上

（88~90 题共用题干）

患者男性,40岁,因右前臂卷入器械引起右手伸指困难,伴轻度疼痛,检查:右上臂和右前臂均肿胀,无皮肤挫伤,右手手指不能伸直,右肘和腕关节活动良好,手部血液循环良好,X线片未见骨折。

88. 该患者初步诊断为
    A. 桡神经损伤(位于肘部以上)   B. 桡神经损伤(位于肘部以下)
    C. 桡神经损伤(位于腕部)   D. 桡神经损伤(位于腋部)
    E. 桡神经浅支损伤

89. 该患者目前康复护理**不正确**是
    A. 防治肌腱挛缩,可运用支具使受累关节处于功能位
    B. 指关节伸展、拇外展,以避免肌腱挛缩
    C. 指关节屈曲及拇指不能外展
    D. 可使用支具使腕背伸30°
    E. 受累关节的被动运动,避免关节强直

90. 该患者的康复护理教育指导哪项**除外**
    A. 不能烧饭、吸烟时易被烫伤
    B. 有感觉缺失的手要戴手套保护
    C. 早期在病情允许下,进行肢体活动,以预防水肿、挛缩等并发症
    D. 周围神经病损病人常有感觉丧失,有感觉区容易被灼伤或撞伤,导致伤口愈合困难
    E. 必须教育病人不要用无感觉的部位去接触危险的物体,如运转中的机器、搬运重物

（91~93 题共用题干）

患者男性,70岁,两年前因跌倒至股骨颈骨折置换术后完全康复。老伴去世近一年来,家属发现其日常生活动作缓慢,与其说话,应答迟钝,要大声复述,且不主动与家人交流,遂考虑其听力下降,去医院耳鼻喉科就诊后,让其转诊老年神经科。

91. 该患者考虑的诊断为
    A. 老年性耳聋   B. 阿尔茨海默病   C. 脑外伤后遗症
    D. 老年性精神病   E. 抑郁症

92. 神经内科为明确诊断,首先的评估量表为
    A. 画钟试验   B. 简易智能状态检查
    C. 临床痴呆量表（CDR）   D. 蒙特利尔认知评估（MoCA）

E. 阿尔茨海默病评定量表认知部分(ADAS-Cog)

93. 经过一系列检查,诊断其为阿尔茨海默病,可采取的功能训练**不包括**

    A. 记忆力训练   B. 定向力训练   C. 智力训练
    D. 失用症训练   E. 情绪训练

(94~97题共用题干)

蒋某,男,83岁,患阿尔茨海默病4年,功能日渐衰退,拄拐勉强步行,喜欢久坐,家人发现其骶尾部破溃可见肌肉组织去医院就诊,入住康复科病房处理压疮。

94. 若用临床痴呆量表(clinical dementia rating scale,CDR)为该患者评分,分值为

    A. 0分   B. 0.5分   C. 1分
    D. 2分   E. 3分

95. 该患者表现出的主要功能障碍为

    A. 失用症   B. 言语功能障碍
    C. 继发性运动功能损害和并发症   D. 定向能力障碍
    E. 日常生活能力减退

96. 该患者主要的病因康复护理措施为

    A. 压疮护理   B. 思维智力训练   C. 饮食起居护理
    D. 运动功能训练护理   E. 记忆力训练

97. 护士指导患者家属如何鼓励患者多站立活动方法,患者不配合,大吵大闹,此时的护理原则要点是

    A. 不要经常变换对待患者的方式   B. 回答患者提问时简明扼要
    C. 不与患者过多解释和沟通   D. 患者吵闹时冷静予以阻止
    E. 给患者佩戴身份识别卡片

(98~100题共用题干)

患者女性,90岁,患阿尔茨海默病10余年,余无基础疾病,轮椅推入病房,鼻饲饮食,言语不清,张口呼吸,30天前自行尝试站立时摔倒至左侧骨盆骨裂。

98. 考虑该患者的AD病因为

    A. 正常衰老   B. 环境因素   C. 遗传因素
    D. 病毒感染   E. 雌激素作用

99. 患者入院时最主要的能力障碍为

    A. 思维能力   B. 认知功能   C. 人际交往功能
    D. 日常生活能力   E. 精神情绪障碍

100. 该患者日常起居的康复护理要点**错误**的为

    A. 患者饮食起居要有规律,不能变幻无常
    B. 饮食可多样化,但不可过饱
    C. 常吃富含胆碱的食物和富含维生素B的食物
    D. 一般应晚睡早起,定时进食
    E. 高蛋白,高维生素、高纤维素,低脂肪,低胆固醇,低盐,低糖饮食

(三)简答题

1. 简述脑卒中的主要功能障碍。
2. 简述脑卒中软瘫期康复护理和训练要点。
3. 简述脑卒中痉挛期康复护理和训练要点。
4. 简述脑卒中恢复期康复护理和训练要点。
5. 脑卒中康复护理指导原则。

6. 简述格拉斯哥昏迷量表的临床意义。

7. 简述颅脑损伤的分类及类型。

8. PVS 诊断标准。

9. 简述中、重度颅脑损伤患者易出现的功能障碍。

10. 简述颅脑损伤程度判定。

11. 颅脑损伤常用的可进行执行功能评估的综合评价量表有哪些？

12. 颅脑损伤康复护理原则是什么？

13. 简述颅脑损伤急性期护理康复措施。

14. 脑瘫按临床表现分为哪几型？

15. 简述痉挛型脑瘫的主要功能障碍。

16. 简述脑性瘫痪康复护理的长期目标所包含的内容。

17. 脊髓损伤患者早期体位变化的注意事项有哪些？

18. 脊髓损伤伴截瘫患者便秘时应如何护理？

19. 脊髓损伤患者发生自主神经过反射的紧急处理方法有哪些？

20. 周围神经损伤后运动功能恢复等级有哪些？

21. 周围神经损伤后感觉功能恢复等级有哪些？

22. 感觉过敏:脱敏疗法敏感区逐渐增加刺激,具体方法有哪些？

23. 目前临床测定感觉神经功能多采用英国医学研究会,1954 年提出的哪些评定标准？

24. 日常生活的康复指导内容有哪些？

25. 简述帕金森病运动功能障碍的主要内容。

26. 简述帕金森病语言障碍如何进行音量的锻炼？

27. 简述帕金森病康复护理指导。

28. 简述 AD 定向能力障碍？

29. 简述 AD 的诊断？

30. AD 的认知功能损害包含哪些？

31. AD 的康复护理措施有哪些？

32. AD 患者的家庭支持要点有哪些？

(四) 论述题

1. 患者赵某,女性,58 岁,突然右侧偏瘫 3 小时,查体:失语,双眼向左凝视,右鼻唇沟浅,伸舌偏右,右侧肌张力低,肌力 0 级(Brunnstrom 分级 1 级),角膜反射右(−),左(+);发病以来无头痛、恶心、呕吐、意识障碍及二便障碍。查体:血压 160/90mmHg,心肺查体大致正常。

(1)简述如何进行运动功能的评定并结合评定结果制订相应护理措施？

(2)简述如何进行言语功能的评定并结合评定结果制订相应护理措施？

2. 患者于 2011 年 5 月 17 日因车祸致伤头部,左大腿出血,烦躁不安 30 分钟收入院。5 月 18 日复查头颅 CT,无手术措施,左下肢请骨科会诊予换药并石膏固定,予心电监护,脱水,止血,营养神经,预防感染等对症治疗。

(1)该患者目前的护理问题是什么？

(2)该采取什么样的护理措施？

(3)简述对该患者应进行哪些运动功能的评估？

3. 患者,男,54 岁,主因车祸致头部外伤,神志不清、躁动不安 3 小时,以中型颅脑损伤于 2002 年 4 月 30 日收入院。查体:T 36.3℃,P 84 次/分,R 20 次/分,BP 120/75mmHg,意识模糊,双侧瞳孔等大正圆,对光反射灵敏,右额部肿胀,有波动感,左枕部有 5cm 长创口,有少量渗血,头颅 CT 提示中型脑挫裂伤(GCS 评分 12 分),给予特级护理,多功能监护仪监护,吸氧,氧流量 2L/min,脱水、能量合剂输液治疗,入院后 4 小时患者突然呼吸减弱,双侧瞳孔散大,直径 5mm,对光反射消失。急查头颅 CT,提示左额颞部硬膜下血肿,脑疝形成(GCS 评分 3 分),急诊行开颅探查血肿清除术,术毕回病房后查:T 36.5℃,P 122 次/分,R 20 次/分,BP 120/75mmHg,双侧瞳孔等大正圆,对光反射消失,气管插管,术后 5 小时测 T 39.5℃,躁动,给予人工冬眠,持续冰帽冰毯降温、降颅压,15 小时后体温维持在 36.2~36.7℃。术后 13 小时行气管切开术,持续脱水补液治疗,生命体征逐步平稳,进入康复期治疗。

(1)中型颅脑损伤计分范围为多少? 昏迷时间是多少?

(2)康复治疗原则是什么?

(3)护士该怎样指导患者进行日常功能受限的康复?

4. 患者,男,24 岁,因车祸头部外伤于 2015 年 9 月 20 日入院。入院诊断:重型颅脑损伤。经积极的对症治疗后于 2015 年 10 月 12 日苏醒。查体可基本配合,但言语笨拙,语速较慢,可认识家人,但记忆、计算等能力较差,生命体征正常,左侧肢体瘫痪,肌力 2 级,肌张力高,右侧肢体肌力 3 级,肌张力正常。

(1)简述对该患者应进行哪些运动功能的评估?

(2)结合该病例的认知功能障碍提出相应的康复护理措施。

5. 患儿,男,5 岁,32 周出生,生后 2 天出现黄疸,持续 20 天。现运动发育落后,竖颈(-),翻身(-),角弓反张,胸廓不对称;原始反射残存 ATNR(+),侧弯反射(+);肌张力动摇;流涎,吞咽及咀嚼困难,构音障碍,睡眠不佳,便秘。家长主述患儿自 3 岁开始出现癫痫发作,脑电图检查示:双侧对称同步尖慢波。

入院诊断:

(1)脑性瘫痪(不随意运动型)

(2)癫痫

请分析:

(1)如何进行睡眠体位的康复护理?

(2)癫痫发作时如何处理?

(3)指导家长如何对患儿进行穿脱衣物的康复护理?

6. 脊髓损伤伴截瘫的患者如何进行三大并发症的预防?

7. 患者王某,男,34 岁。患者于一个月前车祸外伤至右肱骨中段骨折。后行肱骨复位内固定术。术后患者右腕关节"垂腕",背屈不能,掌指关节、指间关节伸展不能,右侧前臂旋后不能,前臂背侧及手背皮肤触觉减退。

问题:(1)判断该病人可能损伤的神经。

(2)给该患者制订康复护理措施。

8. 患者周某,男,53 岁。患者两日前车祸外伤,小腿前外侧软组织损伤。至附近医院行小腿 X 线片检查,未见骨折。给予清创消炎包扎。次日晨发现左下肢踝关节无法完成主动背屈活动。专科查体示左侧胫前肌、踇长伸肌肌力 1 级,腓骨长短肌肌力 1 级,小腿前外侧及脚背感觉缺失。患者足下垂,步行过程中呈"跨越步态"。

问题:(1)判断该病人可能损伤的神经。

(2)该患者要确诊还需要做哪项专科检查。

(3)给该患者制订康复护理措施。

9. 患者包某,女,67 岁。糖尿病病史 13 年,近年来出现足无力、疲乏和麻木、皮肤干燥,并逐渐加重。2 日前出现左足不能抬起。查:BG:19.6mol/L,专科查体:左侧胫前肌肌力 1 级,左足感觉减退。

问题:(1)判断该病人可能损伤的神经及损伤原因。

(2)该患者要确诊还需要做哪项专科检查?

(3)给该患者制订康复护理措施。

10. 患者王某,男性,左侧肢体震颤、僵直6年,右侧下肢肢体震颤、僵直1年。查体:帕金森步态,行走困难,步幅小,行走前冲,走路双上肢无前后摆动。粗测嗅觉,视觉,听觉正常,构音正常,能听清,语言较连贯。双侧肢体肌力5级,右侧肢体肌张力齿轮样增高,左侧肢体肌张力高,但较右侧轻。双侧指鼻,轮替试验慢,右侧明显。右侧肢体震颤明显,直立试验阳性。腹壁反射正常存在,双侧髌阵挛,踝阵挛阴性,双侧巴宾斯基征阴性。

(1)简述如何进行步行功能的评估?

(2)结合该病例的运动功能障碍提出相应的康复护理措施?

11. 患者,男,69岁,高中毕业,退休前为公务员。近两年,出现记忆力衰退、注意力下降,但对物品、人、声音、形状以及气味等具有较好的识别能力。于1个月前到医院"记忆障碍"门诊就诊。头颅CT检查显示轻度脑萎缩,听力和视力均正常,近1个月无焦虑、抑郁等精神障碍,配合度良好。诊断为阿尔茨海默病。现到康复科就诊。

(1)你认为该患者处于发病的哪个阶段?你判断的依据是什么?

(2)简述AD的相关病因?

12. 患者,男,82岁,5年前发生"记忆障碍",近来不仅近记忆明显下降,远记忆障碍也逐渐明显,不认识家人,睡眠日夜颠倒;时常大哭大笑,家人与之无法沟通,近期来医院住院治疗。

(1)试用简易智能状态检查与蒙特利尔认知评估对该患者评估?

(2)结合该病例的功能障碍提出相应的康复护理措施。

13. 患者,女,59岁,退休工人。近两年,出现记忆力下降,表现昨天看的电视剧情节不能复述,经常烧水忘了关煤气,炒菜忘了放盐。但对物品、人、声音识别较好。去医院检查:听力与视力正常,脑电图无特异改变,CT有轻度脑萎缩。诊断为阿尔茨海默病。

(1)对患者康复护理措施记忆训练有哪些?

(2)家庭支持中基本护理原则?

参考答案:

(一)名词解释

1. 脑卒中:是指由于各种原因引起的急性脑血管循环障碍导致的持续性(>24小时)、局限性或弥漫性脑功能缺损。

2. 言语功能障碍:是指口语、书面语、手势语等交流能力的缺陷。

3. 良肢位:是指为防止或对抗痉挛姿势的出现,保护肩关节、防止半脱位,防止骨盆后倾和髋关节外展、外旋,早期诱发分离运动而设计的一种治疗体位。

4. 颅脑创伤:"由外力导致脑功能发生改变或者出现脑病理学变化迹象",即指由于头部受到钝力或锐器作用力后出现脑部功能的改变,如思维混乱、意识水平的改变、癫痫发作、昏迷、局部感觉或运动神经功能的缺损。

5. 闭合性损伤:指脑组织不与外界相通,头皮、颅骨和硬脑膜的任何一层保持完整。

6. 开放性损伤:脑组织与外界相通,同时头皮、颅骨、硬脑膜三层均有损伤。

7. 脑挫裂伤:是在不同外力与方向作用下脑任何部位出现脑组织断裂的表现,临床上表现相应的具有特征性的严重的神经损害。

8. 脑震荡:以受伤后患者出现短暂性昏迷,逆行性健忘和头痛、头晕、无力、记忆力障碍等为特征,一般预后良好。

9. 重型颅脑损伤中持续性植物状态(PVS):它是大脑广泛性缺血性损害而脑干功能仍然保留的结果,一般预后良好。

10. 格拉斯哥昏迷量表(GCS):是颅脑损伤评定中,最常用的一种国际性评定量表。该量表内容简单,共3项,包括:睁眼反应、运动反应、言语反应。评分标准具体,是判断急性期颅脑损伤病人损伤严重程度的一个可靠指标。

11. Rancho Los Amigos 认知功能评估表:是描述脑损伤后行为变化的常用量表之一,从无反应到有反应共 8 个等级。

12. 脑性瘫痪:是自受孕开始至婴儿期非进行性脑损伤和发育缺陷所导致的综合征,主要表现为运动障碍及姿势异常。

13. 脊髓损伤:是指由外伤、疾病等不同原因引起的脊髓结构和功能损害,导致损伤平面以下运动、感觉、大小便、自主神经功能的障碍,是一种严重的致残性疾病。

14. 脊髓休克:脊髓受横贯性损害后,脊髓与大脑高级中枢的联系中断,损伤平面以下所有反射消失,肢体呈完全性迟缓性瘫痪、尿潴留、便失禁,该表现为脊髓休克。

15. 轴突断裂:神经轴突断裂,失去连续性,但神经髓鞘及内膜的连续性没有破坏,称为轴突断裂。

16. 周围神经损伤:是指周围神经干或其分支受到外界直接或间接力量作用而发生的损伤。

17. 腕管综合征:正中神经在腕横韧带下受压,产生腕管综合征,也可因外伤、遗传性或解剖异常、代谢障碍所引起,或继发于类风湿关节炎。

18. 神经断裂:神经纤维(包括轴突、髓鞘及内膜)完全断裂。

19. 神经失用:由于挫伤或压迫使神经的传导功能暂时丧失。

20. 帕金森病:是中老年常见的神经系统变性疾病,以静止性震颤、运动减少、肌强直和体位不稳为临床特征,主要病理改变是黑质多巴胺(DA)能神经元变性和路易小体形成。

21. 关节活动范围:是指远端骨所移动的度数,即关节的远端向着或离开近端运动,远端骨所达到的新位置与开始位置之间的夹角。关节活动范围测量远端骨所移动的度数,而不是两骨之间所构成的夹角。

22. AD:是一种原因未明的、慢性进行性神经系统变性疾病。临床上,起病隐袭,以记忆减退和其他认知功能障碍为特征,常伴有社会或日常生活能力受损和精神行为改变。

23. MMSE:该表简单易行,国内外广泛应用,是痴呆筛查的首选量表。该量表包括以下 7 个方面:时间定向力,地点定向力,即刻记忆,注意力及计算力,延迟记忆,语言,视空间。

24. 画钟试验:该测验操作简便,受文化程度、种族、社会经济状况等干扰因素的影响小,对痴呆患者检测的灵敏度和特异性高达 90%,临床常用的为 4 分法,即总分为 4 分:完成一个闭合的圆圈 1 分,时间位置正确 1 分,12 个数字完全正确 1 分,指针位置正确 1 分,正常值>2 分。

25. 即刻记忆:康复护理人员读出一串随机动物或者植物的名称,让患者复述,从少到多,若能正确复述,就逐渐增加动物或者植物的名称。

26. 短时记忆训练:让患者看几件物品或图片,记忆后回忆。

(二) 选择题

【A₁】型题

1. E	2. B	3. B	4. C	5. C	6. D	7. E	8. C	9. C	10. C
11. B	12. A	13. D	14. C	15. A	16. B	17. D	18. C	19. E	20. C
21. D	22. C	23. A	24. C	25. C	26. E	27. A	28. C	29. B	30. D
31. A	32. C	33. A	34. B	35. C	36. A	37. C	38. A	39. B	

【A₂】型题

40. C	41. B	42. A	43. D	44. B	45. B	46. B	47. A	48. A	49. C
50. A	51. D	52. E	53. C	54. C	55. D	56. C	57. C	58. C	59. C
60. D	61. C	62. D	63. C	64. A					

【A₃】型题

65. A	66. C	67. A	68. D	69. C	70. E	71. D	72. D	73. E	74. E
75. C	76. A	77. C	78. B	79. D	80. B				

81. B　　82. E　　83. D　　84. C　　85. B　　86. B　　87. C　　88. B　　89. A　　90. D

91. B　　92. B　　93. E　　94. E　　95. C　　96. D　　97. D　　98. A　　99. D　　100. D

（三）简答题

1. 简述脑卒中的主要功能障碍。

答：运动功能障碍，言语功能障碍，摄食和吞咽功能障碍，感觉障碍，认知障碍，心理障碍，日常生活活动能力及生存质量障碍和其他障碍如：①面神经功能障碍；②误用综合征；③失用综合征；④球麻痹。

2. 简述脑卒中软瘫期康复护理和训练要点。

答：（1）良肢位摆放。

（2）肢体被动运动。

（3）主动活动：①体位变换：被动向健侧翻身训练；被动向患侧翻身训练；主动向健侧翻身训练；主动向患侧翻身训练；②桥式运动：双侧桥式运动；单桥式运动；动态桥式运动。

3. 简述脑卒中痉挛期康复护理和训练要点。

答：（1）抗痉挛训练：①卧位抗痉挛训练；②被动活动肩关节和肩胛带；③下肢控制能力训练：屈曲动作训练；踝背屈训练；下肢内收、外展控制训练。

（2）坐位训练：①坐位耐力训练；②从卧位到床边坐起训练。

4. 简述脑卒中恢复期康复护理和训练要点。

答：（1）平衡训练：①坐位平衡训练；②立位训练：起立训练；站位平衡训练；患侧下肢支撑训练。

（2）步行训练：①步行前准备：先练习扶持站立位，接着进行患腿前后摆动、踏步、屈膝、伸髋等活动，以及患腿负重，双腿交替前后迈步和进一步训练患腿平衡；②扶持步行；③改善步态训练；④复杂步态训练；⑤上下楼梯训练。

（3）上肢控制能力训练：①前臂的旋前、旋后训练；②肘的控制训练；③腕指伸展训练。

（4）改善手功能训练：①作业性手功能训练；②手的精细动作训练。

5. 脑卒中康复护理指导原则。

答：教育患者主动参与康复训练，并持之以恒；积极配合治疗原发疾病，如高血压、糖尿病、高脂血症、心血管病等；指导有规律的生活，合理饮食，睡眠充足，适当活动，劳逸结合，保持大便通畅，鼓励患者日常生活活动自理；指导患者修身养性，保持情绪稳定，避免不良情绪刺激，学会辨别和调节自身不良习惯，培养兴趣爱好，如下棋、写字、绘画、晨晚锻炼、打太极拳等，唤起他们对生活的乐趣。增强个体耐受、应付和摆脱紧张处境的能力，有助于整体水平的提高；争取获得有效的社会支持系统，包括家庭、朋友、同事、单位等社会支持。

6. 简述格拉斯哥昏迷量表的临床意义。

答：格拉斯哥量表是国际上公认的区分昏迷严重程度的量表，对颅脑外伤预后也有估测意义，该方法检查颅脑损伤病人的睁眼反应、言语反应和运动反应三项指标，确定这三项反应的计分后，再累计得分，作为判断伤情轻重的依据。

7. 简述颅脑损伤的分类及类型。

答：（1）按损伤方式：分为闭合性损伤和开放性损伤。

（2）按损伤部位：分为局部脑损伤和弥漫性脑损伤。

（3）按损伤性质：分为脑震荡、脑挫伤与脑裂伤（合称脑挫裂伤）和颅内血肿。

（4）按其伤情表现：国际上普遍采用的是格拉斯哥昏迷分级（Glasgow coma scale，GCS）计分的轻、中、重型分类法。

8. PVS 诊断标准。

答：（1）认知功能丧失，无意识活动，不能执行指令。

(2)保持自主呼吸和血压。

(3)有睡眠-觉醒周期。

(4)不能理解和表达言语。

(5)能自动睁眼或刺痛睁眼。

(6)可有无目的性眼球跟踪活动。

(7)下丘脑及脑功能基本保存。

9. 简述中、重度颅脑损伤患者易出现的功能障碍。

答:(1)认知功能障碍。

(2)行为功能障碍。

(3)言语功能障碍。

(4)运动功能障碍。

(5)迟发性癫痫。

(6)日常功能障碍。

(7)就业能力障碍。

10. 简述颅脑损伤程度判定。

答:总分15分为正常,最低计分3分,7分以下为昏迷。3~5分为特重型损伤,伤后昏迷深,有去皮质强直或伴其他部位的脏器损伤或休克;6~8分为重型损伤,伤后昏迷或再次昏迷持续6小时以上;9~12分为中度损伤,伤后昏迷20分钟至6小时;13~15分为轻度损伤,伤后昏迷在20分钟以内。

11. 颅脑损伤常用的可进行执行功能评估的综合评价量表有哪些?

答:包括简易智能状态量表(MMSE)、日常生活活动能力(ADL)、威斯康星卡片分类测验(Wisconsin card sorting test,WCST)等评价。

12. 康复护理原则是什么?

答:个体化方案、长期康复、全面康复、家属参与。

13. 简述颅脑损伤急性期护理康复措施。

答:(1)维持营养,保持水、电解质平衡。

(2)定时翻身叩背预防并发症。

(3)保持肢体的良肢位。

(4)关节被动活动。

(5)呼吸道的管理。

14. 脑瘫按临床神经病学表现分为哪几型?

答:①痉挛型;②不随意运动型;③强直型;④共济失调型;⑤肌张力低下型;⑥混合型。

15. 简述痉挛型脑瘫的主要功能障碍。

答:主要功能障碍:①肌张力增高,主要是屈肌张力增高,多表现为各大关节的屈曲、内收、内旋模式;②运动发育迟缓;③肢体异常痉挛。

16. 简述脑性瘫痪康复护理的长期目标所包含的内容。

答:通过综合康复护理,使脑瘫患儿在身体、心理、职业、社会等方面达到最大程度的恢复和补偿,实现最佳功能和独立性,提高生活质量,同其他公民一样,平等享有权利,参与社会。

17. 脊髓损伤患者早期体位变换的注意事项有哪些?

答:(1)脊髓损伤患者应根据病情变换体位,一般每1~2小时变换一次,使用气垫床可延长体位变换时间。

(2)变换前向患者及家属说明目的和要求,以取得理解和配合。

(3)体位变换时,注意维持脊柱的稳定性,可由2~3人轴向翻身,避免因脊柱的不对称性而造成二次损害。

（4）避免托、拉、拽等动作,并仔细检查全身皮肤有无局部压红、破溃、皮温、肢体血液循环情况。

18. 脊髓损伤伴截瘫患者便秘时应如何护理?

答:(1)教会患者养成定时排便的习惯,以餐后 30~45 分钟最佳,持续 15 分钟左右,保持在每天的同一时间进行,给患者提供适宜的排便环境,充足的排便时间。

（2）定排便体位,蹲位或坐位都可,以便于患者建立排便反射。教会患者定时刺激肠道的技术方法以促进低级排便中枢反射的形成,如肛门牵张术、盆底肌训练术、腹部按摩术、肛门括约肌训练术等。饮食上鼓励患者多饮水,以 2000ml 每天为宜。

（3）多食植物脂肪,如核桃仁、花生米、芝麻等有润肠作用的食物,多食富含粗纤维的食物来维持正常排便,如青菜、韭菜、芹菜、木耳等。

（4）必要时按医嘱应用缓泻剂或给予灌肠。

19. 脊髓损伤患者发生自主神经过反射的紧急处理方法有哪些?

答:(1)一旦发现使患者立即坐直位或抬高床头。

（2）减少搬动,使静脉回流减少,并保持病房安静。

（3）及时检查膀胱是否过度充盈,大便是否有潴留,注意衣着、鞋袜、矫形器有无压迫或不适,积极去除诱因。

（4）据医嘱吸氧,密切监测血压变化情况并及时上报;若处理后收缩压仍然高于 150mmHg 时,可给予硝苯地平片(心痛定)10mg 舌下含服,以快速降压、减轻症状和避免高血压引起的并发症。若 10 分钟后仍然未缓解,可再次给药并及时汇报。使用硝苯地平片应注意预防低血压的发生。

（5）遵医嘱给予镇静药、阿托品等。

（6）向患者及家属讲解发生自主神经过反射的原因,消除患者紧张情绪。

20. 周围神经损伤后运动功能恢复等级有哪些?

答:有 6 个级别

0 级 肌肉无收缩

1 级 近端肌肉可见收缩

2 级 近、远端肌肉均可见收缩

3 级 所有重要肌肉均能做抗阻力收缩

4 级 能进行所有运动,包括独立的和协同的

5 级 完全正常

21. 周围神经损伤后感觉功能恢复等级有哪些?

答:有 5 个级别

0 级 感觉无恢复

1 级 支配区皮肤深感觉恢复

2 级 支配区浅感觉触觉部分恢复

3 级 皮肤痛觉和触觉恢复,且感觉过敏消失

4 级 感觉达到 S_3 水平外,两点辨别觉部分恢复

5 级 完全恢复

22. 感觉过敏:脱敏疗法敏感区逐渐增加刺激,具体方法有哪些?

答:①旋涡浴:开始用慢速,逐渐再加快,15~30 分钟。②按摩:先在皮肤上涂按摩油,作环形按摩。若有肿胀,可由远端向近端进行按摩。③用各种不同质地不同材料的物品刺激,如毛巾、毛毯、毛刷、沙子、米粒、小玻璃珠等。④振动方法。⑤叩击方法,如用叩诊锤、铅笔橡皮头叩击敏感区以增加耐受力。

23. 目前临床测定感觉神经功能多采用英国医学研究会,1954 年提出的哪些评定标准?

答:S0:神经支配区感觉完全丧失。S1:有深部痛觉存在。S2:有一定的表浅痛觉和触觉。S3:浅痛触觉存在,但有感觉过敏。S4:浅痛触觉存在。S5:除S3外,有两点辨别觉(7～11mm)。S6:感觉正常,两点辨别觉≤6mm,实体觉存在。

24. 日常生活的康复指导内容有哪些?

答:①指导患者学会日常生活活动自理,肢体功能障碍较重者,应指导患者改变生活方式,如单手穿衣、进食等;②注意保护患肢,接触热水壶、热锅时,应戴手套,防止烫伤;③外出或日常活动时,应避免与他人碰撞肢体,必要时配带支具保持患肢功能位;④指导并鼓励患者在工作、生活中尽可能多用患肢,将康复训练贯穿于日常生活中,促进功能早日恢复。

25. 简述帕金森病运动功能障碍的主要内容?

答:帕金森病运动功能障碍包括:震颤性功能障碍;强直所致的功能障碍;运动迟缓;步态异常;姿势不稳定;冻结现象。

26. 简述帕金森病语言障碍如何进行音量的锻炼?

答:音量锻炼的目的是增加吸气的频率,限制呼气时所讲出的单词的数量。正常的讲话是在中间适当的时候有停顿呼吸,而帕金森病患者对呼吸肌肉活动控制的能力降低,使得在单词之间就停顿,做频繁的呼吸,训练时要求患者,在停顿呼吸以前,必须以常规的组词方式讲完一定数量的单词。①感知呼吸的动作,双手放在腹部,缓慢吸气和呼气,感觉腹部的运动,重复几次。②吸气然后呼气,呼气时持续发元音的声音(啊、喔、鹅、欧等)并计算每次发音的持续时间,要求能平衡发音10～15秒钟。③把手放在离嘴12cm远的地方感受讲话时的气流。用力从1数到10,在每一个数字之间呼吸。④首先深吸气,再分别讲出下列词语的每一个字:读/一本/书、刷/牙、刀/和/叉、高兴/得/跳、幸/运、一帮/男孩,朗读词组,注意每次读说词组,注意每次读说词组前先吸气并做短暂的停顿。如:幸运、一碗汤、上床、写字等。⑤练习呼吸控制,分节读出下列短语:到吃午饭/的时间了,在院子里/读书、我们需要/更多帮助。

27. 简述帕金森病康复护理指导。

答:PD为慢性进行性加重的疾病,后期常死于压疮、感染、外伤等并发症,应帮助病人及家属掌握疾病相关知识和自我护理方法,帮助分析和消除不利于个人及家庭应对的各种因素,制订切实可行的护理计划并督促落实。①用药指导:告知病人及家属本病需要长期或终身服药治疗,让病人了解常用的药物种类、用法、用药注意事项、疗效及不良反应的观察与处理。告诉病人长期服药过程中可能会突然出现某些症状加重或疗效减退,让病人及家属了解用药过程中的"开-关现象以及应对方法。②康复训练:鼓励病人维持和培养兴趣爱好,坚持适当的运动和体育锻炼,做力所能及的家务劳动等,可以延缓身体功能障碍的发生和发展,从而延长寿命,提高生活质量。③照顾者指导:本病为一种无法根治的疾病,病程长达数年或数十年,家庭成员身心疲惫,经济负担加重,容易产生无助感。医护人员应关心病人家属,倾听他们的感受,理解他们的处境,尽力帮他们解决困难、走出困境,以便给病人更好的家庭支持。照顾者应关心体贴病人,协助进食、服药和日常生活照顾;督促病人遵医嘱正确服药,防止错服、漏服;细心观察,积极预防并发症和及时识别病情变化。④皮肤护理。⑤安全护理:指导病人避免登高和操作高速运转的机器,不要单独使用煤气、热水器及锐利器械,防止受伤等意外;避免让患者进食带骨刺的食物和使用易碎的器皿;外出时需人陪伴,尤其是精神智能障碍者其衣服口袋内要放置写有病人姓名、住址和联系电话的"安全卡片",或佩戴手腕识别牌,以防丢失。⑥就诊指导:定期门诊复查,动态了解血压变化和肝肾功能、血常规等指标。当病人出现发热、外伤、骨折或运动障碍、精神智能障碍加重时及时就诊。

28. 简述AD定向能力障碍。

答:当患者出现人物、时间、地点三方面记忆下降时就有可能出现定向能力障碍。在早期认知减退的情况下,个体的时间定向力受损会较地点定向力更为明显。视觉空间感知障碍表现对空间结构的辨别障碍。

29. 简述AD的诊断。

答:病人起病年龄40～90岁,表现出进行性记忆丧失,此外包括至少1项神经心理学功能障碍,并且要除外其他可能导致痴呆的系统性或脑源性疾病。少部分痴呆病人起病可以突发(如外伤或脑卒中等),但多为缓慢性起病。大部分痴呆性疾病都呈进行性发展,只有少数情况下可以通过临床有效干预手段获得改善。

30. AD 的认知功能损害包含哪些?

答:(1)记忆障碍:是诊断痴呆的首先、必备条件,主要表现为近记忆减退,达 90.3%。

(2)语言障碍:主要表现是语言内容空洞、重复和赘述。

(3)定向能力障碍:当患者出现人物、时间、地点三方面记忆下降时就有可能出现定向能力障碍。

(4)失认症:包括视觉失认、听觉失认、体感觉失认。

(5)失用症:感觉、肌力、协调性运动正常,但是不能进行有目的性的运动,失用包括观念性失用、观念运动性失用、肢体运动性失用、结构性失用、穿衣失用。

(6)执行功能障碍:与额叶或有关皮质下通路功能障碍有关。执行功能包括动机、抽象思维、复杂行为的计划和组织等高级认知功能。

31. AD 的康复护理措施有哪些?

答:(1)记忆训练:主要包括即刻记忆训练、短时记忆训练、长时记忆训练。

(2)定向能力训练:康复护理人员可以在与患者接触时反复讲解一些生活的基本知识,并要求患者讲述日期、时间、上下午、地点、天气等,使患者逐渐形成时间概念;帮助患者认识目前生活中真实人物(如记忆亲人、护士、朋友)和事件;在病房或卧室设置易懂醒目的标志,使用认识病房或卧室、厕所位置。

(3)失用症训练:AD 患者失用早期在日常生活中能比较正常地使用日常工具,可以按要求进行简单的家务。

(4)思维训练:可根据 AD 患者智力评测结果,选择难易程度适当的智力拼图或编制图案进行训练以提高患者的逻辑联想能力和思维的灵活性。

32. AD 患者的家庭支持要点有哪些?

答:教会家庭照料者基本护理原则:①回答患者问题时:语言要简明扼要。②患者生气和发怒时不要与他争执。③患者吵闹时应冷静予以阻止。④不要经常变换对待患者的方式。⑤患者功能明显减退或出现新症状时及时找医生诊治。⑥尽可能提供有利于患者定向和记忆的提示或线索如日历,物品固定标注,厕所、卧室给予明显指示图。⑦给患者佩戴写有住址、联系人姓名、联系人电话的腕带或卡片。

(四)论述题

1. 患者赵某,女性,58 岁,突然右侧偏瘫 3 小时,查体:失语,双眼向左凝视,右鼻唇沟浅,伸舌偏右,右侧肌张力低,肌力 0 级(Brunnstrom 分级 1 级),角膜反射右(-),左(+);发病以来无头痛、恶心、呕吐、意识障碍及二便障碍。查体:血压 160/90mmHg,心肺查体大致正常。

(1)简述如何进行运动功能的评定并结合评定结果制订相应护理措施?

(2)简述如何进行言语功能的评定并结合评定结果制订相应护理措施?

答:(1)运动功能评估:主要是对运动模式、肌张力、肌肉协调能力进行评估,目前对运动障碍的评定有两大类:一类是评价运动模式的改变,评定多采用 Brunnstrom 6 阶段评估法、简化 Fugl-Meyer 法等,其中 Brunnstrom 6 阶段评估法历史最悠久,对脑卒中后弛缓期、痉挛期、恢复期的状况,多采用该方法。另一类是评价肌力的变化,评定多采用徒手肌力和器械肌力评定。本病例 Brunnstrom 分级为 1 级,即上肢、手和下肢均无任何运动。

该病例属于软瘫期,软瘫期指发病 1~3 周内(脑出血 2~3 周,脑梗死 1 周左右),患者意识清楚或轻度意识障碍,生命体征平稳,但患肢肌力、肌张力均很低,腱反射也低。在不影响临床抢救,不造成病情恶化的前提下,康复护理措施应早期介入。早期介入的目的是预防并发症以及继发性损害,同时为下一步功能训练做准备。一般每天 2 小时更换一次良肢位以防产生压疮、肺部感染及痉挛模式。软瘫期康复护理和训练要点为:①良肢位摆放;②肢体被动运动;③主动活动:i 体位变换:被动向健侧翻身训练,被动向患侧翻身训练,主动向健侧翻身训练,主动向患侧翻身训练;ii 桥式运动:双侧桥式运动,单桥式运动,动态桥式运动。

(2)言语功能评定:主要是通过交流、观察、使用通用的量表以及仪器检查等方法,了解被评者有无言语功能障碍,判断其性质、类型及程度,确定是否需要进行言语治疗以及采取何种治疗及护理方法。失语症严重程度的评定:一般应用波士顿诊断性失语检查中的 BDAE 失语症严重程度分级标准进行评定。失语症的流利性评定:根据患者的表述情况,分为流利性失语与非流利性失语(表1)。

表1　流利性失语与非流利性失语

项目	非流利性失语(少语)	流利性失语(多语)
语量	少(0~50 个词/分)	正常(100~200 个词/分)
语音	不正常	正常
言语产生	费力	正常、轻松
短语长度	短(单个词、电报语言)	正常(5~8 个词或短语)
韵律	失韵律	正常
内容	仅有实词	缺实词、言语空泛、语法错乱
错语	少见	常见
病变部位	外侧裂前	外侧裂后

语言交流测试系统评定:通过电脑辅助的语言交流测试分析来判断脑卒中失语症和构音障碍的性质和病理分型,制订治疗程序和措施,也可直接在电脑上进行语言训练。

语言是交流沟通的重要手段,发病后要尽早开始语言训练。尽管患者失语,但仍需与其进行语言或非语言交流,通过交谈和观察,全面评价语言障碍的程度,并列举语言功能恢复良好者案例,同时加强心理疏导,增强其语言训练的信心。

(1)失语症的康复护理:患者首先可进行听理解训练和呼吸训练,以后逐渐同步进行语言表达训练和书写训练。①Schuell 刺激法(认知刺激法):治疗的基本形式:刺激 S—患者的反应 R—治疗师的反馈 FB;②阻断去除法;③程序介绍方法;④脱抑制法;⑤功能重组法;⑥间接法。

(2)构音障碍患者的康复护理:应先进行松弛训练和呼吸训练,在此基础上再进行发音训练、发音器官运动训练和语音训练等。每次训练应注意合适的训练环境及训练时间,要考虑患者的注意力、耐力及兴趣,可根据患者的日常生活及工作选择训练内容。语言训练的同时进行整体康复。

2. 患者于 2011 年 5 月 17 日因车祸致伤头部,左大腿出血,烦躁不安 30 分钟收入院。5 月 18 日复查头颅 CT,无手术措施,左下肢请骨科会诊予换药并石膏固定,予心电监护,脱水,止血,营养神经,预防感染等对症治疗。

(1)该患者目前的护理问题是什么?

(2)该采取什么样的护理措施?

(3)简述对该患者应进行哪些运动功能的评估?

答:(1)该患者目前的护理问题是

1)潜在并发症:颅内压增高,脑疝,感染。

2)疼痛:与受伤头痛及下肢疼痛有关。

3)焦虑:与环境陌生,下肢预后有关。

4)生活不能自理:与病情严重,下肢骨折有关。

(2)采取的护理措施有

1)密切观察生命体征,脑科观察及肢端血液循环情况。

2)基础护理,床上浴,会阴抹洗,口腔护理等保持床单位整洁。

3）心理护理,患者神志清,多陪伴,鼓励患者,克服恐惧心理。

4）患肢的观察与处理,患肢足尖向上,保持15°,外展中立位,注意观察患肢末梢血液循环、感觉、温度及足背动脉的搏动情况。

（3）意识功能评估；运动功能评估；言语及吞咽功能评估；认知功能评估,精神功能评估。

3. 患者,男,54岁,主因车祸致头部外伤,神志不清、躁动不安3小时,以中型颅脑损伤于2002年4月30日收入院。查体:T 36.3℃,P 84次/分,R 20次/分,BP 120/75mmHg,意识模糊,双侧瞳孔等大正圆,对光反射灵敏,右额部肿胀,有波动感,左枕部有5cm长创口,有少量渗血,头颅CT提示中型脑挫裂伤（GCS评分12分）,给予特级护理,多功能监护仪监护,吸氧,氧流量2L/min,脱水、能量合剂输液治疗,入院后4小时患者突然呼吸减弱,双侧瞳孔散大,直径5mm,对光反射消失。急查头颅CT提示左额颞部硬膜下血肿,脑疝形成（GCS评分3分）,急诊行开颅探查血肿清除术,术毕返回病房后查:T 36.5℃,P 122次/分,R 20次/分,BP 120/75mmHg,双侧瞳孔等大正圆,对光反射消失,气管插管,术后5小时测T 39.5℃,躁动,给予人工冬眠,持续冰帽冰毯降温、降颅压,15小时后体温维持在36.2~36.7℃。术后13小时行气管切开术,持续脱水补液治疗,生命体征逐步平稳,进入康复期治疗。

（1）中型颅脑损伤计分范围为多少？昏迷时间是多少？

（2）康复治疗原则是什么？

（3）护士该怎样指导患者进行日常功能受限的康复？

答:（1）中型颅脑损伤计分:9~12分,伤后昏迷时间20分钟至6小时。

（2）个体化方案、长期康复、全面康复、家属参与。

（3）脑损伤患者由于精神、情绪异常、行为失控常出现拒绝进食、不能自我料理日常生活的情况,作业治疗对其功能恢复有着特殊的意义,如床上肢体功能位的放置、起坐、利用桥式运动翻身、床边站立、床-轮椅、轮椅-浴室等地的转移训练；尽量让患者自己进食,减少不必要的他人帮助。卧位时,患者如没有意识吞咽障碍且意识清楚,可让患者自己用瓶子、吸管喝水；服药时也应将药递到患者手中后,让他自己放入口中；在患者能够独立坐稳后,让患者采用坐位将患侧肩前屈、肘伸展、手平放在桌子上躯干双肩保持端正、平稳进餐。在获得了一定的运动功能后,利用全身镜子,训练患者动态平衡坐的同时,练习穿、脱鞋、裤子、上衣等动作,站立动态平衡达到3级以上时,让患者学习站着提裤子、系腰带；试着让其站在卫生间的水池边练习洗漱如单手洗脸、挤牙膏、拧毛巾等,万一有不稳或跌倒的感觉,学会利用周围的建筑、设施缓冲下跌的速度避免倒下去。有目的的训练患者对周围事物和物体的认识能力,通过与周围人物的交流,提高记忆和理解能力等都起到重要的作用。

4. 患者,男,24岁,因车祸头部外伤于2015年9月20日入院。入院诊断:重型颅脑损伤。经积极的对症治疗后于2015年10月12日苏醒。查体可基本配合,但言语笨拙,语速较慢,可认识家人,但记忆、计算等能力较差,生命体征正常,左侧肢体瘫痪,肌力2级,肌张力高,右侧肢体肌力3级,肌张力正常。

（1）简述对该患者应进行哪些运动功能的评估？

（2）结合该病例的认知功能障碍提出相应的康复护理措施。

答:（1）意识功能评估；运动功能评估；言语及吞咽功能评估；认知功能评估,精神功能评估。

（2）言语障碍训练:患者全身一般状况稳定,最好能够逐渐延长坐位时间至1~2小时,即可开始训练。内容以听觉刺激法为中心,训练次数1~6次/周,每次30分钟。具体包括听语指图、复述、听语指字、呼名、阅读、书写、听语记忆广度、句法练习等。应由口腔动作训练开始,患者在穿衣镜前模仿治疗师的口型,通过视觉、听觉接受信息,并通过视觉反馈进行调整。如患者模仿治疗师做口腔动作、模仿治疗师发辅音、元音及四声。然后通过听词指物等练习将听觉刺激与视觉刺激结合起来使视听说结合进行刺激-反应-反馈环路训练激起言语反应。

构音障碍训练:包括呼吸发音和共鸣训练及颜面器官（口唇舌等）的训练。

记忆力损伤的训练:鼓励患者使用记忆辅具,如卡片、杂志、书籍或录音带,反复地朗诵需要记住的信息;提供钟表、日历、电视及收音机等提醒物;设计安排好日常活动表;把时间表或日常安排贴在高一些的醒目之处;提供新的信息,用不断重复的方式来增进记忆;为过后回忆(复习)而记录或写下新的信息。

失认的训练:针对不同的失认状态如视觉空间失认、身体失认、触觉失认、听觉失认、单侧忽略等通过重复刺激、物体左右参照物对比、强调正确的答案及其他感觉的方式,促进认识,如熟悉物体的照片可以帮助患者记忆其名称。

5. 患儿,男,5岁,32周出生,生后2天出现黄疸,持续20天。现运动发育落后,竖颈(-),翻身(-),角弓反张,胸廓不对称;原始反射残存ATNR(+),侧弯反射(+);肌张力动摇;流涎、吞咽及咀嚼困难,构音障碍,睡眠不佳,便秘。家长主述患儿自3岁开始出现癫痫发作,脑电图检查示:双侧对称同步尖慢波。

入院诊断:

(1)脑性瘫痪(不随意运动型)

(2)癫痫

请分析:

(1)如何进行睡眠体位的康复护理?

(2)癫痫发作时如何处理?

(3)指导家长如何对患儿进行穿脱衣物的康复护理?

答:(1)脑瘫患儿宜采用侧卧体位进行睡眠,此卧位有利于降低肌张力,促进动作的对称,使肌肉张力得到改善。或将患儿放置在恰当的悬吊床内,保持头部在中线位置。为避免患儿的视野狭窄和斜视,可在悬吊床上方悬挂一些玩具,吸引患儿的视线。同时,应将患儿双手放在胸前,以利于患儿手部功能的恢复。

(2)癫痫发作时立即使患儿平卧,头偏向一侧,松解衣领,有舌后坠者可用舌钳将舌拉出,防止窒息;保持呼吸道通畅,注意患儿安全;防止患儿抽搐时造成骨折和皮肤破损,注意观察,适当活动与休息,避免情绪紧张。

(3)穿脱衣物的康复护理

1)衣服的穿脱:①脱套头衫或背心时,先以健侧或功能较好的手为主,拉起衣角,将衣服从头上脱下,然后,健侧或功能较好的一侧先脱下衣袖,患侧或功能较差的一侧后脱;进行穿衣时,先穿患侧或功能较差侧袖子,再穿健侧或功能较好侧袖子,然后以健手为主将衣服套入头部,拉下衣角。②对襟的衣服,可先将其下面的纽扣扣好,根据患儿的情况,留1~2个上面的纽扣不扣,然后按照套头衫的脱、穿方法进行。

2)裤子的穿脱:取坐位,先将患侧或功能较差的下肢套入裤筒,再穿另一侧,然后躺下,边蹬健足,边向上提拉裤子到腰部并系好。脱法与穿法相反。

3)下肢障碍较重的裤子的穿脱:取坐位,双腿套上裤子后,若转右侧半卧位,提拉左侧的裤筒,转左侧半卧位时,提拉右侧裤筒,左右交替进行。脱法与穿法相反。穿脱衣服时应注意患儿的体位,通常让患儿先学脱、后学穿。

6. 脊髓损伤伴截瘫的患者如何进行三大并发症的预防?

答:(1)泌尿系感染的预防

1)尽早评估泌尿系功能的障碍,确定正确的阶段性膀胱管理模式并进行恰当的防治至关重要。

2)长期留置导尿,可增加患者泌尿系感染的发生率,并给患者生活带来不便,及时对患者行尿动力学检查,以尽早拔除尿管,行清洁间歇导尿。

3)间歇导尿期间,根据患者个体情况制订并实施相应的饮水计划,根据患者膀胱残余尿量和液体入量,决定每天导尿时间和次数,定期行尿常规及尿细菌培养检查。

4)若出现泌尿系感染症状,则指导患者多饮水,保持会阴部清洁,必要时按医嘱应用抗生素等抗感染治疗。

(2)呼吸系统感染的预防

1)保持呼吸道通畅,及时清除呼吸道分泌物,是预防肺部感染的关键措施。

2）对于长期卧床的患者,指导患者采用缩唇法、深呼吸及借助呼吸训练器等方法锻炼肺功能。

3）定时给予翻身拍背,指导病人注意防寒保暖,防止受凉。

4）病房内每天开窗通风两次,每天空气消毒一次。

5）如是气管切开患者,各项操作严格遵从无菌操作原则,加强气道湿化,及时吸痰,保持呼吸道通畅。

6）如已发生肺部感染,则按医嘱应用抗生素,加强翻身拍背;痰液黏稠较难咳出时,遵医嘱予以纤维支气管镜下吸痰、超声雾化吸入并按医嘱应用化痰药物治疗。

（3）压疮的预防

1）保持患者床单元的清洁、干燥、平整、无渣屑,协助患者每1~2小时翻身一次,翻身时避免拖、拉、拽等动作。

2）必要时可安置气垫床减压保护。

3）动态评估患者压疮评分,建立翻身卡,加强交接班,每次便后予温水擦洗会阴部及肛周,皮肤较干燥者可涂油保护。

4）坐位时,每30分钟左右指导患者支撑身体,抬起臀部1~2分钟,或在臀部放置臀垫,以减少皮肤受压。

5）指导患者进食优质高蛋白饮食,提高皮肤抵抗力。

6）如已发生压疮,则缩短翻身间隔时间,及时予以换药处理。根据创面情况选择合适的敷料,动态评估患者伤口情况,遵医嘱予以药物抗感染治疗。

7. 患者王某,男,34岁。患者于一个月前车祸外伤至右肱骨中段骨折。后行肱骨复位内固定术。术后患者右腕关节"垂腕",背屈不能,掌指关节、指间关节伸展不能,右侧前臂旋后不能,前臂背侧及手背皮肤触觉减退。

问题:（1）判断该患者可能损伤的神经。

（2）给该患者制订康复护理措施。

答:（1）桡神经损伤。

（2）早期康复护理措施:①保持良肢位应用矫形器、石膏托等,将腕关节固定于背伸20°~30°。②进行腕关节全方位的被动运动,每天至少1~2次,每次各方向3~5次。③对受损部位应加强保护,如戴手套等,避免出现外伤。

恢复期康复护理措施:早期的治疗护理措施仍可选择使用,此期的重点是配合治疗师促进神经再生,保持肌肉质量,增强肌力,促进运动、感觉功能恢复。①肌力训练时应注意循序渐进,运动量不宜过大,以免肌肉疲劳。随着肌力逐渐增强,助力逐渐减小;②根据功能障碍的部位与程度,肌力与耐力情况,指导患者进行相关的作业治疗。如进行编织、打字、泥塑等操作。随着肌力的恢复,逐渐增加患肢的操作。③在进行肌力训练时,应注意结合日常生活活动训练。如练习洗脸、梳头、穿衣等。以增强身体的灵活性和耐力,从而达到生活自理,提高生存质量的目的。④配合治疗师完成肢体感觉功能训练。防止电刺激、热疗时皮肤烫伤等不良事件发生。⑤心理护理:周围神经病损病人,往往伴有心理问题,担心病损后的经济负担,担心疾病不能恢复,以及由此而发生的家庭和社会生活问题。护士可通过宣教、咨询、示范等方式来消除或减轻病人的心理障碍,使其发挥主观能动性,积极地进行康复治疗。也可通过作业治疗来改善病人的心理状态,如治疗性游戏等。

8. 患者周某,男,53岁。患者两日前车祸外伤,小腿前外侧软组织损伤。至附近医院行小腿X线片检查,未见骨折。给予清创消炎包扎。次日晨发现左下肢踝关节无法完成主动背屈活动。专科查体示左侧胫前肌、踇长伸肌肌力1级,腓骨长短肌肌力1级,小腿前外侧及脚背感觉缺失。患者足下垂,步行过程中呈"跨越步态"。

问题:（1）判断该病人可能损伤的神经。

（2）该患者要确诊还需要做哪项专科检查?

（3）给该患者制订康复护理措施。

答：（1）答：腓总神经损伤。

（2）该患者要确诊还需补充检查：左侧腓总神经肌电图。

（3）早期康复护理措施：①保持良肢位应用矫形器、石膏托等，垂足时将踝关节固定于90°。②进行踝关节全方位的被动运动，每天至少1~2次，每次各方向3~5次。③对受损部位应加强保护，如穿棉袜等，避免出现皮肤损伤。

恢复期康复护理措施：早期的治疗护理措施仍可选择使用，此期的重点是配合治疗师促进神经再生，保持肌肉质量，增强肌力，促进运动、感觉功能恢复。①肌力训练时应注意循序渐进，运动量不宜过大，以免肌肉疲劳。随着肌力逐渐增强，助力逐渐减小；②根据功能障碍的部位与程度，肌力与耐力情况，指导患者进行相关的作业治疗。如进行踏自行车，缝纫机等操作。随着肌力的恢复，逐渐增加患肢的操作。③在进行肌力训练时，应注意结合日常生活活动训练。如练习洗澡、穿裤等。以增强身体的灵活性和耐力，从而达到生活自理，提高生存质量的目的。④配合治疗师完成肢体感觉功能训练。防止电刺激、热疗时皮肤烫伤等不良事件发生。⑤心理护理：周围神经病损病人，往往伴有心理问题，担心病损后的经济负担，担心疾病不能恢复，以及由此而发生的家庭和社会生活问题。护士可通过宣教、咨询、示范等方式来消除或减轻病人的心理障碍，使其发挥主观能动性，积极地进行康复治疗。也可通过作业治疗来改善病人的心理状态，如治疗性游戏等。

9. 患者包某，女，67岁。糖尿病病史13年，近年来出现足无力、疲乏和麻木、皮肤干燥，并逐渐加重。2日前出现左足不能抬起。查：BG：19.6mol/L，专科查体：左侧胫前肌肌力1级，左足感觉减退。

问题：（1）判断该病人可能损伤的神经及损伤原因。

（2）该患者要确诊还需要做哪项专科检查？

（3）给该患者制订康复护理措施。

答：（1）腓总神经损伤，糖尿病引起的周围神经损伤。

（2）该患者要确诊还需补充检查：左侧腓总神经肌电图。

（3）康复护理措施有：①严格控制血糖：合理饮食、体育疗法、联合降糖药，胰岛素治疗，均可以防止、延缓、并在一定程度上逆转临床症状和改善神经传导速度。注意防止低血糖发生。②保持良肢位应用矫形器、石膏托等，垂足时将踝关节固定于90°。③进行踝关节全方位的被动运动，每天至少1~2次，每次各方向3~5次。对受损部位应加强保护，如穿棉袜等，避免出现皮肤损伤。④护士应指导病人自我护理，如剪趾甲、保持足底潮湿、避免外伤、烫伤。不要穿过紧的鞋子，每天观察足部皮肤的颜色、温度等情况。⑤必要时结合外科处理糖尿病患肢及伤口。

10. 患者王某，男性，左侧肢体震颤、僵直6年，右侧下肢肢体震颤、僵直1年。查体：帕金森步态，行走困难，步幅小，行走前冲，走路双上肢无前后摆动。粗测嗅觉，视觉，听觉正常，构音正常，能听清，语言较连贯。双侧肢体肌力5级，右侧肢体肌张力齿轮样增高，左侧肢体肌张力高，但较右侧轻。双侧指鼻，轮替试验慢，右侧明显。右侧肢体震颤明显，直立试验阳性。腹壁反射正常存在，双侧髌阵挛，踝阵挛阴性，双侧巴宾斯基征阴性。

（1）简述如何进行步行功能的评估？

（2）结合该病例的运动功能障碍提出相应的康复护理措施。

答：（1）步行能力评定：临床对步行能力评定常采用步态分析，步态分析是利用力学概念和已掌握的人体解剖、生理学知识对人体行走功能的状态进行客观的定性和（或）定量分析，可以为康复治疗提供有益的指导。①观察法：让患者习惯的方式来回行走，还可以让患者作变速行走、慢速、快速、随意放松步行、转身行走、上下楼梯或斜坡、绕过障碍物、坐下和站起、原地踏步或原地站立、闭眼站立等，观察者从不同方向（正、背、侧面）观察，注意全身姿势和下肢各关节的活动，通过观察了解患者步态有无异常。②测量法：是一种简单定量的方法。常用足印法。即用滑石粉或墨水使患者行走时能在规定走道上或地面铺的白纸上留下足印。测试距离至少6m,每侧足不少于3个连续足印,以便分析左右两侧各步态参数。③步行能力评定:是一种相对精细的和半定量评定,常用 Hoffer 步行能力分级及 Holden 步行功能分类。

(2)运动锻炼的目的在于防止和推迟关节强直与肢体挛缩。根据患者的震颤、肌强直、肢体运动减少、体位不稳的程度,尽量鼓励患者自行进食穿衣,锻炼和提高平衡协调能力的技巧,做力所能及的事情,减少依赖性,增强主动运动。患者可采取自己喜爱的运动方式,如散步、慢跑、跳舞、太极拳、导引养生功、舞剑等。①上肢锻炼:触摸下颏、胸部、头向后翘、头向右转向右看和向左转向左看,右肩向下,右耳向右肩上靠,左侧重复,缓慢地大范围地旋转头部,然后换方向。下颏前伸内收均各保持5秒。伸直手臂,高举过头向后,双手向后在背部扣住,往回拉,将手放在肩上,试用面部去接触肘部、双肘分开、挺胸,以上动作各10秒。手臂置于头上,肘关节弯曲,左手抓住右肘,右手抓住左肘,身体向两侧弯曲,以上每项练习3~5次。②下肢锻炼:站立,曲身弯腰向下,手扶墙。右手抓住右脚向后拉,然后左腿重复。面向墙壁站立,双腿稍分,双膝紧靠,手掌贴墙,身体前倾,感觉小腿肌肉牵拉坐在地板上,一腿伸直,另一腿弯曲,屈腿紧靠直腿股部,另一脚重复。双腿盘坐,双脚掌相对,试将膝部靠向地板,保持重复,双腿呈"V"型坐下,头靠向右腿中间和左脚,每个位置维护5~10秒,以上每项练习3~5次。③躯干锻炼:双脚分开,双膝微曲,右臂前伸,向对侧交叉。平躺在地板上,一侧膝关节屈向胸部,另一侧重复。再双侧同时重复。平躺在地板上,双臂抱住双膝,缓慢地将头伸向膝关节。双手置于头下,一腿伸直。另一腿弯曲,交叉向身体的对侧,另一侧重复,腹部伸展,腿与骨盆紧贴地板,用手臂上捧,俯卧,手臂双腿同时高举。以上动作维持10秒,每项练习重复3~5次。④重心锻炼:先进行从坐位到立位的重心移动训练和平衡训练,在关节活动范围内让患者移动重心引起体位反射和防御反应。⑤行走锻炼:步行时让患者思想放松,尽量迈大步。向前走时让患者抬高脚,脚跟着地,尽可能两脚分开,背部挺直,让患者摆动双臂,目视前方,并让患者抬高膝部跨过想象中的障碍物。

11. 病人,男,69岁,高中毕业,退休前为公务员。近两年,出现记忆力衰退、注意力下降,但对物品、人、声音、形状以及气味等具有较好的识别能力。于1个月前到医院"记忆障碍"门诊就诊。头颅CT检查显示轻度脑萎缩,听力和视力均正常,近1个月无焦虑、抑郁等精神障碍,配合度良好。诊断为阿尔茨海默病。现到康复科就诊。

(1)你认为该病人处于发病的哪个阶段?你判断的依据是什么?

(2)简述 AD 的相关病因。

答:(1)记忆障碍阶段:是诊断痴呆的首先、必备条件,主要表现为近记忆减退。头颅 CT 检查显示轻度脑萎缩,听力和视力均正常,近1个月无焦虑、抑郁等精神障碍,配合度良好。

(2)相关的原因有

1)铝的蓄积:AD 的某些脑区的铝浓度可达正常脑的10~30倍,老年斑(SP)核心中有铝沉积。铝选择性地分布于含有神经纤维缠结(NFT)的神经之中,铝与核内的染色体结合后影响到基因的表达,铝还参与老年斑及神经纤维缠结的形成。

2)病毒感染:许多病毒感染性疾病可发生在形态学上类似于 AD 的神经纤维缠结和老年斑的结构变化。如羊痒症(Scapie)、Creutzfeldt-Jacob 病(C-J 病)等。其临床表现中都有痴呆症状。

3)免疫系统功能障碍:老年人随着增龄 AD 患病呈明显增高,而增龄与免疫系统衰退、自身免疫性疾病增加有关。抗原-抗体复合物沉积形成淀粉样核心,可能导致神经变性和老年斑形成。

4)神经递质学说:AD 病神经药理学研究证实 AD 患者的大脑皮质和海马部位乙酰胆碱转移酶活性降低,直接影响了乙酰胆碱的合成和胆碱能系统的功能以及 5-HT、P 物质减少。

5)正常衰老:神经纤维缠结和老年斑也可见于正常人脑组织,但数量较少,只是 AD 时这些损害超过了一定的"阈值"水平。

6)雌激素作用:长期服用雌激素的妇女患 AD 危险低,研究表明雌激素可保护胆碱能神经元。

12. 病人,男,82岁,5年前发生"记忆障碍",近来不仅近记忆明显下降,远记忆障碍也逐渐明显,不认识家人,睡眠日夜颠倒;时常大哭大笑,家人与之无法沟通,近期来医院住院治疗。

(1)试用简易智能状态检查与蒙特利尔认知评估对该患者评估。

(2)结合该病例的功能障碍提出相应的康复护理措施。

答:(1)简易智能状态检查:该表简单易行,国内外广泛应用,是痴呆筛查的首选量表。该量表包括以下 7 个方面:时间定向力,地点定向力,即刻记忆,注意力及计算力,延迟记忆,语言,视空间。共 30 项题目,每项回答正确得 1 分,回答错误或答不知道评 0 分,量表总分范围为 0~30 分。分数越低,损害越严重。判定痴呆:文盲≤17 分,小学≤20 分,中学≤22 分,大学≤ 23 分。近年文献报道,将异常标准定位 24 分,有报道 MMSE 18~23 分为轻度痴呆,16~17 分为中度痴呆,≤15 分为重度痴呆。

蒙特利尔认知评估:覆盖注意力、执行功能、记忆、语言、视空间结构技能、抽象思维、计算力和定向力等认知领域,旨在筛查轻度认知功能障碍 MCI 患者。国外研究发现以 26 分为分界值,MoCA 评分区别正常老人和 MCI 及正常老人和轻度 AD 的敏感度分别为 90% 和 100%,明显优于 MMSE,但该表在国内尚缺乏公认的年龄和文化程度校正的常模。

(2)康复护理措施

1)长时记忆训练:康复护理人员训练时结合患者日常生活功能,通过缅怀活动,鼓励患者回忆过去的生活经历,帮助患者认识目前生活中的真实人物和时间,以恢复记忆并减少错误判断。

2)定向能力训练:康复护理人员可以在与患者接触时反复讲解一些生活的基本知识,并要求患者讲述日期、时间、上下午、地点、天气等,使患者逐渐形成时间概念;帮助患者认识目前生活中真实人物(如记忆亲人、护士、朋友)和事件;在病房或卧室设置易懂醒目的标志,使用认识病房或卧室、厕所位置。

3)失用症训练:康复护理人员针对患者的观念性失用训练可选择一些日常生活中由一系列分解动作组成的完整动作来进行训练,例如,要求患者摆放餐具后吃饭、餐后收拾餐具、搞卫生、拿起牙刷后再拿起漱口杯刷牙,训练者除将分解的动作一个一个训练外,如果患者不能完成下一个动作,训练者要给予提醒或协助,若患者无法完成一套完整的动作,训练者还是要对某一个独立动作进行训练,这样做可以集中改善其中某单项技能。

13. 患者,女,59 岁,退休工人。近两年,出现记忆力下降,表现昨天看的电视剧情节不能复述,经常烧水忘了关煤气,炒菜忘了放盐。但对物品、人、声音识别较好。去医院检查:听力与视力正常,脑电图无特异改变,CT 有轻度脑萎缩。诊断为阿尔茨海默病。

(1)对患者康复护理措施记忆训练有哪些?

(2)家庭支持中基本护理原则是什么?

答:(1)康复护理措施记忆训练

1)即刻记忆训练:训练环境要安静,康复护理人员读出一串随机动物或者植物的名称,让患者复述,从少到多,若能正确复述,就逐渐增加动物或者植物的名称,训练时间不宜太长,以免患者出现烦躁情绪,不配合训练。

2)短时记忆训练:让患者看几件物品或图片,记忆后回忆,可以用积木摆一些图案给患者看,弄乱让患者按原样摆好。

3)长时记忆训练:康复护理人员训练时结合患者日常生活功能,通过缅怀活动,鼓励患者回忆过去的生活经历,帮助患者认识目前生活中的真实人物和时间,以恢复记忆并减少错误判断。

(2)教会家庭照料者基本护理原则:①回答患者问题时,语言要简明扼要。②患者生气和发怒时不要与他争执。③患者吵闹时应冷静予以阻止。④不要经常变换对待患者的方式。⑤患者功能明显减退或出现新症状时及时找医生诊治。⑥尽可能提供有利于患者定向和记忆的提示或线索如日历,物品固定标注,厕所、卧室给予明显指示图。⑦给患者佩戴写有住址、联系人姓名、联系人电话的腕带或卡片。

(尹安春　丁　慧　鲍秀琴　杜春萍　孔祥颖)

第八章
常见肌肉骨骼疾病病人康复护理

一、学习要点与重点难点

颈椎病

【学习要点】

1. 颈椎病的病因、分型和临床表现。

2. 颈椎病的护理评估和护理诊断。

3. 颈椎病患者的康复护理措施。

4. 颈椎病患者的健康教育。

【重点难点】

1. 颈椎病患者康复护理措施。

2. 颈椎病患者康复护理指导。

肩周炎

【学习要点】

1. 肩周炎的定义、流行病学。

2. 肩周炎的功能障碍。

【重点难点】

1. 肩周炎的康复护理措施。

2. 肩周炎的康复指导。

下腰痛

【学习要点】

1. 急性腰扭伤的概念、原因、主要功能障碍、康复护理评估、康复护理措施、康复护理指导。

2. 腰肌劳损的概念、原因、主要功能障碍、康复护理评估、康复护理措施、康复护理指导。

3. 腰椎间盘突出症的概念、原因、诱因、易发部位、主要功能障碍、康复护理评估、康复护理措施、康复护理指导。

【重点难点】

1. 急性腰扭伤的主要功能障碍和康复护理措施。

2. 腰肌劳损的主要功能障碍和康复护理措施。

3. 腰椎间盘突出症的疼痛、神经功能、身体状况的康复护理评估方法。

4. 腰椎间盘突出症的主要功能障碍、康复护理措施及康复护理指导。

关节炎

【学习要点】

1. 关节炎康复护理措施。

2. 关节炎康复护理指导。

3. 常见关节炎的概念、病因、诊断和流行病。

4. 关节炎的主要功能障碍及护理评估。

【重点难点】

1. 关节炎急性期的康复护理措施。

2. 关节炎亚急性期的康复护理措施。

3. 关节炎慢性期的康复护理措施。

骨折

【学习要点】

1. 骨折后康复护理原则和目标。

2. 骨折主要功能障碍、康复措施、康复护理指导。

【重点难点】

1. 骨折后康复护理的原则。

2. 骨折后各期康复护理的重点。

手外伤

【学习要点】

1. 手外伤的定义。

2. 手外伤的病因及主要的功能障碍。

【重点难点】

1. 手外伤的康复护理目标。

2. 康复护理措施及康复指导。

截肢

【学习要点】

1. 截肢的主要功能障碍、康复措施、康复护理指导。

2. 假肢、残肢、残肢定型的概念。

【重点难点】

1. 促进残肢定型的康复措施。

2. 幻肢痛的康复护理。

人工关节置换术

【学习要点】

1. 人工关节置换术的主要功能障碍、康复措施、康复护理指导。

2. 关节置换术后康复护理原则。

【重点难点】

1. 髋关节置换术后的禁忌动作。

2. 髋膝关节置换术后各期康复护理措施的要点。

二、习题及参考答案

习题：

（一）名词解释

1. 颈椎病

2. 神经根型颈椎病

3. 脊髓型颈椎病

4. 椎动脉型颈椎病

5. 混合型颈椎病

6. 肩周炎

7. 下垂摆动

8. 急性腰扭伤

9. 腰肌劳损

10. 腰椎间盘突出症

11. 直腿抬高试验

12. 坐骨神经痛

13. 骨折

14. 病理性骨折

15. 骨筋膜室综合征

16. 截肢

17. 幻肢痛

18. 残肢定型

19. 手的休息位

20. 手的功能位

21. 手外伤

22. 肱骨干骨折

23. 肱骨髁上骨折

24. 尺桡骨骨折

25. Colles 骨折

26. Smith 骨折

27. 胫腓骨骨折

28. 踝部骨折

29. 股骨颈骨折

30. 股骨干骨折

31. 脊柱骨折

（二）选择题：

【A₁】型题

1. 颈椎病发病与哪一项**不相关**

    A. 先天性遗传   B. 自身免疫   C. 慢性创伤

    D. 慢性劳损   E. 长期生病

2. 最常见的颈椎病类型是

    A. 神经根型   B. 脊髓型   C. 椎动脉型

    D. 交感型   E. 混合型

3. 可能致残的颈椎病类型是

    A. 神经根型   B. 脊髓型   C. 椎动脉型

    D. 交感型   E. 颈型

4. 以下哪项**不是**神经根型颈椎病症状

    A. 颈僵,活动受限   B. 头、枕、颈痛

C. 手麻　　　　　　　　　　　　　　　　D. 下肢无力、步态不稳、手足颤动

E. 肘部痛、胀

5. 脊髓型颈椎病的临床常见症状与体征是

  A. 头痛、头晕　　　　　　　　　　　　B. 手麻、烧灼感

  C. 肌萎缩、腱反射减弱　　　　　　　　D. 肩、臂痛、麻木

  E. Hoffman 征阳性

6. 关于肩周炎诊断依据正确的是

  A. 男性多于女性　　　　　　　　　　　B. 右侧多于左侧

  C. 肩部疼痛,与动作无关　　　　　　　D. 肩关节外展、外旋、后伸受限

  E. 肩部三角肌无萎缩

7. 肩周炎患者最突出的症状是

  A. 手部肿胀　　　　　　B. 血液循环障碍　　　　　C. 疼痛

  D. 发凉　　　　　　　　E. 肌萎缩无力

8. 急性腰扭伤最基本的治疗是

  A. 卧床休息　　　　　　B. 物理治疗　　　　　　　C. 推拿

  D. 心理康复　　　　　　E. 腰背肌功能锻炼

9. 腰椎间盘突出症最易发生在

  A. $L_1 \sim L_2$　　　　　　B. $L_2 \sim L_3$　　　　　　C. $L_3 \sim L_4$

  D. $L_4 \sim L_5$　　　　　　E. $S_1 \sim S_2$

10. 属于破裂型腰椎间盘突出症的类型为

  A. 退变型+膨出型+突出型

  B. 膨出型+突出型+脱出后纵韧带下型

  C. 膨出型+突出型+脱出后纵韧带后型

  D. 突出型+脱出后纵韧带下型+脱出后纵韧带后型

  E. 脱出后纵韧带下型+脱出后纵韧带后型+游离型

11. 急性腰部关节扭伤应坚持卧床

  A. 1~2 周　　　　　　　B. 2~3 周　　　　　　　C. 3~4 周

  D. 4~5 周　　　　　　　E. 5~6 周

12. 腰椎间盘突出症 80% 发生在

  A. 20~50 岁　　　　　　B. 20~60 岁　　　　　　C. 30~50 岁

  D. 30~60 岁　　　　　　E. 40~60 岁

13. 骨折愈合的条件应除外

  A. 正确固定　　　　　　B. 充足血供　　　　　　　C. 骨折端紧密接触

  D. 骨折对位对线　　　　E. 适当的锻炼

14. 以下骨折长期制动对心血管系统的影响中哪一项是**错误**的

  A. 循环血量减少　　　　B. 每搏输出量减少　　　　C. 静息心率增高

  D. 心功能储备下降　　　E. 下肢深静脉血栓增加

15. 骨折康复治疗的总原则是

  A. 尽早康复治疗　　　　　　　　　　　B. 确保关节功能恢复

  C. 整复、固定、功能锻炼　　　　　　　D. 促进日常生活活动能力

  E. 缓解水肿疼痛

16. 下肢功能康复的目标是

A. 负重和行走   B. 关节功能恢复   C. 足的灵活性

D. 缓解疼痛   E. 促进耐力恢复

17. 在骨折固定期的康复治疗中,以下哪一项是最有效、最可行、花费最少,有助于静脉和淋巴回流的

A. 被动运动   B. 物理治疗   C. 平衡训练

D. 佩戴矫形器   E. 主动运动

18. 与成人下肢骨折长时间制动**无关**的有

A. 肌肉萎缩   B. 伤肢与健肢不等长   C. 关节挛缩

D. 全身器官功能下降   E. 骨质疏松

19. 对有幻肢痛的截肢者治疗疼痛可进行的干预**不包括**

A. 心理支持   B. 催眠术   C. 针灸

D. 经皮神经电刺激   E. 长期使用毒麻药品

20. 膝下截肢时膝关节挛缩是

A. 不可避免   B. 继发于腘绳肌与股四头肌的不平衡

C. 最常见于膝伸展   D. 因不适当体位造成

E. 成人较儿童少见

21. 对有幻肢痛的截肢者治疗疼痛可以进行的干预是

A. 皱缩袜   B. β受体阻滞剂   C. 坚硬的化妆修饰系统

D. 术后即刻装假肢   E. ACE包裹

22. 关于截肢的描述下列哪项是**错误**的

A. 动脉闭塞性疾病和糖尿病的并发症是发达国家截肢的最常见原因

B. 截肢仅仅是一个破坏性手术

C. 截肢是重建与修复性手术

D. 截肢手术是为患者回归到家庭和社会进行康复的第一步

E. 截肢手术要为安装假肢作准备,为残肢创造良好的条件

23. 以下哪项**不是**截肢后关节挛缩的原因

A. 长期处于不合适的体位

B. 手术后残肢原动肌和拮抗肌肌力不平衡

C. 进行了残留关节的主动运动

D. 术后残肢关节没有合理固定

E. 术后疼痛

24. 引起关节置换后功能障碍的主要原因为

A. 疼痛+全身器官功能下降   B. 关节严重畸形+全身器官功能下降

C. 疼痛+关节严重畸形   D. 假体异物反应

E. 肌肉萎缩

25. 髋关节置换术后应避免的危险体位为

A. 髋屈曲超过90°   B. 下肢内收超过身体中线

C. 伸髋外旋   D. 屈髋内旋

E. 以上都是

26. 单侧髋关节置换后上下楼梯训练中哪项是正确的

A. 上楼时健侧先上,下楼时患侧先下

B. 上楼时健侧先上,下楼时健侧先下

C. 上楼时患侧先上,下楼时患侧先下

D. 上楼时患侧先上,下楼时健侧先下

E. 以上都不对

27. 关节置换术常见并发症应**除外**

A. 脱位　　　　　　　　B. 下肢深静脉栓塞　　　　　C. 假体异物反应

D. 异位骨化　　　　　　E. 关节挛缩

28. 以下哪项是人工全膝关节置换术的禁忌证

A. 关节结构广泛破坏所致严重膝关节疼痛

B. 关节结构广泛破坏所致严重膝关节不稳

C. 关节结构广泛破坏所致严重膝关节畸形

D. 膝关节结构广泛破坏所致长时间僵直

E. 膝关节结构广泛破坏所致行走功能障碍

29. 关于关节置换术后患肢疼痛的描述下列哪项是**错误**的

A. 早期多因手术创伤引起　　　　　　B. 后期可因焦虑所致

C. 可因局部感染所致　　　　　　　　D. 可能发生血栓性静脉炎

E. 髋关节置换术患者可能比膝关节置换术患者的疼痛更剧烈、时间更长

【A₂】型题

30. 患者,女性,临床诊断确诊为椎动脉型颈椎病,该患者的临床症状主要是

A. 颈僵直、活动受限、头痛、肩、臂疼痛、手麻木

B. 头眩晕,伴有恶心呕吐、耳鸣、耳聋

C. 头晕、眼胀、视物模糊、心慌、出汗、失眠、血压不稳

D. 下肢无力,小腿发胀,紧缩,上、下肢麻木,手足颤抖

E. 颈偏向一侧

31. 男性患者,37 岁,长时间从事伏案工作和睡眠姿势不当的病史,颈部活动受限,颈、肩部疼痛可向前臂放射,伴有头痛、头晕、视物模糊、耳鸣等表现。检查见上肢牵拉试验阳性,肱二头肌反射消失,最大可能的诊断是

A. 交感型颈椎病　　　　B. 椎动脉型颈椎病　　　　　C. 神经根型颈椎病

D. 脊髓型颈椎病　　　　E. 混合型颈椎病

32. 患者有头痛,面部麻木,无汗或多汗,眼胀痛,视物不清,耳鸣、心动过缓,情绪不稳定等症状,其颈椎病类型为

A. 神经根型　　　　　　B. 脊髓型　　　　　　　　　C. 交感型

D. 椎动脉型　　　　　　E. 混合型

33. 颈椎病的患者一般采用枕颌带牵引,适用于脊髓型以外的各型颈椎病。牵引时除保证牵引的安全外,必须掌握好牵引角度、牵引时间和牵引重量三个要素,以达到颈椎牵引的最佳效果。下面哪项**不是**颈椎牵引的作用

A. 解除颈肌痉挛,使颈部肌肉放松

B. 恢复颈椎间关节的正常序列

C. 伸张被扭曲的椎动脉

D. 缩小椎间隙,使颈椎间盘内的压力加大

E. 使椎间孔增大,解除神经根的刺激和压迫

34. 脊髓型颈椎病是由颈椎间盘的突出物刺激或压迫交感神经纤维,反射性地引起脊髓血管痉挛,缺血而产生脊髓损害的症状。那么,脊髓型颈椎病脊髓受压严重者应选下列哪种治疗措施

A. 颈椎牵引法   B. 热敷   C. 中药治疗

D. 消炎、止痛药物控制   E. 手术治疗

35. 肩周炎患者在护理措施中保护肩关节是非常重要的,下列做法**不正确**的是

    A. 患肢提举重物

    B. 维持良好姿势,减轻对患肩的挤压

    C. 维持足够关节活动度范围和肌力训练

    D. 疼痛明显时要注意患侧肩关节的休息

    E. 疼痛减轻时,可尽量使用患侧进行 ADL 技能训练

36. 肩周炎患者的肩关节及周围组织肌肉疼痛具有持久性,夜间自觉加重,影响睡眠。早期可服用消炎镇痛或舒筋活血药物,也可应用适当物理治疗。下列哪项**不是**物理治疗的作用

    A. 改善血液循环   B. 消除肌肉痉挛   C. 防止粘连

    D. 止痛   E. 促进肌肉挛缩

37. 男性,39 岁,因右肩部疼痛 2 周左右手臂抬起困难就诊,体检发现右肩外展、外旋和后伸受限,肩部肌萎缩。初步诊断为肩周炎。通过 X 线做进一步检查,下列哪项**不是**肩周炎的 X 线表现

    A. 可显示骨质疏松   B. 早期阳性

    C. 偶有肩袖钙化   D. 肩关节造影可有关节囊收缩

    E. 关节囊下部皱褶消失

38. 赵某,男,42 岁,搬重物后出现腰痛伴右下肢疼痛 3 天,咳嗽时加重,卧床后缓解。体检:$L_3 \sim L_5$ 棘突及其右侧压痛,右侧直腿抬高 40°(+),右小腿外侧痛觉减退,双侧膝腱反射正常对称,弯腰活动明显受限,X 线片椎间隙变窄。为明确诊断,最适宜的辅助检查是

    A. 神经传导速度检查   B. CT   C. 肌电图检查

    D. 血流图检查   E. 超声检查

39. 李某,男,48 岁,司机,吸烟 20 余年,近 10 日出现腰痛伴大腿前外侧、小腿内侧、足后侧感觉障碍,膝反射减弱,患者为

    A. L_2 神经根受累   B. L_3 神经受累   C. L_4 神经受累

    D. L_5 神经根受累   E. S_1 神经根受累

40. 张某,男,42 岁,提重物时突然出现腰痛,向臀部、大腿后方、小腿外侧直到足部放射。查体:$L_4 \sim L_5$ 棘突及其右侧压痛,右侧直腿抬高试验(+),确诊为腰椎间盘突出症,目前最基本的治疗方法是

    A. 推拿按摩   B. 止痛药   C. 理疗

    D. 完全卧床休息   E. 腰背肌锻炼

41. 刘某,女性,51 岁,腰骶部伴右小腿外侧麻胀痛 8 个月,加重 10 天入院,曾在当地医院诊断为腰椎间盘突出症。入院查体:腰部活动度严重受限,直腿抬高试验(+),腰侧弯试验(+),腰椎 CT 示 $L_4 \sim L_5$ 椎间盘向后突出,硬膜囊及神经根受压,周围小关节增生,目前**不适宜**选择的治疗是

    A. 腰背肌抗阻肌力训练   B. 超短波治疗

    C. 直流电药物离子导入治疗   D. 腰椎牵引

    E. 中频电疗

42. 张某,男性,42 岁,搬重物后出现腰痛伴小腿前外侧和足内侧感觉障碍,曾在当地医院诊断为腰椎间盘突出症。体检:腰椎 $L_4 \sim L_5$ 棘突及其右侧压痛,右侧直腿抬高试验(+),弯腰活动明显受限。若进行腰椎牵引,其重量是体重的

    A. 40%   B. 50%   C. 60%

    D. 70%   E. 80%

43. 患者男性,50 岁,左手外伤后致左示指末节指骨开放性骨折后 6 周,当时已行清创、骨折复位

内固定术,现体检发现远端指间关节伸直受限,考虑为瘢痕挛缩,为减少骨折后期瘢痕挛缩的物理疗法应**除外**

    A. 蜡疗   B. 红外线   C. 低频磁疗

    D. 超声波   E. 中频磁疗

44. 患者,女性,21岁,右尺桡骨骨折闭合整复石膏固定1周余,前臂**不能做**哪个动作

    A. 屈   B. 伸   C. 外展

    D. 内收   E. 旋转

45. 患者男性,35岁,因车祸致右侧股骨干骨折2周,受伤后第二天即行切开复位内固定术,今就诊康复科,拟行康复治疗,下列哪项练习**禁做**

    A. 股四头肌收缩练习   B. 膝关节功能练习   C. 直腿抬高运动

    D. 髌骨被动活动   E. 髋关节功能练习

46. 患者女性,65岁,因左髋外伤后2年、左髋疼痛1个月余就诊,左髋X线摄片提示左股骨头坏死,该患者2年前外伤后所致的骨折最有可能是下列哪种骨折

    A. 股骨干骨折   B. 股骨大转子骨折   C. 股骨头骨折

    D. 股骨外科颈骨折   E. 骨盆骨折

47. 患者男性,40岁,左股骨干骨折切开复位内固定术后2个月余,在制订康复治疗计划时,肌力训练以下列哪个肌肉的锻炼最重要

    A. 股薄肌   B. 缝匠肌   C. 半膜肌

    D. 半腱肌   E. 股四头肌

48. 患者男性,30岁,因车祸致右上肢碾压伤行右肘上截肢,术后早期康复中应注意预防以下哪种肩关节挛缩畸形

    A. 内收   B. 外展   C. 前屈

    D. 后伸   E. 内旋

49. 患者男性,78岁,因糖尿病足行右小腿截肢后2天,在康复护理中,下列哪项是**错误**的

    A. 患肢抬高   B. 股四头肌肌力训练   C. 弹力绷带包扎

    D. 膝下垫枕   E. 膝关节主动屈伸训练

50. 患者男性,45岁,因发现右股骨肉瘤拟行右大腿截肢术,术前康复护理措施中下列哪项是**错误**的

    A. 介绍手术方法及术后可能产生的后果

    B. 对皮肤进行适当的牵伸,以增加术后残端皮肤的耐磨性

    C. 要进行单足站立持拐训练

    D. 左下肢肌力训练

    E. 右直腿抬高训练

51. 患者女性,65岁,因右下肢动脉粥样硬化引起右小腿缺血性改变,行右小腿截肢术后1周,康复评估中**不包括**下列哪一项

    A. 残肢是否定型   B. 残肢皮肤颜色   C. 残肢膝关节活动度

    D. 残肢皮肤感觉   E. 疼痛程度

52. 患者男性,50岁,因右髋关节发育不良行髋关节置换术后第一天,康复护理**不包括**下列哪项

    A. 足跟滑动使髋屈曲至90°角   B. 踝泵

    C. 股四头肌等长收缩   D. 髋关节内旋至中立位

    E. 臀肌等长收缩

53. 患者女性,76岁,因外伤后右股骨颈骨折行髋关节置换术后1周,术中同时行转子间截骨术,

在负重训练时右下肢负重的重量为

    A. 体重的 10%~20%   B. 体重的 20%~30%   C. 体重的 30%~40%

    D. 体重的 50%   E. 全负重

54. 患者女性,70 岁,因类风湿性关节炎多年收住入院,拟行双膝关节置换术,术前康复护理中,下列哪项更重要

    A. 术前宣教   B. 消除下肢肿胀

    C. 了解术后康复治疗方案   D. 关节活动度练习

    E. 下肢肌力训练

55. 患者女性,75 岁,因右膝严重骨关节炎行右膝关节置换术后 6 周,体检发现右膝仍有肿胀,股四头肌萎缩,右膝关节活动度屈曲 90°,伸膝 5°,试问该患者当前康复训练的重点是

    A. 减轻患肢水肿   B. 改善下肢力量

    C. 改善步态   D. 各种日常生活活动能力训练

    E. 关节活动度训练

56. 患者女性,手外伤后屈肌腱修复术后 1~4 周,置动力夹板使

    A. 腕处于背伸 30°,掌指关节屈 70°,指间关节伸展位

    B. 腕处于屈 30°,掌指关节、指间关节伸展位

    C. 腕处于屈 30°,掌指关节屈 70°,指间关节伸展位

    D. 腕处于伸展位,掌指关节屈 70°

    E. 腕处于伸展位,掌指关节屈 30°,指间关节屈 70°

57. 患者男性,手外伤肌腱修复术后 2 个月余,其屈肌练习的方式有

    A. 勾拳   B. 直拳   C. 完全握拳

    D. 半握拳   E. 除 D 以外均是

58. 患者青年男性,因外伤致膝下截肢后半年,其膝关节挛缩是

    A. 不可避免   B. 继发于腘绳肌与股四头肌的不平衡

    C. 最常见于膝伸展   D. 因不适当体位造成

    E. 成人较儿童少见

59. 患者中年女性,因外伤致右前臂截肢术后 1 天,出现右上臂水肿,针对其残肢发生的水肿的治疗,正确的是

    A. 弹性包扎所提供的压力比管形皱缩物均匀

    B. 高于 50mmHg 的外部压力可减慢静脉流速

    C. 理想的外部压力为 20~25mmHg

    D. 对残肢远端与近端所施的压力应相等

    E. 管形压迫皱缩物是减轻水肿最有效的方法

60. 患者中年男性,膝下截肢后出现幻肢痛,针对其疼痛可进行的干预措施

    A. 皱缩袜   B. β 受体阻滞剂   C. 坚硬的化妆修饰系统

    D. 术后即可装假肢   E. ACE 包裹

【A₃】型题

(61~62 题共用题干)

患者,男,48 岁,起病缓慢,逐渐加重,手、足、肢体麻木,僵硬不灵活、握物不稳、精细动作障碍,下肢有踩棉花感、行走困难、易摔倒。

61. 该患者最可能的诊断是

    A. 交感型颈椎病   B. 椎动脉型颈椎病   C. 神经根型颈椎病

D. 脊髓型颈椎病　　　　　　　E. 混合型颈椎病

62. 该患者常用的治疗方法哪项**除外**

　　A. 颈椎牵引　　　　　　B. 理疗和药物　　　　　　C. 颈围或颈托

　　D. 消炎、止痛药物控制　　E. 手术治疗

（63~65 题共用题干）

李女士，41 岁，长时间从事伏案工作，有睡眠姿势不当的病史，颈部活动受限，颈肩部疼痛可向前臂放射，并伴有头痛、头晕、视物模糊、耳鸣等表现，入院治疗。

63. 该患者需要首先考虑的诊断是

　　A. 交感型颈椎病　　　　　B. 椎动脉型颈椎病　　　　C. 神经根型颈椎病

　　D. 脊髓型颈椎病　　　　　E. 混合型颈椎病

64. 临床上患者一般采用枕颌带牵引，护士给患者解释颈椎牵引的作用**不正确**的是

　　A. 增加颈椎的活动度

　　B. 缩小椎间隙，使颈椎间盘内的压力加大

　　C. 解除颈肌痉挛，使颈部肌肉放松

　　D. 减轻神经根水肿、粘连以及解除对神经根的刺激和压迫

　　E. 重建和保持颈椎稳定

65. 在康复教育中，护士对该患者颈枕选取的指导正确的是

　　A. 硬枕或软枕　　　　　　　　　B. 枕高度以患者舒适为宜

　　C. 去枕平卧　　　　　　　　　　D. "高枕"无忧

　　E. 枕高约 10cm 或同肩宽

（66~69 题共用题干）

某男性，50 岁，出现右肩部疼痛 3 周，无明显外伤史，体检：发现有肩外展、外旋和后伸受限，肩部肌萎缩，压痛明显。

66. 该病人最可能的诊断是

　　A. 脊髓型颈椎病　　　　　B. 神经根型颈椎病　　　　C. 椎动脉型颈椎病

　　D. 交感型颈椎病　　　　　E. 肩周炎

67. 其治疗最好选择是

　　A. 理疗　　　　　　　　　B. 手术　　　　　　　　　C. 按摩

　　D. 局部封闭　　　　　　　E. 石膏固定

68. 进行肩关节牵拉训练方法**不包括**

　　A. 弯腰垂臂旋转训练　　　B. 爬墙外展训练　　　　　C. 爬墙上举训练

　　D. 滑车带臂上举训练　　　E. 双手抱肩训练

69. 此病的原因及诱发因素**不包括**

　　A. 软组织退行形变及对外力承受力减弱　　B. 肩部及上肢外伤或手术

　　C. 肩部的急、慢性损伤　　　　　　　　　D. 长期固定肩关节

　　E. 肩部经常活动训练

（70~72 题共用题干）

患者男，13 岁，1 个月前右肘前方刀刺伤，经清创缝合，创口愈合，但右手逐渐呈猿手畸形，不能握笔写字。

70. 其病变为

　　A. 尺神经损伤　　　　　　B. 正中神经损伤　　　　　C. 屈拇指肌断裂

　　D. 屈拇指肌粘连　　　　　E. 右手诸关节失用性强直

71. 查体时可发现
    A. 尺神经一指半皮肤感觉消失
    B. 拇指对掌功能障碍
    C. 手指夹指试验阳性
    D. 掌指关节指间关节被动弯曲障碍
    E. 1~5指主动屈曲障碍

72. 该采用的治疗措施
    A. 手术探查修补
    B. 运动治疗
    C. 电刺激治疗
    D. 激光治疗
    E. 药物治疗

(73~75题共用题干)

患者老年男性,因左髋关节疼痛伴活动受限1年收治入院,保守治疗无效拟行全髋关节置换术。

73. 关节置换术前康复指导的内容**不包括**
    A. 不负重触地式步行
    B. 维持肢体于中立位
    C. 肌力训练
    D. 改善关节活动范围
    E. 佩戴髋膝踝矫形器步行

74. 关于关节置换术后下列说法**错误**的是
    A. 关节置换术康复教育,始于术前,贯穿于康复过程,是康复计划顺利完成的必要准备
    B. 关节置换术后为防止脱位,注意髋关节屈曲<90°,内收不超过中线,避免髋关节屈曲、内收、内旋位
    C. 关节置换术术后即进行股四头肌、腘绳肌、臀部肌肉的等长收缩练习
    D. 关节置换术后一个月即可跑步、跳跃和举重物
    E. 关节置换术后日常生活中,采用能量保存技术,以减少病人过多能量的消耗

75. 全髋关节置换术后肌力训练**不正确**的是
    A. 术后即进行股四头肌、腘绳肌、臀部肌肉的等长收缩练习
    B. 术后第5天开始主动助力运动,此时应注意患侧肢体重量的支持
    C. 第三周开始髋屈、伸、外展肌力渐进抗阻锻炼,肌力的训练要重视髋外展肌
    D. 一般早期即可做直腿抬高训练
    E. 术后2~3周可采用固定自行车练习

(76~78题共用题干)

患者青年女性,因车祸致左上臂及右小腿截肢,现适应轮椅生活。

76. 小腿截肢的理想部位是
    A. 上1/4处
    B. 中1/3处
    C. 上1/5处
    D. 下1/4处
    E. 以上均不对

77. 上臂假肢适用于上臂截肢的长度为
    A. 5~6cm
    B. 8~10cm
    C. 16~24cm
    D. 30~40cm
    E. 60cm

78. 为方便使用轮椅的患者上下楼,电梯的宽度至少为
    A. 1m
    B. 1.2m
    C. 1.5m
    D. 1.6m
    E. 以上均不对

【A₄】型题

(79~85题共用题干)

男性,35岁,抬重物时突然出现腰部疼痛伴左下肢放射性疼痛。查体:小腿外侧痛觉减退,指背伸肌力量减弱,跟腱反射正常。

79. 最可能的诊断是
    A. 腰椎管狭窄症
    B. 急性腰扭伤
    C. 腰肌劳损

D. 腰椎结核   E. 腰椎间盘突出症

80. 此病最常见的部位是

    A. L_1/L_2 B. L_2/L_3 C. L_3/L_4

    D. L_4/L_5 E. L_5/S_1

81. 此病好发于下列哪一人群

    A. 60 岁以上   B. 3~15 岁儿童   C. 15~25 岁

    D. 20~40 岁   E. 40~60 岁

82. 出现压痛的最常见位置为

    A. 棘突上方   B. 腰椎椎体   C. 腰椎体间

    D. 棘突旁 1cm   E. 腰背肌处

83. 若要行骨盆牵引的重量一般为

    A. 1~3kg   B. 4~6kg   C. 7~15kg

    D. 15~20kg   E. 以上都可以

84. 若进行手术治疗,术后病人第 7 天应开始下列哪项锻炼

    A. 腰背肌锻炼   B. 直腿抬高练习   C. 股四头肌等长收缩

    D. 深吸气   E. 下床活动

85. 该病人术后一周内的护理**不包括**

    A. 减轻疼痛   B. 下床行走,防止粘连   C. 预防便秘发生

    D. 功能锻炼   E. 并发症的预防和护理

(86~88 题共用题干)

患者男,58 岁。反复右髋疼痛 4 个月余,体检右髋关节压痛明显。

86. 初步的影像学检查方法为

    A. X 线片   B. CT 扫描   C. MRI 检查

    D. 超声检查   E. ECT 检查

87. X 线片示:右股骨头缺血性坏死,行股骨头置换术,术后最早下地时间

    A. 术后当天   B. 术后 1 天   C. 术后 1 周

    D. 术后 1 个月   E. 术后 2 个月

88. 股骨头置换术后为防止假体脱位,下列哪个动作属于**禁忌**动作

    A. 屈髋>90°   B. 髋外展   C. 屈膝

    D. 伸髋   E. 髋外旋

(89~91 题共用题干)

患者男,46 岁,"高处坠落伤后双下肢无力 3 个月"入院,诊断:腰 1 脊髓不完全损伤。

89. 针对此患者进行康复评定,**无须**进行的评定项目

    A. ASIA 评定   B. 巴氏指数评定   C. 肌力评定

    D. 肌张力评定   E. 认知评定

90. 如果进行肛门指检,发现 S_4~S_5 节段无感觉和运动功能保留,则 ASIA 分级

    A. A 级   B. B 级   C. C 级

    D. D 级   E. E 级

91. 对患者进行康复指导,**不包括**

    A. 肌力训练   B. 二便训练   C. ADL 训练

    D. 语言训练   E. 翻身训练

(92~94 题共用题干)

患者,男,45岁,行走时不慎被摩托车撞倒在地3小时。查体:左上肢肿胀明显,有压痛,被动活动时有骨擦音。

92. 该患者可能的诊断
    A. 左肩关节脱位   B. 软组织挫伤   C. 左肱骨骨折
    D. 左肘关节脱位   E. 以上均不是

93. 应立即做何种检查
    A. 胸部 X 线   B. 左上肢 X 线   C. 血常规
    D. 头部 CT   E. B 超

94. 该患者经治疗后疼痛肿胀好转,但发现患者左侧上肢垂腕状,拇指不能外展,应考虑合并神经损伤
    A. 臂丛   B. 腋神经   C. 肌皮神经
    D. 尺神经   E. 桡神经

(三) 简答题

1. 简述颈椎病的病因。
2. 简述颈椎病患者的临床分型。
3. 简述颈椎病的康复护理目标。
4. 简述颈椎病患者的康复护理评估。
5. 简述颈椎病患者颈椎牵引的护理。
6. 简述肩周炎的康复护理原则。
7. 简述肩周炎的康复护理目标。
8. 简述肩周炎的病理分期。
9. 简述急性腰扭伤和腰肌劳损的病因。
10. 简述腰椎间盘突出症的主要功能障碍。
11. 简述腰椎间盘突出症的身体状况评估。
12. 简述腰椎间盘突出症的神经功能评估。
13. 简述腰椎间盘突出症的康复护理措施。
14. 简述骨折后进行康复护理的作用。
15. 骨折后的评估包括哪些?
16. 骨折后康复护理应遵循的原则是什么?
17. 判定骨折临床愈合的标准是什么?
18. 截肢后主要功能障碍有哪些?
19. 假肢佩戴后的康复护理措施包括哪些内容?
20. 简述幻肢痛的康复护理措施。
21. 试述关节置换术后康复护理原则。
22. 关节置换术后有哪些功能障碍?
23. 髋关节置换术后一周内应采取哪些康复护理措施?
24. 膝关节置换术前应进行哪些康复护理措施?
25. 髋关节置换术后应告知患者禁忌哪些动作?
26. 膝关节置换术后康复护理指导包括哪些内容?
27. 简述截肢术前的康复护理措施。
28. 简述手外伤后的康复护理目标。
29. 简述手外伤后肌腱修复术后的康复护理措施。
30. 简述肌腱粘连松解术后的康复护理措施。

31. 简述骨折后康复护理的目标。

（四）论述题

1. 试述颈椎病患者有哪些功能障碍？

2. 试述颈椎病患者的康复护理措施。

3. 试述如何对颈椎病患者进行康复护理指导？

4. 女性,58 岁。左肩部疼痛 3 周左右,手臂抬起困难,无明显外伤史,到医院就诊,体检发现左肩外展、外旋和后伸受限,肩部肌萎缩,压痛阳性。影像学显示关节腔变狭窄和轻度骨质疏松。该患者诊断为肩周炎。

（1）该患者的主要功能障碍有哪些？

（2）对此患者如何更好地保护肩关节？

5. 患者刘某,女性,51 岁,因右臀部胀痛 2 年,腰骶部伴右小腿外侧麻胀痛 8 个月,加重 20 天入院。患者 2 年前无明显诱因出现右侧臀部胀痛,无腰痛及放射痛,到当地医院就诊,CT 检查示 $L_4 \sim L_5$ 椎间盘突出,现病情进一步加重,不能独立下床活动,疼痛无法耐受求诊。入院查体:腰部活动度严重受限,直腿抬高试验(+),腰侧弯试验(+),跟腱反射左(++)、右(-),右下肢肌力明显下降。腰椎 CT 示 $L_4 \sim L_5$ 椎间盘向后突出,硬膜囊及神经根受压,周围小关节增生。

（1）简述如何对该患者进行评估？

（2）结合该病例的功能障碍提出相应的康复护理措施。

6. 试述急性腰扭伤康复护理措施。

7. 试述腰肌劳损康复护理措施。

8. 骨折后各个阶段康复护理的侧重点是什么？

9. 试述促进截肢后残肢定型的护理措施。

10. 髋关节置换术后康复护理的流程。

11. 膝关节置换术后各时期康复护理的重点。

12. 试述手外伤后感觉功能训练的康复护理措施。

13. 简述截肢后残肢的评估。

14. 试述骨折术后的康复护理指导措施。

15. 论述截肢术后的康复护理指导。

16. 试述手外伤后的康复护理指导。

17. 试述髋关节置换术后的康复护理指导。

18. 简述肌腱粘连松解术后的康复护理措施。

参考答案：

（一）名词解释

1. 颈椎病:是颈椎椎间盘组织退行性改变及其继发病理改变累及周围组织结构(神经根,脊髓、椎动脉、交感神经等),并出现相应的临床表现。

2. 神经根型颈椎病:是由于颈椎间盘侧后方突出、钩椎关节或关节突关节增生、肥大、刺激或压迫神经根所致。

3. 脊髓型颈椎病:是由于颈椎间盘病变压迫或刺激脊髓而出现脊髓神经感觉、运动、反射与排便功能障碍,以肢体的瘫痪为主要表现。

4. 椎动脉型颈椎病:是由于颈椎间盘病变压迫或刺激椎动脉,进而引起椎动脉供血不足所产生的一系列症状。

5. 混合型颈椎病:临床上通常患者以一种颈椎病类型为主,如同时具有两种或以上类型表现者,称为混合型颈椎病。

6. 肩周炎:是肩周肌、肌腱、滑囊炎及关节囊的慢性损伤性炎症。

7. 下垂摆动练习:躯体前屈位,患臂自然下垂,做前后、内外绕臂摆动练习。

8. 急性腰扭伤:是指在劳动或运动中腰部肌肉、筋膜、韧带和小关节承受超负荷活动引起的损伤,并表现出一系列的临床症状。

9. 腰肌劳损:是腰骶部的急性损伤迁延或慢性损伤而致,是腰部肌群及其附着点筋膜的慢性损伤性炎症。

10. 腰椎间盘突出症:是由于椎间盘变性、纤维环破裂,髓核突出刺激或压迫神经根所表现的一种综合征。

11. 直腿抬高试验:病人仰卧,两腿伸直,被动抬高患肢。正常人下肢抬高到 60~70° 才出现腘窝不适,因此抬高在 60° 以内出现坐骨神经痛即为阳性。

12. 坐骨神经痛:从下腰部向臀部、大腿后方、小腿外侧直到足部的放射痛。

13. 骨折:是指骨或骨小梁的完整性和连续性发生断离。

14. 病理性骨折:由于骨骼本身的疾病(骨肿瘤、骨髓炎、骨质疏松)等破坏了骨骼原来的正常结构,从而失去原有的坚固性,在正常活动或轻微外力作用下即发生的骨折称为病理性骨折。

15. 骨筋膜室综合征:由骨、骨间膜、肌间隔和深筋膜组成的骨筋膜室内的肌肉和神经因急性缺血而引起的一系列病理改变。主要为不同程度的肌肉坏死和神经受损,从而引起相应的症状和体征。

16. 截肢:是指通过手术将失去生存能力、没有生理功能、威胁人体生命的部分或全部肢体切除,包括截骨(将肢体截除)和关节离断(从关节处分离)两种。

17. 幻肢痛:主观感觉已切除的肢体仍然存在,并有不同程度、不同性质疼痛的幻觉现象,该幻肢发生的疼痛称为幻肢痛。

18. 残肢定型:残肢周径连续 2 周无变化即可判定为残肢定型,这意味着可穿戴永久性假肢。

19. 手的休息位:手的休息位即手处于自然静止状态姿势,表现为腕关节背伸 10°~15°,轻度尺偏,掌指关节和指间关节半屈的位置。

20. 手的功能位:腕背伸约 20°~25°,拇指处于对掌位,掌指及指间关节微屈

21. 手外伤:手外伤是临床常见损伤之一,占创伤总数的 1/3 以上。手外伤包括骨骼损伤、肌腱损伤、神经损伤、皮肤缺损等,可单独发生,但多是复合性损伤。手部解剖结构复杂,功能精细,外伤后失用性变化和瘢痕挛缩等易导致手部功能损害。

22. 肱骨干骨折:肱骨干骨折系指肱骨外科颈以下 1~2 厘米至肱骨髁上 2 厘米之间的骨折。多发于骨干的中部,其次为下部,上部最少。中下 1/3 骨折易合并桡神经损伤,下 1/3 骨折易发生骨不连。

23. 肱骨髁上骨折:指肱骨远端内外髁上方的骨折,常发生于儿童,为关节囊外骨折,由于骨折的暴力与损伤机制不同,分伸直型和屈曲型,以伸直型为最常见,约占 95%。功能预后一般较好,但常易合并神经、血管损伤及肘内翻畸形。

24. 尺桡骨骨折:尺桡骨双骨折是指尺骨干和桡骨干同时发生的骨折。由于局部特殊的解剖结构,骨折后易出现骨折错位,且维持固定较为困难,多见于青少年。直接、间接(传导或扭转)暴力均可造成尺桡骨干双骨折。骨折后局部肿胀、疼痛,肢体畸形,前臂旋转功能障碍,完全骨折者可扪及摩擦音及骨擦音。

25. Colles 骨折:Colles 骨折是指桡骨下端的骨松质骨折。骨折发生在桡骨下端 2~3cm 范围内的骨松质部位,为人体最常发生的骨折之一,占所有骨折的 10%,以成年人居多。骨折多为粉碎型,关节面可被破坏,儿童受到同样暴力可造成桡骨下端骨骺分离。

26. Smith 骨折:Smith 骨折是屈曲型桡骨远端骨折。其好发年龄较 Colles 骨折年轻,多见于男性。其远折端向掌侧移位合并下尺桡关节脱位。

27. 胫腓骨骨折:青壮年和儿童居多,多由直接暴力引起,常合并神经、血管损伤,临床上应注意观

察足背动脉搏动及足背、足趾的感觉和运动情况。

28. 踝部骨折:多因间接暴力造成,是最常见的关节内骨折,易引起顽固性踝关节功能障碍,在关节面不平整和复位欠佳时,极易发生踝关节创伤性关节炎,这就要求良好的复位固定和及时的康复治疗。

29. 股骨颈骨折:股骨颈骨折常发生于老年人,其临床治疗中存在骨折不愈合和股骨头缺血坏死两个主要难题。造成老年人发生骨折有两个基本因素,骨质疏松骨强度下降,加之股骨颈上区滋养血管孔密布,均可使股骨颈生物力学结构削弱,使股骨颈脆弱。另外,因老年人髋周肌群退变,反应迟钝,不能有效地抵消髋部有害应力,加之髋部受到应力较大,局部应力复杂多变,因此不需要多大的暴力,如平地滑倒、由床上跌下或下肢突然扭转,甚至在无明显外伤的情况下都可以发生骨折。

30. 股骨干骨折:股骨是人体中最长的管状骨。股骨干包括粗隆下 2~5cm 至股骨髁上 2~5cm 的骨干。股骨干为三组肌肉所包围。由于大腿的肌肉发达,骨折后多有错位及重叠。骨折远端常有向内收移位的倾向,已对位的骨折,常有向外凸倾向,这种移位和成角倾向,在骨折治疗中应注意纠正和防止。股骨下 1/3 骨折时,由于血管位于股骨折的后方,而且骨折远断端常向后成角,故易刺伤该处的腘动、静脉。

31. 脊柱骨折:脊柱是人体的中轴和支柱,是连接四肢的纽带,具有负重、平衡、吸收震荡和对内脏器官起到保护作用。脊柱各椎骨的椎孔连接在一起,形成椎管,内有脊髓,严重的脊柱骨折可殃及脊髓,造成不同程度的截瘫。

(二)选择题

【A₁】型题

1. E	2. A	3. B	4. D	5. E	6. D	7. C	8. A	9. D	10. E
11. C	12. A	13. D	14. C	15. C	16. A	17. E	18. B	19. E	20. D
21. B	22. B	23. C	24. C	25. E	26. A	27. C	28. D	29. E	

【A₂】型题

30. B	31. C	32. C	33. D	34. E	35. A	36. E	37. B	38. B	39. C
40. D	41. A	42. D	43. E	44. E	45. E	46. E	47. E	48. B	49. D
50. E	51. A	52. A	53. B	54. D	55. E	56. C	57. E	58. D	59. C
60. B									

【A₃】型题

| 61. D | 62. A | 63. C | 64. B | 65. E | 66. E | 67. A | 68. E | 69. E | 70. B |
| 71. B | 72. A | 73. E | 74. D | 75. D | 76. E | 77. C | 78. C | | |

【A₄】型题

| 79. D | 80. D | 81. D | 82. D | 83. C | 84. A | 85. B | 86. A | 87. B | 88. A |
| 89. E | 90. A | 91. D | 92. C | 93. B | 94. E | | | | |

(三)简答题

1. 简述颈椎病的病因。

答:颈椎间盘退行性变、损伤、颈椎先天性的椎管狭窄。

2. 简述颈椎病患者的临床表现。

答:神经根型颈椎病、脊髓型颈椎病、交感型颈椎病、椎动脉型颈椎病。

3. 简述颈椎病的康复护理目标。

答:(1)短期目标:焦虑有所减轻,心理舒适感增加。疼痛得以解除,能独立或部分独立进行躯体活动。

(2)长期目标:加强锻炼,加强颈部姿势的调整,患者不舒适的症状减轻或得到控制。

4. 简述颈椎病患者的康复护理评估。

答：首先评估患者一般情况，同时行心理和社会支持状况的评估，包括患者及家属对该病的认识、心理状态，有无焦虑及焦虑的原因；家庭及社会对患者的支持程度。康复护理评估可从疼痛程度与颈椎活动范围进行单项评定，亦可从症状体征以及影响 ADL 的程度进行综合性评定

5. 试述颈椎病患者颈椎牵引的护理。

答：一般采用枕颌带牵引，适用于脊髓型以外的各型颈椎病。可解除肌痉挛、增大椎间隙、减少椎间盘压力和对椎动脉的刺激，并使嵌顿于小关节内的滑膜皱襞复位。坐、卧位均可进行牵引，枕颌带牵引时应防止带下滑压迫气管引起窒息，进食时应防止食物呛入气管。除保证牵引的安全外，必须掌握好牵引角度、牵引时间和牵引重量三个要素，以达到颈椎牵引的最佳效果。牵引时要注意患者的舒适程度，牵引过程可能出现不适，必须有毅力和耐力，在牵引中要分散患者的注意力，可采用读报、谈心等方法，使其消除不适感，并要注意观察患者的面色、神态、呼吸、脉搏，以免发生意外。

6. 简述肩周炎的康复护理原则。

答：是针对肩周炎的不同时期，或是其不同症状的严重程度采取相应的康复护理措施。

7. 简述肩周炎的康复护理目标。

答：①短期目标：解除疼痛，预防关节功能障碍为目的。②长期目标：消除恢复期残余症状，继续加强功能锻炼为原则，恢复三角肌等肌肉的正常弹性和收缩功能，以达到全面康复和预防复发的目的。

8. 简述肩周炎的病理分期。

答：肩周炎的病理分期：疼痛期、僵硬期和恢复期。

9. 简述急性腰扭伤和腰肌劳损的病因

答：（1）急性腰扭伤：①腰扭伤；②腰挫裂伤。

（2）腰肌劳损：①急性腰扭伤后及长期反复的腰肌劳损；②治疗不及时、处理方法不当；③长期反复的过度腰部运动及过度负荷；④慢性腰肌劳损与气候环境条件也有一定关系，湿度太大和气温过低均可促发或加重腰肌劳损。

10. 简述腰椎间盘突出症的主要功能障碍。

答：（1）疼痛：腰痛、坐骨神经痛。

（2）神经功能障碍：感觉神经障碍、运动神经障碍、反射功能障碍。

（3）日常生活活动障碍。

（4）腰部活动障碍。

（5）步态和姿势异常。

（6）心理障碍。

11. 简述腰椎间盘突出症的身体状况评估。

答：（1）椎旁压痛和向同侧臀部、沿坐骨神经方向的放射痛。

（2）直腿抬高试验和加强试验阳性。

（3）姿势异常：脊柱可凸向健侧或患侧。

12. 简述腰椎间盘突出症的神经功能评估。

答：（1）L_4 神经根受累者，大腿前外侧、小腿内侧、足后侧可出现感觉障碍，膝反射可减弱。

（2）L_5 神经根受累者，小腿前外侧和足内侧可有感觉障碍，踇趾背伸肌力可减退，少数较严重的病例可完全丧失踇趾或踝关节主动背伸能力。

（3）S_1 神经根受累者，外踝部和足外侧以及足底可有感觉障碍，跟腱反射可减弱或消失。

（4）少数患者出现肢体麻木、肿胀等症状。麻木是突出的椎间盘压迫本体感觉和触觉纤维引起的。

（5）有少数患者自觉下肢发凉、无汗或出现双下肢水肿，这与腰部交感神经受到刺激有关。

13. 简述腰椎间盘突出症的康复护理措施。

答：（1）卧硬床休息和制动。

（2）腰椎牵引。

（3）物理治疗。

（4）推拿。

（5）手法治疗。

（6）运动治疗。

（7）康复工程。

（8）心理康复。

14. 简述骨折后进行康复护理的作用。

答：（1）改善心理状况：通过心理干预，指导患者接受康复训练，并增加患者自信心，使患者积极主动参与康复训练。

（2）消除患者肿胀：通过运动、物理因子疗法等促进血肿和渗出物的吸收，改善血液回流，尽早消除肿胀。

（3）防止关节粘连，恢复关节活动度：早期进行肢体主动和（或）被动运动是防止关节粘连、恢复关节活动度的有效方法。

（4）增强关节周围肌群肌力。

（5）恢复日常生活活动能力：骨折后患者生活自理能力多数受到影响，尽早进行日常生活活动能力训练将有助于促进患者生活自理。

（6）防止各种并发症：骨折后，尤其是老年人，并发症发生率高，尽早进行相应措施，有效防止各种并发症，减少后遗症的发生，提高患者整体生活能力。

15. 骨折后的评估包括哪些？

答：（1）临床评估：全身和局部状况、关节活动度、肌力、肢体周径和长度、日常生活活动能力和劳动能力。

（2）影像学评估：X线摄片是骨折的常规检查，包括正、侧位和邻近关节，有时还需加摄特定位置及健侧相应部位作对比；三维CT成像了解骨折的类型、移位情况、复位固定和骨折愈合情况等；磁共振成像（MRI）则能通过损伤部位的信号高低判定是新鲜骨折还是陈旧性骨折及骨折愈合情况。

16. 骨折后康复护理应遵循的原则是什么？

答：基本原则是复位、固定、功能锻炼。复位、固定是治疗的基础，功能训练是康复治疗的核心。

（1）良好的复位和坚实可靠的固定是保证早期康复治疗的前提，训练中应保持骨折对位对线的位置不发生改变，早期开始肢体活动训练主要做生理力线轴向运动，运动训练的时间、负荷应保持在适量的范围，逐渐增加运动量。

（2）肢体锻炼与固定要同步进行：长期肢体的固定会造成失用性肌肉萎缩、骨质疏松、关节僵硬、关节粘连和挛缩等，延迟患者的恢复，因此需要强调早期活动训练。特别是关节内或经关节骨折，早期活动尤其重要，能减少创伤性骨关节炎的发生，有助于功能恢复。内固定技术使固定更为牢固，受累关节可更早进行训练。

（3）骨折愈合的不同阶段采取不同的康复措施：骨折早期主要是保持骨折对位对线、消除肢体肿胀、避免肌肉萎缩和关节粘连等，进入骨痂形成期，应以促进骨痂形成为主，如肢体运动和轴向加压训练、促进骨折愈合的物理因子治疗等。

（4）监测和防治骨折后各种并发症。

17. 判定骨折临床愈合的标准是什么？

答:(1)骨折断端无压痛。

(2)无纵向叩击痛。

(3)骨折断端无异常活动。

(4)X线片显示骨折线模糊。

(5)外固定解除后,上肢能向前伸手持重 1kg 达 1 分钟,下肢能不扶拐平地连续步行 3 分钟不少于 30 步。

(6)连续观察 2 周,骨折断端不发生畸形。

18. 截肢后主要功能障碍有哪些?

答:(1)残端出血和血肿。

(2)残端感染。

(3)残端窦道和溃疡。

(4)残端骨突出、外形不良。

(5)残肢关节挛缩。

(6)残肢疼痛。

(7)幻肢痛和幻肢觉。

19. 假肢佩戴后的康复护理措施包括哪些内容?

答:(1)穿脱假肢的训练。

(2)使用假肢的训练。

(3)站立位平衡训练。

(4)步行训练。

20. 简述幻肢痛的康复护理措施。

(1)手术前做好宣传解释工作,术后引导患者注视残端,以提高其对肢体截肢的事实认可。

(2)心理治疗是预防幻肢痛的有效方法,可进行心理支持技术、放松技术、催眠术。

(3)对疼痛病史较长者,可采用经皮神经电刺激、超声波、热敷、离子导入、蜡疗等物理因子治疗。

(4)对顽固性疼痛,可行神经阻滞治疗、神经毁损手术治疗。

(5)早期装配假肢,对残肢间隙性加压刺激,患肢和健肢同时尽力作双侧操练能缓解症状。

(6)对幻肢痛多不主张镇痛药物治疗,必要时可联合使用三环类抗抑郁药阿米替林片和抗癫痫药。

21. 试述关节置换术后康复护理原则。

答:康复护理方案必须遵循个体化、渐进性、全面性三大原则。

(1)关节置换术后康复是很复杂的问题,除需考虑到本身疾病外,还应了解其手术方式、患者的精神状态以及对康复治疗的配合程度等因素,制订个体化的康复护理方案。

(2)术后康复训练的手段需根据患者的恢复情况逐渐增加,不同的阶段采取相应的康复护理技术,切忌操之过急。

(3)康复护理需从术前开始即介入,且需定期进行康复护理评估,了解患者的功能进展情况。

22. 关节置换术后有哪些功能障碍?

(1)疼痛。

(2)关节挛缩。

(3)感染。

(4)神经损伤。

(5)深静脉血栓形成。

(6)焦虑和恐惧。

（7）日常生活活动能力受限。

23. 髋关节置换术后一周内应采取哪些康复护理措施？

答：（1）术后病情观察除生命体征外，还包括伤口渗血及负压引流情况，引流是否通畅，引流液的量和性质；患肢肿胀程度及肢体远端肤色，了解是否有末梢循环障碍等。

（2）术后搬动时以及护理操作、协助排尿排便时，要小心抬臀，托住髋部，防止假体脱位和伤口出血。术后给予平卧位，并于两腿间置楔型枕以保持患髋外展 15°~30°。

（3）THA 术后康复开始于术后第 1 天，先从仰卧位练习开始，包括踝泵、股四头肌及臀肌等长收缩、足跟滑动使髋屈曲至 45°角、髋关节内旋至中立位。然后逐步过渡到坐位膝关节伸直及髋关节屈曲练习，若患者条件允许，再过渡到站立训练。

（4）冰冻疗法与口服药物配合使用将有助于控制疼痛和肿胀，患肢抬高、充气压力治疗仪及踝泵练习能有效减轻肿胀并预防 DVT 的发生。

24. 关节置换术前应进行哪些康复护理措施？

答：给予患者宣教，内容包括手术方式、术后总体康复目标、总体康复训练计划、熟悉持续被动活动（CPM）机的使用、早期练习方案以及助行器的使用，以期消除患者的心理负担，使患者有接受术后严格康复训练的思想准备，从而取得患者的配合，有利于术后康复疗效、患者满意和手术成功。如果条件许可，尽可能在术前即进行康复训练，包括关节活动度练习、肌力训练、步行器下步态训练及床上排便排尿等。

25. 髋关节置换术后应告知患者禁忌哪些动作？

答：术后 8 周内的禁忌动作包括：髋关节屈曲大于 90°、髋关节内收超过中线、髋关节内旋超过中立位。这些动作均易引起假体脱位。术后 8 周，经手术医生随访评估后，可解除这些禁忌。

26. 膝关节置换术后康复护理指导包括哪些内容？

答：（1）何时患肢负重及负重的程度需根据患者的身体反应和主观耐受程度而定。

（2）站立、行走时间过长、行走距离和频率增加过快均可引起患肢过度水肿和疼痛，不利于患者功能恢复。

（3）上楼梯动作次序是健侧腿先上，患侧腿后上，最后跟上手杖；下楼梯动作次序是手杖先下，体重移于健侧，然后下患侧腿，最后下健侧腿。

（4）可建议患者骑固定式自行车及水中运动，这些运动可减轻运动中患膝的负荷，减少因运动而引起的关节肿胀和疼痛。

（5）根据医生的评估和患者的能力，患者可重返工作和体育运动，但不建议进行高强度的运动。

27. 配假肢前的康复护理措施。

答：（1）保持合理的残肢体位。

（2）术后即装临时假肢。

（3）残肢的皱缩和定型。

（4）残肢训练。

（5）躯干肌训练。

（6）残端卫生。

（7）残肢脱敏。

（8）平衡训练。

（9）日常生活活动能力训练。

28. 外伤后的康复护理原则与目标。

答：（1）康复护理原则：康复护理以尽可能防止和减轻挛缩、关节粘连，恢复日常生活活动能力为原则。

（2）康复护理目标:分为短期目标和长期目标。短期目标:消肿、消炎止痛,促进创面愈合,预防挛缩和关节粘连。长期目标:增加运动功能,恢复感觉功能,逐步恢复日常生活活动能力,最终重返工作岗位,回归社会。

29. 简述手外伤后肌腱修复术后的康复护理措施。

答:(1)术后1~3周:开始手指的被动运动,并了解手术创口情况,消肿、止痛、抬高患肢,屈肌腱修补后做被动屈指,伸肌腱修补后做被动伸指运动,其余手指作各种主动练习。

（2）第3周:做患指的主动运动并逐步增加用力的程度和幅度,以扩大肌腱的滑移幅度,但在运动时要限制腕与掌指关节的姿势,如屈肌修复后腕与掌指关节应保持被动屈曲位,而伸肌修复后则与此相反。

（3）第4周:不再限制腕与掌指关节的姿势,继续作主动运动,并开始肌腱的主动运动。并可采用微波、热疗、频谱治疗。

（4）第5周:增加关节功能和抗阻练习。

（5）6~12周:强化肌力,增加肌腱的滑动性,双手协调性训练,矫正关节挛缩,也可用矫形支架进行被动训练。

（6）术后12周以后:利用不同的握法和握力进行功能训练,帮助患者恢复动态工作能力。

30. 简述股骨干骨折内固定术后的康复护理措施。

答:股骨干骨折内固定术后,第1天即可开始肌肉等长练习及踝、足部运动,术后第3天,疼痛反应减轻后,开始床上足跟滑动练习以屈伸髋、膝关节,并给予髌骨松动技术,膝下垫枕增加膝屈曲姿势体位下做主动伸膝练习,可逐步增加垫枕的高度。术后5~6天可扶双拐或助行器患肢不负重行走,术后2~3周内逐渐负重,根据患者的耐受程度而定。术后2个月左右可进展至单手杖完全负重行走。

31. 简述骨折后的康复护理目标。

答:康复护理目标:分为短期目标和长期目标。

（1）短期目标

1）改善心理状况:通过心理干预,指导患者接受康复训练,并增加患者自信心,使患者积极主动参与康复训练。

2）消除患者肿胀:通过运动、物理因子疗法等促进血肿和渗出物的吸收,改善血液回流,尽早消除肿胀。

3）防止关节粘连,恢复关节活动度:早期进行肢体主动（和）或被动运动是防止关节粘连、恢复关节活动度的有效方法。

（2）长期目标

1）恢复关节功能:恢复关节活动度并增强关节周围肌群肌力。

2）恢复日常生活活动能力:骨折后患者生活自理能力多数受到影响,尽早进行日常生活活动能力训练将有助于促进患者生活自理。

3）防止各种并发症:骨折后,尤其是老年人,并发症发生率高,尽早进行相应措施,有效防止各种并发症,减少后遗症的发生,提高患者整体生活能力。

（四）论述题

1. 试述颈椎病患者有哪些功能障碍?

答:神经根型颈椎病:主要的功能障碍为上肢、手的麻木、无力等上肢功能障碍,病程长者上肢肌肉可有萎缩。患肢上举、外展和后伸有不同程度受限,严重者可影响 ADL 能力;脊髓型颈椎病:依严重程度,可表现为四肢麻木、无力、步态异常、影响上下肢功能,严重者可能截瘫;椎动脉型颈椎病:一般影响四肢功能,轻度影响生活和工作,但头晕严重者亦可影响 ADL 能力;交感型颈椎病:不影响四肢功能。

2. 试述颈椎病患者的康复护理措施。

答:调整纠正睡姿与睡枕;使用颈托和围领;颈椎操;正确有效颈椎牵引;手法治疗(手法按摩与足底按摩)、调节心理情绪及保持心理健康。

3. 试述如何对颈椎病患者进行康复护理指导?

答:纠正不良姿势、适当体育锻炼、防止外伤以及合理饮食。

4. 女性,58岁。左肩部疼痛3周左右,手臂抬起困难,无明显外伤史,到医院就诊,体检发现左肩外展、外旋和后伸受限,肩部肌萎缩,压痛阳性。影像学显示关节腔变狭窄和轻度骨质疏松。该患者诊断为肩周炎。

(1)该患者的主要功能障碍有哪些?

(2)对此患者如何更好地保护肩关节?

答:(1)主要功能障碍:①肩关节疼痛:疼痛是突出的症状。疼痛的特点一般位于肩部前外侧,也可扩大到腕部或手指,有的放射至后背、三角肌、肱三头肌、肱二头肌。②肩关节活动障碍和肌萎缩无力:三角肌出现萎缩,肩关节活动受限,活动以外展和内旋受限为主,其次为外旋,肩关节屈曲受累常较轻。

(2)较好的体位是仰卧位时在患侧肩下放置一薄枕,使肩关节呈水平位,如此可使肌肉、韧带及关节获得最大限度地放松与休息。在同一体位下,避免长时间患侧肩关节负荷;维持良好姿势,减轻对患肩的挤压;疼痛减轻时,可尽量使用患侧进行ADL技能的训练。

5. 患者刘某,女性,51岁,因右臀部胀痛2年,腰骶部伴右小腿外侧麻胀痛8个月,加重20天入院。患者2年前无明显诱因出现右侧臀部胀痛,无腰痛及放射痛,到当地医院就诊,CT检查示$L_4 \sim L_5$椎间盘突出,现病情进一步加重,不能独立下床活动,疼痛无法耐受求诊。入院查体:腰部活动度严重受限,直腿抬高试验(+),腰侧弯试验(+),跟腱反射左(++)、右(-),右下肢肌力明显下降。腰椎CT示$L_4 \sim L_5$椎间盘向后突出,硬膜囊及神经根受压,周围小关节增生。

(1)简述如何对该患者进行评估?

(2)结合该病例的功能障碍提出相应的康复护理措施。

答:(1)①疼痛的评估:包括视觉模拟评分法、口述描绘评分法、数字评分法、麦吉尔疼痛调查法、日本骨科协会下腰痛评价表和Oswestry功能障碍指数法;②腰椎活动度评估:前屈后伸、左右侧屈、左右旋转评估;③神经功能评估:感觉神经障碍、运动神经障碍、反射功能障碍;④身体状况评估:椎旁压痛和同侧放射痛、直腿抬高试验和加强试验阳性、姿势异常;⑤影像学评估:腰椎X片、CT、MRI出现腰椎间盘突出的征象;⑥心理评估:包括抑郁和焦虑评估。

(2)①卧硬板床休息和制动;②腰椎牵引:30~60分钟;③物理治疗:高频电疗法;④推拿按摩;⑤手法治疗:关节松动术;⑥运动治疗;⑦康复工程;⑧心理康复。

6. 试述急性腰扭伤康复护理措施。

答:(1)卧床休息:是最基本的治疗,有利于解除腰肌痉挛,减少活动和减轻疼痛,促进损伤组织的修复和愈合。急性腰肌和筋膜扭伤,卧床休息应在1周以上,急性腰部关节扭伤应坚持卧床3~4周,以保证损伤组织充分修复。

(2)物理因子治疗:可根据病情选用微波、超短波、电脑中频、红外线等,理疗一般不宜过早。

(3)推拿:是治疗本病最为有效的方法,作用是舒筋通络,活血止痛。但应排除脊柱畸形及骨质病变者。

(4)腰背肌功能锻炼:可使肌肉更加发达有力,脊椎骨的活动度增加,韧带的弹性和伸展性增强

(5)心理康复:应用美好的语言、友善的态度、愉快的情绪对病人进行精神上的安慰、支持、劝解、疏导,松弛病人紧张的心理状态,达到治疗和痊愈的目的。

7. 试述腰肌劳损康复护理措施。

答:(1)一般治疗:发作急性期,适当卧床休息,卧床以硬板为宜。严重者可在腰部两旁置沙袋制动。

(2)物理治疗:采用红外线、超短波、磁疗、热水浴等,增加血流量,解除肌肉痉挛,减轻疼痛。

(3)推拿:推拿可放松肌肉,减少各种刺激引起的肌肉痉挛,缓解肌肉内部缺血性疼痛;提高痛阈,使疼痛减轻或消失;整骨复位,关节复位,消除关节周围软组织的牵拉或挤压,缓解疼痛。病人取俯卧位,术者立于一侧,先用掌根沿脊柱两侧自上而下推5遍,使局部微红。再用拇指或肘按揉5分钟,最后拍击腰部两侧骶棘肌,以透热为度。

(4)牵引:开始接受腰部牵引时,牵引力量不宜太大,尤其在急性期力量应减少、时间应缩短。牵引时间一般每次30分钟,1~2次/天。

(5)腰肌功能锻炼:适当功能锻炼,如腰背肌锻炼,防止肌肉张力失调。

1)仰卧位锻炼法:枕部、双肘和足跟支撑床面,胸腹部和臀部抬起,停留数秒钟后放松。反复操作10次。

2)俯卧位锻炼法:腹部支撑床面,双上肢和双下肢后伸,头及胸部尽量后仰,停留数秒钟后放松。反复操作5次。

3)站立位锻炼法:双足分开与肩同宽,躯干做前屈、后伸、侧屈、旋转动作,每个动作停留数秒。反复操作5次。

(6)支具治疗:护腰带和腰部支撑物的选择和使用,限制脊椎活动,减少机械性受力,矫正不良姿态,有助于减轻疼痛感。

(7)心理疗法:中枢神经及心理因素对疼痛感受起重要作用。对某些心理障碍,应作必要处理,消除紧张、焦虑和抑郁等不良影响。

8. 骨折后各个阶段康复护理的侧重点是什么?

答:(1)骨折愈合早期(骨折后1~2周):这一阶段内肢体肿胀、疼痛、骨折断端不稳定,容易再移位,此期功能训练的重点是消肿止痛、保护骨折部位、预防肌肉萎缩、条件许可者增加关节活动度。

(2)骨折愈合中期(骨折后3~8周):上肢肿胀逐渐消退,疼痛减轻,骨折断端有纤维连接,并逐渐形成骨痂,骨折处日趋稳定。本期进行康复训练的目的是促进骨痂的形成,逐渐增加关节活动范围,增加肌肉力量,提高肢体活动能力,改善日常生活活动能力,尽可能恢复部分工作能力。

(3)骨折愈合后期(骨折后8~12周):此前骨性骨痂已逐步形成,骨骼有了一定的支撑力,但可能仍存在关节活动范围受限、肌肉萎缩等问题。本期训练的目的是消除残存肿胀、进一步减轻瘢痕挛缩、粘连,最大限度恢复关节活动范围,增加肌力,恢复肢体功能,患者的日常生活活动能力、工作能力接近正常,重返家庭及工作。

9. 试述促进截肢后残肢定型的护理措施。

答:(1)充分的术前准备包括:术前康复训练增强患肢肌力及消除患肢肿胀,治疗原发病及合并症,如对于外伤等患者,需注意有无出血、感染、营养状况等,对血管闭塞性疾病患者需积极进行治疗,以避免术后残肢再次发生缺血坏死。

(2)术后即装临时假肢:在截肢1周后,不等疼痛消除或切口愈合,即开始安装临时假肢,这对残肢定型、防止肌肉萎缩和关节挛缩等有积极作用。

(3)残肢的皱缩:为了改善远端的静脉回流,减轻肿胀,拆除缝合线后即用弹力绷带包扎,预防和减少过多的脂肪组织,促进残肢成熟定型,包扎时从远端向近端包扎,远端紧近端松,以不影响远端血液循环为宜,保持每4小时重新包扎一次,夜间也不解掉绷带。

(4)残肢训练:包括关节活动度训练和增强肌力训练两方面,有助于残肢定型。

(5)残端皮肤护理,防治残端感染、促进伤口愈合。

10. 髋关节置换术后康复护理的流程。

答:THA术后康复护理措施分四个阶段。

（1）术前阶段：解释说明住院期间康复治疗的目标；教会患者一套基本的下肢训练程序，如踝泵、股四头肌及臀肌等长练习、仰卧位髋关节屈曲至45°角、髋关节内旋至中立位；重申髋部禁忌动作、示范利用辅助装置在平地和台阶上进行转移及步行训练；术前一周停止吸烟，并学会深呼吸及腹式呼吸运动。

（2）术后第一阶段：急性治疗期（第1~4天）。术后病情观察除生命体征外，还包括伤口渗血及负压引流情况，患肢肿胀程度及肢体远端肤色等。术后搬动时以及护理操作、协助排尿排便时，要小心抬臀，托住髋部，防止假体脱位和伤口出血。两腿间置楔型枕以保持患髋外展。

THA术后康复开始于术后第1天，先从仰卧位练习开始，包括踝泵、股四头肌及臀肌等长收缩、足跟滑动使髋屈曲至45°角、髋关节内旋至中立位。然后逐步过渡到坐位膝关节伸直及髋关节屈曲练习，若患者条件允许，再过渡到站立训练。导尿管拔除后，患者可开始步行进出浴室及上下马桶的转移训练。

冰冻疗法与口服药物配合使用控制疼痛和肿胀。患肢抬高、充气压力治疗仪及踝泵练习减轻肿胀并预防DVT的发生。

（3）术后第二阶段：中期柔韧性及肌力强化训练（第2~8周）。

除继续第一阶段练习外，需加强股四头肌、腓肠肌、腘绳肌等肌群的牵张练习。步行训练是这一阶段的重要内容，消除代偿性步态，提高步幅、步速及步行距离。

若患者能在无辅助装置下离床走动，可开始进行向前上台阶练习，同时还可进行重力转移训练，由双侧重力转移过渡到单侧重力转移、由矢状面不稳定平面过渡到冠状面，以训练患者的平衡能力。

（4）术后第三阶段：后期强化训练（第8~14周）

这一阶段可利用器械进行髋部伸肌、外展肌和屈肌渐进性抗阻练习。向前上台阶练习继续进行，当下肢肌力足以越过20cm高地台阶并保持一定的控制力时，则可从10cm的高度开始下台阶练习。本体感觉及平衡训练仍是这一阶段的重点。

11. 膝关节置换术后各时期康复护理的重点。

答：（1）术前阶段：术前给予患者宣教，内容包括手术方式、术后总体康复目标、总体康复训练计划、熟悉持续被动活动（CPM）机的使用、早期练习方案以及助行器的使用。如果条件许可，尽可能在术前即进行康复训练，包括关节活动度练习、肌力训练、步行器下步态训练及床上排便排尿等。术前膝关节活动度是TKA术后膝关节活动度的重要预测指标，所以术前加强膝关节屈伸练习，改善关节活动度显得尤为重要。

（2）术后第一阶段：急性期（第1~5天）。

本阶段主要是控制疼痛、肿胀、预防感染及血栓形成。争取达到无辅助转移，利用适当器械在平地行走，膝主动屈曲≥80°，伸直≤10°。

术后当日即开始进行股四头肌、臀肌、腘绳肌等长练习，踝与足趾关节的主动屈伸活动。促进伸膝训练也很重要，有利于站立位稳定。冷冻疗法是术后康复的重要内容，从术后当日开始并贯穿整个治疗始终，有助于减轻水肿和疼痛。

（3）术后第二阶段（第2~8周）。

本阶段重点尽量恢复关节活动度，主动辅助屈膝≥105°，主动辅助伸膝＝0°。在此阶段还需继续减轻患肢水肿、改善下肢力量、减轻步态和平衡障碍、增强独立进行各种日常生活活动能力。

（4）术后第三阶段（第9~16周）：本阶段重点是最大限度地恢复关节活动度，使患者能完成更高级的功能活动，如上下更高的台阶和正常完成日常生活活动。膝关节至少需要屈曲117°才能下蹲举起物品，因此这被定为本阶段康复目标。关节活动度训练除上述的膝关节主动屈伸练习和髌骨滑动技术外，还可进行股四头肌牵拉练习和腘绳肌牵拉练习。平衡训练中，根据患者能力，由双侧静态、动态平衡训练逐步过渡到单侧动态练习。

12. 试述手外伤后感觉功能训练的康复护理措施。

答：手的感觉恢复顺序是痛觉（保护觉）、温度觉、32Hz振动觉、移动性触觉、恒定性触觉、256Hz

振动觉、辨别觉。

当压觉或振动觉恢复后即开始感觉训练,感觉可以通过学习而重建,感觉训练常需利用眼的帮助。感觉训练程序分为早期和后期阶段。早期主要是痛、温、触觉和定位、定向的训练。后期主要是辨别觉训练。腕部正中神经和尺神经修复术后 8 周,可以开始早期阶段的感觉训练。若存在感觉过敏,则脱敏治疗应放在感觉训练之前。当保护觉恢复时,感觉训练程序即可开始;感觉训练后的评定,每月一次;训练时间不宜过长、过多,每日 3 次,每次 10~15 分钟为宜。训练方法:

1)保护觉训练:目的不是恢复保护觉,而是为了教会病人代偿的能力。包括针刺觉、深压觉、冷热觉等。在安静的室内进行,让病人闭眼,护士用各种尖锐物品轻刺病人的手部或给予冷热刺激,然后让病人睁眼看清刚才所给予的刺激是针刺、冷或热,如此反复进行。

2)定位觉训练:时间是在病人恢复针刺觉和深压觉后。在安静的房间里训练,用 32Hz 的音叉让病人知道什么时候和部位开始的移动性触觉。然后用橡皮沿需要在训练的区域,由近到远触及病人。病人先睁眼观察训练过程,然后闭眼,将注意力集中于他所觉察到感受,而后睁眼确认,再闭眼练习。这样反复学习,直至病人能够较准确地判断刺激部位。

3)辨别觉训练:当病人有了定位觉以后,便可开始辨别觉训练。刚开始时让病人辨别粗细差别较大物体表面,逐渐进展到差别较小的物体表面。每项训练采用闭眼-睁眼-闭眼方法。利用反馈,重复地强化训练,再过渡到辨别生活中的实物。

4)织物觉训练:是利用粗糙程度大小不同的织物,训练感觉。让病人先触摸粗细相差极大的砂纸,再触摸粗细差别较小的砂纸,进而过渡到不同的织物如毛皮、丝织品、羊毛、塑料等。

5)脱敏训练:适用于手外伤后因神经病变等而触觉过敏者,可采用脱敏疗法。原则上先健侧示范,刺激由弱渐强,时间每次 5~10 分钟,每天重复 3~4 次。先用较轻柔的物品,如毛、棉等轻轻摩擦 10 分钟或至皮肤麻木无感觉,1 小时后重复此项操作,适应该刺激后再增加刺激物的粗糙程度,可用绒布、麻布等,最后用叩击和震动刺激。也可让患者手插入盛有棉花、碎泡沫塑料、沙、豆、玉米、米、小麦等的容器中,并搅动容器中的内容物。

13. 简述截肢后残肢的评估。

答:包括残肢外形、皮肤、长度、周径、关节活动度、肌力、疼痛、有无畸形等。

1)残肢外形:目前提倡以圆柱形残端代替传统的圆锥形残端,使其能与假肢的接受腔全面接触,残端广泛负重。

2)残肢皮肤:检查皮肤的颜色、亮度、感觉、松紧度、弹性等,观察有无感染、溃疡、窦道、瘢痕、水肿、是否植皮等,这些皮肤情况都影响假肢的佩戴。

3)残肢长度:残肢的长度与假肢的选择、残肢对假肢的控制能力、悬吊能力、稳定性和代偿功能等有直接的影响。上臂残肢长度测量点从腋窝前缘到残肢末端;前臂残肢长度测量点从尺骨鹰嘴沿尺骨到残肢末端;大腿残肢长度测量点从坐骨结节沿大腿后面到残肢末端;小腿残肢长度测量点从膝关节外侧关节间隙到残肢末端。

4)残肢周径:为了了解残端水肿的情况,判定残肢是否定型以及与接受腔的合适程度,尽量每周测量残肢周径 1 次。上肢从腋窝每隔 2.5cm 测量 1 次直至末端,小腿从膝关节外侧关节间隙每隔 5cm 测量 1 次直至末端。残肢周径连续 2 周无变化即可判定为残肢定型,这意味着可穿戴永久性假肢。

5)关节活动度:上肢包括肩、肘关节,下肢包括髋、膝关节,判定是否有关节挛缩、关节活动度受限。

6)肌力:包括全身各肌群及患肢的肌力,上肢主要评估对假肢的控制能力,下肢则评估维持站立和行走的主要肌群。若主要肌力小于 3 级,则不适宜安装假肢。

7)疼痛:对于有幻肢痛或残肢痛者可运用相关量表评估疼痛的程度、性质、诱因等。

8)残肢的畸形情况:观察残端有无骨突出、外形不良、残留关节有无挛缩畸形、残肢负重力线以及残端与接受腔的匹配情况等。

14. 试述骨折术后的康复护理指导措施。

答:(1)心理调适:患者因意外受伤,常常自责,并顾虑手术效果,担忧骨折预后,易产生焦虑、恐惧心理,常寄希望于有最好的药或最好的康复方法,在最短的时间内,恢复至最佳状况。

应给予耐心开导,介绍骨折的治疗和康复训练方法、可能的预后等,并给予悉心的照顾,以减轻或消除患者心理问题。鼓励患者调适好心理状态,积极参与康复训练,但也不能急于求成,正确地按指导进行康复训练。

(2)饮食:绝大部分骨折患者食欲下降,易便秘,所以需给予易消化的食物,鼓励多吃蔬菜和水果。老年人常伴有骨质疏松,骨折后也易引起失用性骨质疏松,宜给予高钙饮食,必要时补充维生素 D 和钙剂,甚至是接受专业的骨质疏松用药。适量的高蛋白、高热量饮食有助于骨折后骨折愈合和软组织修复。

骨折后患者体内的锌、铁、锰等微量元素的血清浓度均明显降低,动物肝脏、海产品、黄豆、蘑菇等含锌较多;动物肝脏、鸡蛋、豆类、绿叶蔬菜等含铁较多;麦片、芥菜、蛋黄等含锰较多,可指导患者适当补充。

(3)自我观察病情:指导患者自我观察病情,特别是观察远端皮肤有无发绀、发凉,有无疼痛和感觉异常等,及早发现潜在的并发症,尽早就医。

(4)自我护理:指导患者进行日常生活活动的自我护理,尽早生活独立。皮肤的清洁护理非常重要,以避免局部感染的发生,尤其是带有外固定者,并需注意避免外固定引起的压疮。

(5)准确进行功能锻炼:指导患者进行相关的活动度、肌力、坐位、站立位、步行等功能训练,特别是要牢记锻炼中的注意事项,避免因不恰当的锻炼引起意外的发生。功能训练还需遵循循序渐进的原则,运动范围由小到大,次数由少到多,时间由短到长,强度由弱到强,锻炼以不感到很疲劳、骨折部位无疼痛为度。

(6)指导患者定期随访:一般患者术后 1 个月、3 个月、6 个月骨科随访 X 线摄片,了解骨折愈合情况。若有石膏外固定者,术后 1 周复诊,确定是否需更换石膏,调整石膏的松紧度。进行功能锻炼者,需每 1~2 周至康复科随访,由专业人员给予功能训练的指导,了解当前的训练状况及功能恢复情况,及时调整训练方案。

15. 论述截肢术后的康复护理指导。

答:(1)保持适当体重:现代假肢的接受腔形状、容量十分精确,体重每增减 3kg 就会引起接受腔的过紧或过松,所以需保持适当的体重。

(2)需持续进行肌肉力量训练:残留肌肉力量训练可防止肌肉萎缩,避免残端周径变小而导致的残端与接受腔不匹配,同时残肢肌肉力量的增强,也使得残肢的操控更准确、灵便。

(3)防止残肢肿胀和脂肪沉积:脱掉假肢后,残肢就应用弹力绷带包扎,防止残肢肿胀、脂肪沉积,促进残端定型。

(4)保持残肢皮肤清洁:防止残肢皮肤发生红肿、溃疡、毛囊炎、皮炎、过敏等。

(5)假肢需定期保养:脱下假肢后需注意观察接受腔的完整性,有无破损和裂缝,以免皮肤损伤。同时定期保养假肢包括连接部件和外装饰套等。

(6)注意安全:合理安排训练和休息的时间,既要积极投入到康复训练中去,又要不急于求成,循序渐进,训练中避免跌倒等意外事件的发生。

16. 试述手外伤后的康复护理指导。

答:(1)早期进行功能训练:在不影响创伤愈合的情况下,病人应早期进行功能训练。包括有外固定的部位和未固定的关节。手外伤康复的关键是正确进行手指活动,训练时注意循序渐进,具体的训练方法和时间视不同的手外伤类型而定,通常早期可进行适当的被动活动,后期主动训练为主,病人应在医护人员指导下进行训练,以保证既不影响手外伤愈合,又能尽快恢复手的功能。

(2)按摩患肢:对患肢从指尖开始向心脏方向推按。注意手法应由轻到重,循序渐进。如有瘢痕增生,更可在瘢痕处揉捏按摩,以促进瘢痕转化,松解粘连。

(3)重视日常生活活动能力的训练:术后 3~4 周进行,此时,缝合肌腱或神经的吻合已较牢固,创伤愈合较好;要坚持不懈地训练3个月,或更长时间,逐步恢复手功能,促进生活自理能力的恢复。

(4)适当进行物理治疗:除用红外线、超短波等物理疗法外,也可鼓励病人进行热水浴,将手放在40~50℃热水中浸泡,每日1~3次,每次10~20分钟。条件许可的话还可行蜡疗。

(5)安全教育:有感觉功能减退或丧失的患者需给予安全教育:避免接触热、冷、锐器物品;避免使用小把柄的工具;抓握用品不宜过度用力;使用工具的部位经常更换;经常检查受压部位的皮肤情况等。

(6)其他:手损伤疼痛多比较敏感,此时可与其他人聊天,看有益的电视等,转移对疼痛的注意力,以使疼痛缓解。尽量使自己的生活丰富多彩,使自己从消极的情绪中解脱出来。并嘱病人禁止吸烟。

17. 试述髋关节置换术后的康复护理指导。

答:(1)禁忌动作:应告知患者术后8周内的禁忌动作:髋关节屈曲大于90°、髋关节内收超过中线、髋关节内旋超过中立位。这些动作均易引起假体脱位。术后8周,经手术医生随访评估后,可解除这些禁忌。

(2)离床训练:早期离床训练中,对单侧THA患者,指导其从患侧离床,同时避免髋部禁忌动作,这有助于维持患肢外展位,避免内收内旋。对双侧同时行THA患者,可从任一侧离床,但应避免双下肢交叉或沿床边转动时内旋下肢。

(3)循序渐进:肌力训练、关节活动度训练、平衡训练、患肢负重练习均需遵循循序渐进原则。

(4)预防下肢水肿:活动量的增加可引起下肢水肿,加压弹力袜可最大限度地减轻下肢水肿并预防DVT的发生。

(5)脱拐:何时由助行器过渡到双拐,到单拐或手杖,甚至脱拐均需根据患者的耐受程度及手术医生和康复医生随访评估后决定。

(6)下肢不等长感:患者自感双下肢不等长十分常见。术前肌肉短缩和关节高度丧失以及术后肿胀,均会影响患者术后对患肢的感受,一般术后12周将逐渐消退。

(7)驾车:对于左侧THA患者,停用麻醉药品后即可恢复驾驶自动挡汽车,但有研究表明,术后至少6周内驾车反应能力均存在不同程度的损害,故建议患者在解除了髋部禁忌动作后再开始驾车。

(8)文体活动:可允许患者恢复部分体育和娱乐活动,但不鼓励THA患者恢复高冲击性的运动项目,如单打网球、跑步、壁球等。

(9)家居活动:THA术后患者需进行必要的家居改造,预防跌倒,减少假体脱位和骨折的风险。包括:清除家庭走道障碍物如重新整理家具、看管好宠物、卷起不用的电线和电话线等;把常用的物品放在患者容易拿得到的位置;保持浴室地面及台面干燥;在厨房,走道,浴室放置坐椅;在坐椅和坐厕上放置较硬较厚的坐垫,以保持坐位时髋关节屈曲不大于90°。

18. 简述肌腱粘连松解术后的康复护理措施。

答:(1)术后1~3周:开始手指的被动运动,并了解手术创口情况,消肿、止痛、抬高患肢,屈肌腱修补后做被动屈指,伸肌腱修补后做被动伸指运动,其余手指做各种主动练习。

(2)第3周:做患指的主动运动并逐步增加用力的程度和幅度,以扩大肌腱的滑移幅度,但在运动时要限制腕与掌指关节的姿势,如屈肌修复后腕与掌指关节应保持被动屈曲位,而伸肌修复后则与此相反。

(3)第4周:不再限制腕与掌指关节的姿势,继续做主动运动,并开始肌腱的主动运动。并可采用微波、热疗、频谱治疗。

(4)第5周:增加关节功能和抗阻练习。

(5)6~12周:强化肌力,增加肌腱的滑动性,双手协调性训练,矫正关节挛缩,也可用矫形支架进行被动训练。

(6)术后12周以后:利用不同的握法和握力进行功能训练,帮助病人恢复动态工作能力。

(张伟宏　柳明仁　尹安春　刘邦忠)

第九章
常见呼吸疾病病人康复护理

一、学习要点与重点难点

慢性阻塞性肺病

【学习要点】

1. 慢性阻塞性肺病的主要功能障碍、康复护理评估、康复护理措施、康复护理指导。

2. 慢性阻塞性肺病、病理式呼吸模式的概念。

【重点难点】

1. 慢性阻塞性肺病的主要功能障碍。

2. 慢性阻塞性肺病严重程度评估和肺功能评估。

3. 慢性阻塞性肺病保持和改善呼吸道通畅的康复护理措施。

4. 慢性阻塞性肺病提高活动能力训练的康复护理措施。

5. 慢性阻塞性肺病的康复护理指导。

支气管哮喘的康复护理

【学习要点】

1. 支气管哮喘的主要功能障碍、康复护理评估、康复护理措施、康复护理指导。

2. 支气管哮喘概念。

【重点难点】

1. 支气管哮喘严重程度分级和控制水平。

2. 支气管哮喘的康复护理措施。

3. 支气管哮喘的康复护理指导。

慢性呼吸衰竭的康复护理

【学习要点】

1. 慢性呼吸衰竭的主要功能障碍、康复护理评估、康复护理措施、康复护理指导。

2. 慢性呼吸衰竭概念。

【重点难点】

1. 慢性呼吸衰竭的主要功能障碍。

2. 慢性呼吸衰竭的呼吸困难评分和日常生活活动能力评估。

3. 慢性呼吸衰竭的康复护理措施。

4. 慢性呼吸衰竭的康复护理指导。

二、习题及参考答案

习题：

（一）名词解释

1. 慢性阻塞性肺疾病
2. 支气管哮喘
3. 氧疗
4. 恒定运动负荷法
5. 运动负荷递增法
6. 呼吸肌力量
7. 呼吸肌耐力
8. 呼吸肌疲劳

（二）选择题

【A₁】型题

1. 明确存在持续的气流受限，除外其他疾病可确诊为 COPD 的标准是吸入支气管舒张剂后

    A. $FEV_1/FVC<90\%$　　　　B. $FEV_1/FVC<80\%$　　　　C. $FEV_1/FVC<70\%$

    D. $FEV_1/FVC<60\%$　　　　E. $FEV_1/FVC<40\%$

2. 慢性阻塞性肺病患者病理式呼吸模式是

    A. 浅快的胸式呼吸　　　　B. 深慢的胸式呼吸　　　　C. 浅快的腹式呼吸

    D. 深慢的腹式呼吸　　　　E. 深慢的胸腹式呼吸

3. COPD 患者每天持续低流量（小于 2L/min）吸氧

    A. 2~5 小时　　　　B. 6~8 小时　　　　C. 5~10 小时

    D. 10~12 小时　　　　E. 10~15 小时

4. 慢性阻塞性肺病患者进行有效咳嗽时应具备的条件是

    A. 气道内有少量稀薄分泌物　　　　B. 气道内黏液必须有一定厚度

    C. 呼吸困难　　　　D. 胸痛

    E. 胸壁运动

5. 支气管哮喘患者在哮喘缓解期进行运动训练应

    A. 强度 50%~60% 最大运动能力，频率宜每周 5~6 次

    B. 强度 60%~80% 最大运动能力，频率宜每周 3~4 次

    C. 强度 50%~60% 最大运动能力，频率宜每周 3~4 次

    D. 强度 60%~80% 最大运动能力，频率宜每周 5~6 次

    E. 强度 70%~90% 最大运动能力，频率宜每周 1~2 次

6. 在各种呼吸系统疾病引起死亡最常见的直接原因是

    A. 支气管哮喘　　　　B. 慢性阻塞性肺病　　　　C. 呼吸衰竭

    D. 肺结核　　　　E. 间质性肺疾病

7. 南京医科大学根据 Borg 量表计分法改进的呼吸困难评分，按患者完成一般性活动后，主观劳累程度，即呼吸时气短、气急症状的程度时行评估，共分

    A. 1 级　　　　B. 2 级　　　　C. 3 级

    D. 4 级　　　　E. 5 级

【A₂】型题

8. 男，50 岁，吸烟 28 年，逐渐出现活动后气短 5 年，偶有咳嗽，少痰。其父患有肺气肿。体检桶

状胸,双肺肺泡呼吸音明显减低。下列对该病的诊断最有意义的检查是

    A. 胸部 X 线检查   B. B 超检查   C. 胸部 CT 检查

    D. 肺功能检查   E. 血气分析

9. 男性,72 岁,慢性喘息型支气管炎病史 25 年,目前呼吸功能日常生活能力评测 3 级,患者表现为

    A. 一般劳动时出现气短   B. 平地步行不气短,上楼上坡时气短

    C. 慢走不到百步即有气短   D. 讲话或穿衣时亦有气短

    E. 安静时出现气短、无法平卧

10. 女,65 岁,吸烟 30 余年,慢性咳嗽、咳痰 20 余年,出现逐渐加重的呼吸困难 10 余年,近一个月气短气急明显,目前该患者评估为慢性阻塞性肺病

    A. 1 级   B. 2 级   C. 3 级

    D. 4 级   E. 5 级

11. 男性,75 岁,因反复咳嗽,咳痰 30 年,加重伴发热 5 天入院。查体:体温 38.6℃,脉搏 100 次/分,呼吸 24 次/分,血压 145/86mmHg。口唇发绀,球结膜充血、水肿,桶状胸,叩诊过清音,肺下界下移,双肺下野闻及湿啰音,双下肢无水肿。辅助检查:WBC 10.2×10^9/L,中性粒细胞百分率为 90%,目前抗感染治疗的同时应选择的康复护理措施为

    A. 放松练习   B. 腹式呼吸

    C. 缩唇呼吸   D. 主动呼气的习惯代替主动吸气的习惯

    E. 指导患者进行有效咳嗽和胸部叩拍、振动

12. 男性,82 岁,慢性阻塞性肺病病史 30 余年,6 年前出现病理式呼吸模式,近 1 个月胸式呼吸发生困难,吸气时抬肩、伸颈、腹肌收缩、呼吸表浅、频率增快,此时宜采取的措施为

    A. 采取坐位或半卧位   B. 指导患者进行有效咳嗽   C. 胸部叩拍和振动

    D. 体位引流   E. 腹式呼吸

13. 患者,男性,74 岁,反复咳嗽,咳痰伴喘息 30 年,5 年前出现逐渐加重的呼吸困难,诊断为COPD,当患者血气分析结果为 PaO_2 55mmHg,$SaO_2 < 85\%$,以下氧疗护理措施中正确的是

    A. 高浓度、高流量持续吸氧   B. 高浓度、高流量间歇吸氧

    C. 低浓度、低流量持续吸氧   D. 低浓度、低流量间歇吸氧

    E. 高压氧舱

14. 患者,女性,65 岁,面色发绀,呼吸困难,有慢性阻塞性肺疾病史,给予吸氧流量应是

    A. 1~2L/min   B. 2~4L/min   C. 4~6L/min

    D. 6~8L/min   E. 8~10L/min

15. 患者,男性,77 岁,反复咳嗽咳痰伴喘息 20 年,6 年前出现逐渐加重的呼吸困难,诊断为COPD,目前处于缓解期,指导患者进行呼吸功能锻炼的方法是

    A. 加强胸式呼吸,用鼻吸气,经口用力快速呼吸

    B. 加强腹式呼吸,用鼻深吸,经口有控制地呼气

    C. 加强腹式呼吸,用鼻吸气,经口用力快速呼吸

    D. 加强胸式呼吸,用鼻呼气

    E. 同时加强胸式和腹式呼吸

【A₃】型题

(16~17 题共用题干)

患者,男,70 岁,反复咳嗽咳痰 10 年,加重伴气促 2 年就诊。既往有吸烟史 45 年,查体:血压 135/85mmHg,心率 97 次/分,呼吸 23 次/分,桶状胸,双肺散在干啰音,心律齐,各瓣膜听诊区未闻及杂音,

双下肢无水肿。

16. 该患者最可能的诊断是
    A. 支气管哮喘　　　　　B. 慢性阻塞性肺病　　　　　C. 呼吸衰竭
    D. 气胸　　　　　　　　E. 慢性充血性心力衰竭

17. 为明确诊断,最主要的检查是
    A. 心电图　　　　　　　B. 血气分析　　　　　　　　C. 胸部 X 线
    D. 肺功能检查　　　　　E. 血常规

(18~19 题共用题干)

患者,男性,62 岁,咳嗽 30 年,近日咳大量脓痰、气憋,诊为慢性阻塞性肺疾病。

18. 针对此种呼吸困难最好的康复护理是
    A. 给予祛痰药　　　　　B. 插管吸痰　　　　　　　　C. 超声雾化
    D. 呼吸器　　　　　　　E. 腹式呼吸

19. 每天持续低流量吸氧
    A. 4~6 小时　　　　　　B. 6~8 小时　　　　　　　　C. 8~10 小时
    D. 10~15 小时　　　　　E. 24 小时

(20~21 题共用题干)

患者,患有慢性阻塞性肺病 10 余年,近日并发上呼吸道感染,咳嗽咳痰加重,体温 38℃,脉搏 80 次/分钟,呼吸 26 次/分钟,平时慢走不及百步即有气短。

20. 该病人呼吸发生的改变为
    A. 呼吸困难　　　　　　B. 频率改变　　　　　　　　C. 节律改变
    D. 深浅度改变　　　　　E. 音响改变

21. 该患者日常生活能力为
    A. 0 级　　　　　　　　B. 1 级　　　　　　　　　　C. 2 级
    D. 3 级　　　　　　　　E. 4 级

(22~23 题共用题干)

患者,男性,76 岁,反复咳嗽咳痰伴喘息 20 年,诊断为 COPD,目前处于缓解期。

22. 指导患者进行运动训练时,可先用
    A. 6 分钟行距离测定其活动能力　　　　B. 12 分钟行距离测定其活动能力
    C. 功率自行车测定其活动能力　　　　　D. 活动平板测定其活动能力
    E. 呼吸肌力测定其活动能力

23. 可增加患者运动量的是
    A. 当患者能耐受每次 5 分钟运动后
    B. 当患者能耐受每次 10 分钟运动后
    C. 当患者能耐受每次 15 分钟运动后
    D. 当患者能耐受每次 20 分钟运动后
    E. 当患者能耐受每次 30 分钟运动后

【A₄】型题

(24~26 共用题干)

患者,男,66 岁,诊断为 COPD 20 余年,本次就诊诉“近 2 天呼吸困难,明显发绀”,血气分析示: $PaO_2 < 60mmHg$, $PaCO_2 > 50mmHg$。

24. 该患者最可能的诊断是
    A. 支气管哮喘　　　　　　　　　　　　B. 慢性阻塞性肺病

C. 呼吸衰竭

D. 气胸

E. 慢性充血性心力衰竭

25. 如要给该患者进行氧疗应
   A. 纯氧吸入
   B. 持续低流量吸氧
   C. 间断高浓度高流量吸氧
   D. 持续高浓度高流量吸氧
   E. 间断低流量吸氧

26. 对该患者进行营养支持指导,下列**不正确**的是
   A. 高蛋白
   B. 高维生素
   C. 易消化饮食
   D. 适量多种维生素和微量元素
   E. 高碳水化合物

(27~29 题共用题干)

患者,女,7 岁,间断咳嗽半年,近 1 周咳嗽加重,伴喘息,以凌晨为重,体检:两肺可闻及散在哮鸣音。胸部 X 片示:两肺纹理增重。

27. 最可能的诊断是
   A. 支气管炎
   B. 支气管肺炎
   C. 肺结核
   D. 间质性肺炎
   E. 支气管哮喘

28. 对该患者进行耐力运动试验时常选用的最大负荷是
   A. 40%~60%
   B. 60%~75%
   C. 60%~80%
   D. 70%~80%
   E. 75%~80%

29. 经治疗症状控制后,患者可进行运动训练,其运动频率宜
   A. 每周 2~3 次
   B. 每周 3~4 次
   C. 每周 4~5 次
   D. 每周 6~7 次
   E. 每天 7~8 次

(30~32 题共用题干)

患者,男性,75 岁,反复咳嗽、咳痰伴喘息 20 年,5 年前出现逐渐加重的呼吸困难,诊断为 COPD,目前处于缓解期。

30. 诊断该疾病的金标准是
   A. 胸部 X 线
   B. 血气分析
   C. 肺功能检查
   D. 血常规
   E. 心电图

31. 对此类患者的日常生活能力评估共分为
   A. 2 级
   B. 3 级
   C. 4 级
   D. 5 级
   E. 6 级

32. 为提高患者的运动能力,指导患者进行有氧运动训练时,强度为
   A. 每次运动后心率增加 10%~20%,并在停止运动后 3~5 分钟恢复到安静值为宜
   B. 每次运动后心率增加 10%~20%,并在停止运动后 5~10 分钟恢复到安静值为宜
   C. 每次运动后心率增加 20%~30%,并在停止运动后 3~5 分钟恢复到安静值为宜
   D. 每次运动后心率增加 20%~30%,并在停止运动后 5~10 分钟恢复到安静值为宜
   E. 每次运动后心率增加 25%~30%,并在停止运动后 10~15 分钟恢复到安静值为宜

(33~35 题共用题干)

患者,男性,90 岁,反复咳嗽、咳痰 30 多年,活动后气促 10 年,加重 5 天,近 3 天伴嗜睡,吸烟史 40×20 年支,体检:双肺布满干湿啰音,以湿啰音为主,双下肢水肿,动脉血气:pH 7.30,PaO_2 47mmHg,$PaCO_2$ 80mmHg。

33. 最有可能的诊断是

A. 支气管炎　　　　　　　　B. 支气管肺炎　　　　　　　C. COPD

D. 支气管哮喘　　　　　　　E. 慢性呼吸衰竭

34. 患者完成一般性活动后,气短、气急严重,不能耐受。则其呼吸困难评分为

A. Ⅰ级　　　　　　　　　　B. Ⅱ级　　　　　　　　　　C. Ⅲ级

D. Ⅳ级　　　　　　　　　　E. Ⅴ级

35. 纠正该患者的缺氧症状快速有效的手段是

A. 给予祛痰药　　　　　　　B. 插管吸痰　　　　　　　　C. 超声雾化

D. 呼吸器　　　　　　　　　E. 吸氧

(三)简答题

1. 慢性阻塞性肺病可出现哪些呼吸功能障碍?

2. COPD 根据日常生活能力如何分级?

3. 慢性阻塞性肺病保持和改善呼吸道的通畅的康复护理措施有哪些?

4. 支气管哮喘患者的主要功能障碍有哪些?

5. 慢性呼吸衰竭患者的呼吸肌功能评估包括哪些? 如何评估?

6. 如何对支气管哮喘患者进行康复护理指导?

7. 如何对慢性呼吸衰竭患者进行康复护理指导?

8. 慢性阻塞性肺病患者如何进行有氧训练?

(四)论述题

1. 患者李某,男性,65 岁。咳嗽,咳痰,喘憋 30 年,诊断为慢性阻塞性肺病。

(1)简述如何对该患者进行运动功能的评估?

(2)结合该病例的运动功能障碍提出相应的康复护理措施。

2. 慢性呼吸衰竭的主要功能障碍有哪些? 如何保持和改善呼吸道的通畅?

3. 支气管哮喘患者运动功能评定包括哪些? 如何指导患者进行提高活动能力的训练?

4. 患者,男性,75 岁,反复咳嗽、咳痰伴喘息 20 年,5 年前出现逐渐加重的呼吸困难,诊断为
COPD,目前处于缓解期。如何指导患者进行康复训练和家庭氧疗?

5. 慢性呼吸衰竭患者心理障碍有什么特点? 应如何进行心理支持?

参考答案

(一)名词解释

1. 慢性阻塞性肺疾病:简称慢阻肺,是一组以气流受限为特征的肺部疾病,其气流受限不完全可
逆且呈进行性发展。

2. 支气管哮喘:简称哮喘,是由嗜酸性粒细胞、肥大细胞、T 细胞、中性粒细胞、气道上皮细胞等多
种细胞以及细胞组分共同参与的慢性气道炎症性疾病。

3. 氧疗:是通过吸入一定浓度的氧气,从而提高肺泡内氧分压,提高动脉血氧分压和血氧饱和度,
增加可利用氧的方法。

4. 恒定运动负荷法:是在恒定代谢状态下测定受试者的心肺功能。

5. 运动负荷递增法:按一定的运动方案,每间隔一定时间增加一定负荷量,根据终止条件结束
运动。

6. 呼吸肌力量:是指呼吸肌最大收缩能力,测定的指标有最大吸气压及最大呼气压。

7. 呼吸肌耐力:是指呼吸肌维持一定通气水平的能力,可用最大自主通气和最大维持通气量来
反映。

8. 呼吸肌疲劳:是指在呼吸过程中,呼吸肌不能维持或产生需要的或预定的力量。

（二）选择题

【A₁】型题

1. C　2. A　　3. E　　4. B　　5. B　　6. C　　7. E

【A₂】型题

8. D　　9. C　　10. D　　11. E　　12. E　　13. C　　14. A　　15. B

【A₃】型题

16. B　　17. D　　18. E　　19. D　　20. B　　21. D　　22. B　　23. D

【A₄】型题

24. C　　25. B　　26. E　　27. E　　28. E　　29. B　　30. C　　31. E　　32. D　　33. E

34. E　　35. E

（三）简答题

1. 慢性阻塞性肺病可出现哪些呼吸功能障碍？

答：①有效呼吸降低；②病理式呼吸模式；③呼吸肌无力；④能耗增加。

2. COPD 根据日常生活能力如何分级？

答：分为 0~5 级。

0 级　虽存在不同程度的肺气肿，但活动如常人，对日常生活无影响，活动时无气短。

1 级　一般劳动时出现气短。

2 级　平地步行无气短，较快行走、上坡或上下楼梯时气短。

3 级　慢走不及百步即有气短。

4 级　讲话或穿衣等轻微动作时即有气短。

5 级　安静时出现气短、无法平卧。

3. 慢性阻塞性肺病保持和改善呼吸道通畅的康复护理措施有哪些？

答：（1）指导患者正确的体位：患者采取坐位或半卧位，有利于肺扩张。

（2）指导患者进行有效咳嗽。

（3）胸部叩击和振动：体位引流时配合胸部叩击技术，可使黏附在支气管内的分泌物脱落并移至较大的支气管较易排出。良好的振动操作来自操作者从肩到手的等长收缩上肢的肌肉。

（4）体位引流：通过摆放适当的体位，使患者受累肺段支气管尽可能垂直地面，利用重力作用，促使肺叶特别是肺段气道内的分泌物引流排出。

4. 支气管哮喘患者的主要功能障碍有哪些？

答：（1）生理功能障碍：表现为肺功能改变、气流受限。哮喘发作时，有关呼气流速的各项指标均显著下降。

（2）心理功能障碍：主要表现为自卑、抑郁、沮丧甚至绝望。

（3）日常生活活动能力下降。

（4）社会参与能力受限：哮喘反复发作最终会影响患者的生活质量、劳动生产能力、就业和社会交往等能力。

5. 慢性呼吸衰竭患者的呼吸肌功能评估包括哪些？如何评估？

答：呼吸肌功能评估：包括呼吸肌力量（最大吸气压及最大呼气压）、呼吸肌耐力及呼吸肌疲劳的测定。

（1）呼吸肌力量：呼吸肌力量是指呼吸肌最大收缩能力，测定的指标有最大吸气压及最大呼气压。其测定方法是让受试者在残气位和肺总量位时，通过口器与其相连管道最大用力吸气和呼气时所测得的最大并维持至少 1 秒的口腔压，它是对全部吸气肌和呼气肌的强度测定。

（2）呼吸肌耐力：呼吸肌耐力是指呼吸肌维持一定通气水平的能力，可用最大自主通气和最大维持通气量来反映。前者的测定方法是让受试者做最大最深呼吸 12 秒或 15 秒所计算出的每分最大通气量。正常人最大自主通气动作可以维持 15～30 秒。最大维持通气量是达到 60% 最大通气时维持 15 分钟的通气量。

（3）呼吸肌疲劳：呼吸肌疲劳是指在呼吸过程中，呼吸肌不能维持或产生需要的或预定的力量。临床可采用膈肌肌电图或膈神经电刺激法评估患者的膈肌疲劳状况。

6. 如何对支气管哮喘患者进行康复护理指导？

答：（1）疾病知识指导：向患者及家属解释本病的发生、发展过程及导致疾病加重的因素；嘱患者注意防寒、保暖，防治各种呼吸道感染；告知患者戒烟是防治本病的重要措施；改善环境卫生，加强劳动保护，避免烟雾、粉尘和刺激性气体对呼吸道的影响；在呼吸道传染病流行期间，尽量少去公共场所。

（2）用药指导：告知患者各种药物的作用、用药的剂量、用法及不良反应，让患者学会药物自我管理的策略。让患者理解坚持用药的重要性，即使症状消失。当症状恶化或出现严重不良反应时应及时就诊。指导患者正确使用气雾剂。

（3）康复训练指导：指导患者进行呼吸功能训练如腹式呼吸、缩唇呼吸运动等，教会患者放松技巧，如气功、深呼吸等。

（4）避免不良刺激：指导患者识别可能的激发因子，寻找如何预防的措施；避免与变应原等激发因子的接触，如通过改善家居环境，避免接触有污染的空气（如花粉、吸烟环境、冷空气等），注意某些易致敏食物和药物。

（5）指导患者学会自我监测病情。

7. 如何对慢性呼吸衰竭患者进行康复护理指导？

答：（1）疾病知识指导：向患者及家属解释本病的发生、发展过程及导致疾病加重的因素，慢性呼衰患者度过危重期后，关键应就预防和及时处理呼吸道感染的诱因，以减少急性发作，尽可能延缓肺功能恶化的进程。避免吸烟和其他可能加重本病的因素，控制各种并发症；积极治疗和预防呼吸道感染，及时有效地排痰，建立通畅气道。

（2）指导各种呼吸训练方法：指导患者进行正确的有效咳嗽、排痰技术及呼吸训练方法，提高自我护理能力，以保持呼吸道的通畅，促进康复。

（3）各种治疗的指导：包括用药指导、家庭氧疗指导、指导患者及家属学会合理的家庭氧疗方法，保证用氧安全。

（4）活动与休息指导：根据患者的病情和对日常生活活动的耐受力，指导患者合理安排活动与休息。

（5）饮食指导：指导患者摄入足够的热量且富含食物纤维的饮食，并注意保证水的摄入。

8. 慢性阻塞性肺病患者如何进行有氧训练？

答：（1）上肢锻炼：可以加强辅助呼吸肌群的力量，如胸大肌、胸小肌等。可以让患者用体操棒做高度超过肩部的各个方向的练习或高过头的上肢套圈练习，还可让患者手持重物（0.5～3kg）做高过肩部的活动，每活动 1～2 分钟，休息 2～3 分钟，每日 2 次。

（2）下肢训练：可以增加 COPD 患者的活动耐力、减轻呼吸困难的症状、改善整体功能和精神状态。呼吸功能康复锻炼过程传统上集中在下肢训练，常用活动平台 treadmill，或步行、登山、骑车等方法。以骑自行车和行走锻炼的方式训练耐力是最常见的训练方法。

（3）其他运动训练：户外步行（走平路）是一种简单易行又有效的方法。游泳、踏车、上下楼梯、爬山、做呼吸操、气功等也是有效的锻炼方法。通常先作最简单的 12 分钟行走距离测定，了解患者的活动能力。然后采用亚极量行走和登梯练习，改善患者的耐力。开始进行 5 分钟活动，休息适应后逐渐增加活动时间。当患者能耐受每次 20 分钟运动后，即可增加运动量。每次运动后心率应至少增加 20%～30%，并在停止运动后 5～10 分钟恢复到安静值。

（四）论述题

1. 患者，男性，65岁。咳嗽，咳痰，喘憋30年，诊断为慢性阻塞性肺病。

（1）简述如何对该患者进行运动功能的评估？

（2）结合该病例的运动功能障碍提出相应的康复护理措施？

答：（1）通过运动功能试验可获得最大耗氧量、无氧阈、定量运动耗氧量等资料。主要的测定方法有：①运动负荷试验。②计时步行距离测定。③耐力运动试验。④呼吸肌力测定。

（2）①氧疗：可通过鼻导管、面罩或机械通气给氧，SaO_2上升至>90%或PaO_2>8.0kPa（60mmHg），而$PaCO_2$上升不超过1.3kPa（10mmHg）。每天持续低流量（小于2L/min）吸氧10~15小时，可改善活动协调性、运动耐力和睡眠。②有氧训练包括上肢锻炼：患者用体操棒做高度超过肩部的各个方向的练习或高过头的上肢套圈练习，还可让患者手持重物（0.5~3kg）做高过肩部的活动，每活动1~2分钟，休息2~3分钟，每日2次。下肢训练：呼吸功能康复锻炼过程传统上集中在下肢训练，常用活动平台treadmill，或步行、登山、骑车等方法。其他运动训练：户外步行（走平路）是一种简单易行又有效的方法。游泳、踏车、上下楼梯、爬山、做呼吸操、气功等也是有效的锻炼方法。开始进行5分钟活动，休息适应后逐渐增加活动时间。当患者能耐受每次20分钟运动后，即可增加运动量。每次运动后心率应至少增加20%~30%，并在停止运动后5~10分钟恢复到安静值。

2. 慢性呼吸衰竭的主要功能障碍有哪些？如何保持和改善呼吸道的通畅？

答：主要功能障碍有：①呼吸功能障碍：主要为呼吸困难，多数患者有明显的呼吸困难，表现在呼吸频率、节律和幅度的改变。②运动功能障碍：于运动增加耗氧量可加重缺氧，造成呼吸困难，因此CRF患者常因惧怕缺氧而不敢运动，导致运动能力下降。运动减少又使心肺功能适应性下降，进一步加重运动障碍，形成恶性循环。③认知功能障碍：以智力或定向功能障碍多见。④日常生活活动能力：哮喘反复发作将影响患者的购物、家务劳动等日常生活活动能力。⑤参与能力受限：哮喘反复发作最终会影响患者的生活质量、劳动生产能力、就业和社会交往等能力。⑥心理障碍：患者往往情绪低落并感焦虑。急性发作时严重缺氧、濒死的感觉及机械通气治疗更使患者感到恐惧、孤独无助、悲观绝望。严重干扰患者的休息及睡眠，给患者带来极大的心理压力和精神负担。

保持和改善呼吸道的通畅措施有：①保持呼吸道通畅：在氧疗和改善通气之前，必须采取各种措施，使呼吸道保持通畅。首先要注意清除口咽部分泌物或胃内反流物，预防呕吐物反流至气管。口咽部护理和鼓励患者咳痰很重要，可用多孔导管经鼻孔或经口腔吸引法，清除口咽部潴留物。此法亦能刺激咳嗽，有利于气道内痰液的咳出。对于痰多、黏稠难咳出者，要经常鼓励患者咳痰。多翻身拍背，协助痰液排出；给予祛痰药使痰液稀释。对于有严重排痰障碍者可考虑用纤支镜吸痰。吸痰时可同时作深部痰培养以分离病原菌。②合理的氧疗还能减轻呼吸做功和降低缺氧性肺动脉高压，减轻右心负荷。常用的氧疗法为双腔鼻管、鼻导管、鼻塞或面罩吸氧。③对于严重呼吸衰竭患者，机械通气是抢救其生命的重要措施，是能使呼吸肌休息、减少做功的有效方法。对慢性呼吸衰竭患者，无创通气的使用没有严格的限制，以达到缓解呼吸困难、增加机体活动能力、提高生活质量为基准。

3. 支气管哮喘患者运动功能评定包括哪些？如何指导患者进行提高活动能力的训练？

答：运动功能评定：运动负荷试验、耐力运动试验、呼吸肌力测定。

提高活动能力的训练：适当的运动训练可增强体质，改善呼吸困难，增强呼吸困难的耐受力，方法有散步、慢跑、游泳、踏车、爬山、上下楼梯、呼吸操、太极拳、气功。其中散步是支气管哮喘患者最安全的运动方式，患者可以以较快的步伐走到全身发热、有疲劳感为止；也可进行慢跑训练，但速度及时间应因人而异，循序渐进。如果进行游泳训练，应注意避免呛水或过于剧烈，应妥善掌握运动量，坚持训练。需要注意的是，运动治疗应在哮喘缓解期进行；不得剧烈活动，有时运动本身也是诱发支气管哮喘发作的因素之一，一般采用中等强度即60%~80%最大运动能力或60%~80%最大心率；运动频率宜每周3~4次，每次30~40分钟；在进行较长时间运动前5分钟，可预防性地吸入支气管扩张药；运动中一旦出现胸闷、气急等症状,应立刻停止并休息观察,必要时至医院就诊。

4. 患者,男性,75 岁,反复咳嗽、咳痰伴喘息 20 年,5 年前出现逐渐加重的呼吸困难,诊断为COPD,目前处于缓解期。如何指导患者进行康复训练和家庭氧疗?

答:(1)康复训练指导:根据患者心肺功能和体力情况,为患者制订康复锻炼计划,如慢跑、快走、打太极拳等,提高机体抵抗力。鼓励患者采取坐位或半卧位,进行有效咳嗽、胸部叩击、体位引流,保持和改善呼吸道的通畅。指导患者进行放松练习、腹式呼吸、缩唇呼吸、以主动呼气的习惯代替主动吸气的习惯等呼吸训练。鼓励患者进行耐寒锻炼,如冷水洗脸、洗鼻等。教会患者及家属判断呼吸困难的程度,合理安排工作和生活。康复训练一定要在病情稳定的时候进行,在训练中如果感到不适及时与医生取得联系。量力而行、循序渐进、持之以恒。

(2)家庭氧疗指导:让患者及家属了解吸氧的目的及必要性。长期持续低流量(小于 2L/min)吸氧可提高患者生活质量,使 COPD 患者生存率提高 2 倍。告知患者吸氧时注意安全,远离火源、高温,搬运时要轻拿轻放,防止火灾和爆炸。吸氧过程中禁止吸烟。氧疗装置要定期更换、清洁和消毒。

5. 慢性呼吸衰竭患者心理障碍有什么特点?应如何进行心理支持?

答:(1)心理障碍特点:CRF 患者多为老年人,生活自理能力下降,再加上疾病反复发作呈进行性加重,严重影响患者的生活质量,因此患者往往情绪低落并感焦虑。急性发作时严重缺氧、濒死的感觉及机械通气治疗更使患者感到恐惧、孤独无助、悲观绝望。严重干扰患者的休息及睡眠,给患者带来极大的心理压力和精神负担。

(2)心理支持:通过对患者的指导、劝解、疏导、帮助、安慰、保证,使其克服焦虑、悲观、无助、绝望等心理危机,去适应和面对病残的现状。帮助患者解除焦虑、抑郁、恐惧等心理问题,树立战胜疾病的信心。放松训练是指通过一定有肌肉放松训练程序,有意识地控制自身的心理活动,阻断精神紧张和肌肉紧张所致的呼吸短促的恶性循环不,减少机体能量的消耗,改善缺氧状态,提高呼吸效率。因此放松训练在 CRF 患者中占有重要地位。放松训练主要是在治疗师或患者自己(默念)的指导语下进行,分以下三个步骤:①练习与体验呼-吸与紧张-放松的感觉;②各部肌肉放松训练,如头部、颈部、肩部等;③放松训练结束语。

(刘 芳)

第十章
常见心血管疾病病人康复护理

一、学习要点与重点难点

冠心病

【学习要点】

1. 冠心病的概念。

2. 冠心病的主要功能障碍、康复护理评估、康复护理措施、康复护理指导。

【重点难点】

1. 冠心病的主要功能障碍。

2. 冠心病的康复护理措施。

3. 冠心病的康复护理指导。

慢性充血性心力衰竭

【学习要点】

1. 慢性充血性心力衰竭的概念。

2. 慢性充血性心力衰竭的主要功能障碍、康复护理评估、康复护理措施、康复护理指导。

【重点难点】

1. 慢性充血性心力衰竭的主要功能障碍。

2. 心脏功能评估。

3. 充血性心力衰竭的康复护理措施。

4. 充血性心力衰竭的康复护理指导。

原发性高血压

【学习要点】

1. 高血压的定义和分类。

2. 高血压的主要功能障碍、康复护理评估、康复护理措施、康复护理指导。

【重点难点】

1. 高血压的主要功能障碍。

2. 高血压的康复护理评估。

3. 高血压的康复护理措施。

4. 高血压的康复护理指导。

二、习题及参考答案

习题：

（一）名词解释

1. 冠状动脉粥样硬化性心脏病

2. 心电运动试验

3. 慢性充血性心力衰竭

4. 原发性高血压

（二）选择题

【A₁】型题

1. 冠心病的主要病因是

 A. 严重贫血   B. 心肌肥厚

 C. 先天性冠状动脉畸形   D. 风湿性冠状动脉炎

 E. 冠状动脉粥样硬化

2. 患者无症状,但静息、动态时或负荷试验心电图示有 ST 段压低,T 波减低、变平或倒置等心肌缺血的客观证据,属于以下冠心病哪种类型

 A. 无症状性心肌缺血 B. 心绞痛   C. 心肌梗死

 D. 缺血性心肌病   E. 猝死

3. 下列哪项是冠心病患者的长期康复护理目标

 A. 能运用缓解心前区疼痛的方法并控制疼痛

 B. 能运用正确的康复护理措施预防心绞痛的发作

 C. 在确保患者安全的情况下,进行运动能力 2~3METₛ 的日常生活活动

 D. 创造良好的生活和训练环境

 E. 通过综合康复护理,使患者自觉改变不良的生活习惯

4. 冠心病的康复教育以下**不正确**的是

 A. 保持心情舒畅,乐观对待疾病 B. 培养良好的饮食习惯

 C. 保持大便通畅   D. 运动后可即时热水浴或洗热水澡

 E. 为冠心病患者提供有关性生活方面的指导

5. 下列哪项**不属于**慢性充血性心力衰竭基本病因

 A. 心肌梗死   B. 心肌缺血   C. 高血压

 D. 室间隔缺损   E. 心律失常

6. 慢性充血性心力衰竭最常见的诱因为

 A. 呼吸道感染   B. 室上性心动过速   C. 输血

 D. 情绪激动   E. 气候的急剧变化

7. 下列对高血压患者的康复护理指导中正确的是

 A. 倘若一次剂量忘了服用,可服双倍剂量以追加上次剂量

 B. 服用抗高血压制剂 3 小时内应避免洗热水澡或做耗费体力的运动

 C. 高血压患者可以大量饮酒和饮用咖啡

 D. 高血压患者每晚睡足 6 小时即可

 E. 高血压患者可以适当吸烟

8. 患者,男,46岁,患冠心病5年,近1年活动后易出现胸闷、气短等症状,该患者经常出现便秘,康复护士对其进行指导**错误**的是

    A. 患者务必保持大便通畅   B. 如果出现便秘,应该使用通便剂

    C. 提倡蹲位大便   D. 禁忌在大便时过分用力

    E. 多摄入粗纤维食物

9. 李某,72岁,患慢性充血性心力衰竭2年,近日病情加剧,休息时即会出现疲倦、心悸、呼吸困难或心绞痛等现象,根据患者的表现,该患者的心脏功能评估等级为

    A. 一级   B. 二级   C. 三级

    D. 四级   E. 五级

10. 张某,75岁,患有高血压二十余年,今日晨患者出现头痛、烦躁、呕吐、面色苍白,测量血压,收缩压280mmHg,舒张压130mmHg,心率120次/分,立即送往医院抢救,该患者可能出现了

    A. 恶性高血压   B. 高血压复发   C. 高血压危象

    D. 高血压脑病   E. 难治性高血压

11. 患者,女,71岁。患风湿性心脏病史16年,最近2周经常发生夜间阵发性呼吸困难。下列护理措施中最重要的一项是

    A. 吸氧   B. 加强夜间巡视   C. 安置于半卧位

    D. 给予镇静剂   E. 备妥气管插管及呼吸器

12. 患者,女,52岁。因高血压3年,血压控制不好,来医院就诊,护士给其进行健康宣教时,讲解原发性高血压治疗的目的是

    A. 降低颅内压   B. 预防和延缓并发症的发生   C. 明确高血压的原因

    D. 减轻体重   E. 推迟动脉硬化

(13~16共用题干)

患者,女性,51岁,劳力性呼吸困难,心悸、气短、少尿,下肢水肿1年多,2周前出现咽痛、咳嗽、咳黄痰后呼吸困难加重,夜间不能平卧。入院后,检查发现,左、右心室扩张,弥漫性运动不良。

13. 根据上述临床表现和辅助检查,该患者最可能的诊断是

    A. 上呼吸道感染   B. 慢性心力衰竭   C. 急性左心衰竭

    D. 急性右心力衰竭   E. 心包炎

14. 导致病情加重的原因是

    A. 上呼吸道感染   B. 电解质紊乱   C. 心肌炎

    D. 太过劳累   E. 治疗药物中毒

15. 该患者住院期间

    A. 活动不受限制   B. 从事轻体力活动

    C. 增加睡眠时间,可起床做轻微活动   D. 卧床休息,限制活动量

    E. 严格卧床休息,采取半卧位

16. 患者出院时,护士健康教育的内容**不正确**的是

    A. 避免心力衰竭诱因

    B. 按医嘱服药,定期门诊复查

    C. 食谱选择不受限制,以促进食欲为主

    D. 观察水肿情况,每日监测体重

    E. 适量运动,以不出现心悸、气短为度

【A₄】型题

(17~19 共用题干)

患者,男,61 岁,诊断为高血压 10 余年,近半个月来血压升高较快,伴心悸、多汗、烦躁,今日晨起发现,患者吐字不清,一侧肢体瘫痪,家属将其送入医院,测量血压 190/115mmHg。

17. 该患者目前血压分级属于

    A. 0 级   B. 1 级   C. 2 级

    D. 3 级   E. 4 级

18. 该患者可能出现了

    A. 脑梗死   B. 脑出血   C. 脑血栓形成

    D. 短暂性脑缺血发作   E. 蛛网膜下腔出血

19. 对该患者进行出院健康指导,下列**不正确**的是

    A. 及早进行康复治疗

    B. 坚持康复训练,提高日常生活活动能力

    C. 遵医嘱按时服药

    D. 加强社会支持系统

    E. 给予高热量饮食

(三) 简答题

1. 简述冠心病分型。

2. 冠心病患者的主要功能障碍有哪些?

3. 冠状动脉造影的主要指征包括哪些?

4. 慢性充血性心力衰竭常见的诱因包括哪些?

5. 慢性充血性心力衰竭患者的主要功能障碍有哪些?

6. 简述心脏功能评估。

7. 如何指导慢性充血性心力衰竭患者合理用药?

8. 如何提高高血压患者日常生活活动能力?

9. 冠心病临床康复分期。

(四) 论述题

患者,女性,58 岁,一个月前无明显诱因出现心悸,为阵发性。无胸痛,气短、恶心、发热等症状。在家口服步长稳心颗粒后,症状略有改善。查体:血压 150/90mmHg、脉搏 70 次/分、口唇无发绀、颈软、颈静脉无怒张、胸廓对称,双肺无干湿性啰音,心率 70 次/分,律不齐,偶可闻及期前收缩,各瓣膜听诊区未闻及病理性杂音,腹软、全腹无压痛及反跳痛,肝脾,肝脾不大,双下肢无水肿。心电图:室性期前收缩,ST-T 改变。如何对该患者进行康复护理指导?

参考答案:

(一) 名词解释

1. 冠状动脉粥样硬化性心脏病:简称冠心病,是一种最常见的心脏病,是指因冠状动脉粥样硬化或因冠状动脉功能性改变导致血管狭窄、阻塞、供血不足而引起的心肌缺血、缺氧或坏死的心脏病,故又称缺血性心脏病。

2. 心电运动试验:是指通过逐步增加运动负荷,以心电图为主要检测手段,并通过试验前、中、后心电和症状以及体征的反应来判断心肺功能的试验方式。

3. 慢性充血性心力衰竭:简称心衰,是指在有适量静脉血回流的情况下,由于心脏收缩和(或)舒张功能障碍,心排血量不足以维持组织代谢需要的一种病理状态。

4. 原发性高血压:是以血压升高为主要临床表现伴或不伴有多种心血管危险因素的综合征,通常

简称为高血压。

（二）选择题

【A₁】型题

1. E   2. A   3. E   4. D   5. E   6. A   7. B

【A₂】型题

8. C   9. D   10. C   11. C   12. B

【A₃】型题

13. B   14. A   15. E   16. C

【A₄】型题

17. D   18. B   19. E

（三）简答题

1. 简述冠心病分型?

答:①无症状性心肌缺血;②心绞痛;③心肌梗死;④缺血性心肌病;⑤猝死。

2. 冠心病患者的主要功能障碍有哪些?

答:①循环功能障碍;②呼吸功能障碍;③全身运动耐力减退;④代谢功能障碍;⑤行为障碍。

3. 冠状动脉造影的主要指征包括哪些?

答:①在内科治疗中,心绞痛仍较重者。冠脉造影以明确动脉病变情况,选择介入性治疗或旁路移植;②胸痛似心绞痛而不能确诊者;③中老年患者心脏增大、心力衰竭、心律失常、疑有冠心病而无创性检查未能确诊者。

4. 慢性充血性心力衰竭常见的诱因包括哪些?

答:①感染性疾病;②心律失常;③输血、输液或摄盐量过多;④体力过劳、精神压力过重及情绪激动;⑤环境、气候的急剧变化。

5. 慢性充血性心力衰竭患者的主要功能障碍有哪些?

答:①呼吸功能障碍;②活动能力减退;③体液及电解质失衡障碍;④精神和心理障碍;⑤其他系统的障碍:少尿及肾功能损害、消化系统及神经系统障碍等。

6. 简述心脏功能评估。

答:美国纽约心脏协会根据心脏衰竭临床症状的严重度与活动上功能的限制分成四级。

第一级:不会造成活动上之限制;日常活动无疲倦、心悸、呼吸困难或心绞痛等现象;患者可完全做到大于 7 单位代谢当量的活动。

第二级:会造成活动上轻度的限制;繁重的日常活动会使患者出现疲倦、心悸、呼吸困难或心绞痛等现象;可完全做到大于 5 单位代谢当量的活动。

第三级:会造成活动上严重的限制;患者休息时无不适,日常活动会出现疲倦、心悸、呼吸困难或心绞痛等现象;可完全做到大于 2 单位代谢当量的活动。

第四级:会造成活动的绝对限制及不适;患者在休息时即会出现疲倦、心悸、呼吸困难或心绞痛等现象;在试行活动时,不适症状会加剧;患者无法做到需要超过 2 单位代谢当量的活动。

7. 如何指导慢性充血性心力衰竭患者合理用药?

答:(1)若患者使用洋地黄制剂,应指导家属与患者如何每日测量与记录心跳或脉搏速率。

(2)利尿剂应在早晨服用,以免出现夜尿现象。

(3)若患者服用排钾利尿剂(如 Furosemide),应教导患者如何观察低血钾的征象与症状,并由饮食中添加钾之补充(如柳丁、橘子、香蕉、枇杷)。

8. 如何提高高血压患者日常生活活动能力?

答:(1)日常生活计划表:与患者一起制订日常生活计划表,让患者选择自我照顾活动及协助的方法使患者有控制感。

（2）足够的时间：提供足够的时间，让患者完成自我照顾活动。

（3）协助日常活动：患者无法自行完成的活动，应从旁协助。

（4）正向回馈：常给予正向回馈，使患者有建立自我照顾的信心。

（5）社会支持：将家属及重要的亲友纳入整个康复护理计划中，告知他们的进展，鼓励他们参与。

9. 冠心病临床康复分期？

答：根据冠心病康复治疗的特征，国际上将康复治疗分为三期：

Ⅰ期：指急性心肌梗死或急性冠脉综合征住院期康复，冠状动脉分流术（CABG）或经皮冠状动脉腔内成形术（PTCA）术后早期康复阶段。一般为发病后 1~2 周开始，发达国家此期已经缩短到 3~7 天。因此，Ⅰ期康复的实际时间应是发病后的住院期间。

Ⅱ期：自患者出院开始，至病情完全稳定为止，时间 5~6 周。由于急性阶段缩短，Ⅱ期的时间也趋向于逐渐缩短。

Ⅲ期：指病情长期处于较稳定状态，或Ⅱ期过程结束的冠心病患者，包括陈旧性心肌梗死、稳定性心绞痛及隐性冠心病，PTCA 或 CABG 后的康复也属于此期。一般为 2~3 个月，患者的自我锻炼应该持续终身。有人将终身维持的锻炼期列为第Ⅳ期。

（四）论述题

患者，女性，58 岁，一个月前无明显诱因出现心悸，为阵发性。无胸痛，气短、恶心、发热等症状。在家口服步长稳心颗粒后，症状略有改善。查体：血压 150/90mmHg、脉搏 70 次/分、口唇无发绀、颈软、颈静脉无怒张、胸廓对称，双肺无干湿性啰音，心率 70 次/分，律不齐，偶可闻及期前收缩，各瓣膜听诊区未闻及病理性杂音，腹软、全腹无压痛及反跳痛，肝脾，肝脾不大，双下肢无水肿。心电图：室性期前收缩，ST-T 改变。如何对该患者进行康复护理指导？

答：（1）向患者及家属介绍冠心病、高血压疾病的知识及药物治疗的作用及运动的重要性；避免竞技性运动。

（2）向患者及家属介绍冠心病的危险因素，生活行为与冠心病的影响关系。

（3）饮食指导：估测每天热量摄入，给予低脂、易消化饮食，避免摄入酸、辣、刺激性食物；勿食或少食脂肪、胆固醇含量高的食物；戒烟酒，多吃水果蔬菜。测定体重指数，防治高血压、糖尿病、高脂血症和肥胖。

（4）教会患者调整心理状态和处理应激的技巧和放松方法等。

（5）注意周围环境因素对运动反应的影响：包括寒冷和炎热气候要相对降低运动量和运动强度，避免在阳光下和炎热气温时剧烈运动（理想环境：温度 4~28℃，风速<7m/s）；穿宽松、舒适、透气的衣服和鞋子；上坡时要减慢速度；饭后不作剧烈运动；感冒或发热症状和体征消失 2 天以上再恢复运动。训练必须持之以恒，如间隔 4~7 天以上，再开始运动时宜稍减低强度。

（6）注意病情加重征兆：识别心绞痛、心肌梗死临床表现，指导硝酸甘油的使用注意事项：随身携带，保证药物有效，避光保存；如发生心绞痛立即舌下含服，如无效可连服 3 次；服用后应取坐位或卧位；若服用 3 次仍无效则高度怀疑心肌梗死，应立即送医院诊治；硝酸甘油不要与酒精、咖啡、浓茶同时服用。应定期到医院做身体检查。

（鲍秀芹　孔祥颖）

第十一章
常见内分泌与代谢疾病病人康复护理

一、学习要点与重点难点

糖尿病

【学习要点】

1. 糖尿病患者的主要功能障碍、康复护理评估、康复护理措施、康复护理指导。

2. 糖尿病的概念、分型和诊断标准。

【重点难点】

1. 糖尿病的生理功能障碍。

2. 糖尿病肾病、糖尿病多发性神经病变、糖尿病足的康复护理评估。

3. 糖尿病的运动康复护理措施。

4. 糖尿病足的康复护理措施。

骨质疏松症

【学习要点】

1. 骨质疏松症的定义。

2. 骨质疏松症的病因及分类、骨质疏松症主要的功能障碍。

【重点难点】

1. 骨质疏松症的康复护理措施及康复指导。

2. 骨质疏松症的预防。

二、习题及参考答案

（一）名词解释

1. 糖尿病

2. 糖化血红蛋白

3. 空腹血糖调节受损

4. 糖耐量减低

5. 糖尿病足

6. 踝肱压力指数

7. 骨质疏松症

8. 继发性骨质疏松症

9. 原发性骨质疏松症

（二）选择题

【A₁】型题

1. 胰岛素由胰腺的哪一种细胞分泌的
   - A. α细胞
   - B. β细胞
   - C. γ细胞
   - D. δ细胞
   - E. ε细胞

2. 空腹血糖调节受损是指患者的空腹血糖为
   - A. 3.9~6.0mmol/L
   - B. 6.1~6.9mmol/L
   - C. 7.0~7.7mmol/L
   - D. 7.8~11.0mmol/L
   - E. ≥11.1mmol/L

3. 糖尿病患者致残、截肢的主要原因是
   - A. 感觉功能障碍
   - B. 视网膜病变
   - C. 神经功能障碍
   - D. 踝关节以下部位皮肤溃疡、肢端坏疽或感染
   - E. 心功能障碍

4. 糖尿病视网膜病变的原因主要是由于
   - A. 运动神经病变
   - B. 感觉神经病变
   - C. 微血管病变
   - D. 大血管病变
   - E. 交感神经病变

5. 糖尿病患者靶心率一般采用运动试验中最高心率的
   - A. 50%~60%
   - B. 50%~70%
   - C. 60%~70%
   - D. 60%~80%
   - E. 70%~80%

6. 根据2013年中国2型糖尿病防治指南,我国2型糖尿病患者的糖化血红蛋白的控制目标是
   - A. <5.0%
   - B. <6.0%
   - C. <7.0%
   - D. <8.0%
   - E. <9.0%

7. 骨质疏松的病理基础是
   - A. 骨有机成分减少,钙盐增加
   - B. 骨有机成分增加,钙盐减少
   - C. 骨有机成分正常,钙盐增加
   - D. 骨有机成分正常,钙盐减少
   - E. 骨有机成分和钙盐均减少

8. 关于骨质疏松症的定义,以下哪项说法**不正确**
   - A. 以骨量减少为特征
   - B. 以骨组织微结构退化为特征
   - C. 骨的脆性增加
   - D. 往往是一种局部性代谢性骨病
   - E. 骨折危险性增加

9. Ⅰ型骨质疏松症特指
   - A. 绝经后骨质疏松症
   - B. 老年性骨质疏松症
   - C. 继发性骨质疏松症
   - D. 特发性骨质疏松症
   - E. 原发性骨质疏松症

10. 以下哪项**不是**继发性骨质疏松症的原因
    - A. 内分泌代谢性疾病
    - B. 长期使用糖皮质激素
    - C. 营养不良
    - D. 衰老
    - E. 失用

11. 以下**不属于**骨质疏松症的治疗药物的是
    - A. 钙尔奇D
    - B. 鲑鱼降钙素鼻喷剂(密钙息)
    - C. 维生素D
    - D. 阿仑膦酸钠(福善美)

E. 塞来昔布(西乐葆)

【A₂】型题

12. 患者张某,男,46岁,2型糖尿病患者,近日来多尿、恶心、呕吐、腹痛、嗜睡,随后神志不清,血糖17.2mmol/L,血酮体2.4mmol/L,血乳酸1.3mmol/L。此患者可能是

    A. 脑出血   B. 急性胰腺炎   C. 糖尿病酮症酸中毒昏迷

    D. 非酮症高渗昏迷   E. 乳酸性酸中毒

13. 患者刘某,男,56岁,2型糖尿病病史20余年。查体:T:36.5℃,P:70次/分,R:19次/分,BP:134/73mmHg。查体:神清,精神可,心肺(-),双下肢表浅溃疡、感染,目前应采取的康复护理措施为

    A. 按摩   B. 鼓励患者进行适宜运动

    C. 无热量超短波及紫外线   D. 气血循环仪和旋涡浴

    E. He-Ne激光和高压氧

14. 患者方某,男,76岁,2型糖尿病病史30余年,眼底出血2年,视力逐渐下降,眼底检查病变已进入增殖期,目前应采取的康复护理措施为

    A. 药物治疗   B. 控制饮食   C. 作业疗法

    D. 激光治疗   E. 超短波疗法

15. 患者李某,女,45岁,患2型糖尿病10年,近期出现双下肢麻木,如踩棉花样,遂到门诊就诊,护士对患者进行康复护理评估,结果提示:双足底针刺觉、振动觉、温度觉均减弱,跟腱反射未引出,这提示

    A. 双足神经病变   B. 双足大血管病变   C. 双足微血管病变

    D. 双足神经、血管病变   E. 双足交感神经病变

16. 患者,男,60岁,体重85kg,身高170cm,因"口干多尿多饮1个月"入院,入院后经检查确诊为"2型糖尿病",经治疗后病情稳定出院。出院时,护士对患者进行饮食方面的健康教育,以下健康教育**不正确**的是

    A. 控制体重   B. 控制总热量

    C. 炒菜宜用植物油   D. 少吃动物内脏,多吃水果、蔬菜

    E. 碳水化合物应占总热量的60%

17. 患者陈某,男,56岁,因"双下肢感觉麻木3个月"收入院,有糖尿病史5年。护士进行ABI测定,结果为ABI=0.9,这提示

    A. 下肢动脉缺血   B. 正常   C. 下肢动脉轻度钙化

    D. 下肢动脉中度钙化   E. 下肢动脉重度钙化

18. 患者刘某,男,机关工作人员,59岁,因"口干多尿多饮3个月"入院,诊断为"2型糖尿病"。患者体重70kg,身高175cm。则该患者每日摄入的总热量应为

    A. 2000kcal   B. 2100kcal   C. 2200kcal

    D. 2300kcal   E. 2450kcal

19. 女性患者12岁,骨密度检查T值为-2.5,门诊以骨质疏松症收入,这个患者最有可能属于哪一种骨质疏松症

    A. 老年性骨质疏松症   B. 特发性骨质疏松症   C. 绝经后骨质疏松症

    D. 原发性骨质疏松症   E. 继发性骨质疏松症

20. 老年女性75岁,因"骨质疏松症"收入院,护士在对患者行专科指导正确的是

    A. 尽量避免活动,防止发生骨折

    B. 多进食骨头汤

    C. 维生素D可改善骨质疏松,可短期大剂量使用

D. 服用钙剂时不可与绿叶蔬菜一起服用,防止钙螯合物形成

E. 如果出现腰部疼痛时可以卧软床,避免疼痛加重

21. 老年女性 77 岁,在家中因地面湿滑而跌倒后出现腰部疼痛,患者以往被诊断为骨质疏松症,此次出现腰部疼痛最有可能是因为

A. 腰部软组织损伤　　　　　　　　　B. 腰椎的压缩性骨折

C. 骨质疏松加重　　　　　　　　　　D. 腰椎小关节紊乱

E. 腰椎间盘突出

22. 患者 55 岁,绝经 1 年,针对这位妇女进行的干预预防,属于

A. 一级预防　　　　　　B. 二级预防　　　　　　C. 三级预防

D. 四级预防　　　　　　E. 标准预防

23. 老年女性 81 岁,诊断为"骨质疏松症",对该患者进行安全教育,**错误**的是

A. 步态不稳的时候,使用拐杖或助行器

B. 保持地面干燥

C. 不宜独居

D. 卧室光线宜偏暗,防止灯光刺眼

E. 穿防滑鞋

【A₃】/【A₄】型题

(24~25 题共用题干)

患者王某,男,46 岁。因"多饮、多食、消瘦半年,双足烫伤半个月"来诊。入院后完善各项检查,经医生诊断为"2 型糖尿病,糖尿病足"。

24. 入院时护士检查发现患者左侧足部烫伤处伤口较深,周围皮肤潮红肿胀明显,无脓肿形成,未涉及深层肌肉和骨组织。根据 Wagner 分级,此糖尿病足的分级为

A. 1 级　　　　　　　　B. 2 级　　　　　　　　C. 3 级

D. 4 级　　　　　　　　E. 5 级

25. 护士对患者进行糖尿病足的健康教育,以下哪项表述是**不正确**的

A. 洗脚时用手肘测试水温

B. 每晚睡前用镜子查看脚底

C. 足部出汗太多时,宜穿人字拖鞋

D. 天气寒冷时,避免使用热水袋给足部保暖

E. 趾甲要定期修剪

(26~28 题共用题干)

患者刘某,男,教师,48 岁,因"多饮、多食、多尿 3 个月"收入院,诊断为"2 型糖尿病"。患者体重 80kg,身高 170cm。空腹血糖 12.0mmol/L,OGTT 2 小时血糖 16.3mmol/L,尿蛋白-,尿葡萄糖++。尿白蛋白/肌酐比为 2.1。

26. 该患者体型属于

A. 极度消瘦　　　　　　B. 消瘦　　　　　　　　C. 正常

D. 超重　　　　　　　　E. 肥胖

27. 以下关于该患者的蛋白摄入量的表述正确的是

A. 蛋白质的摄入量占膳食总热量的 30%~45%

B. 蛋白质的摄入量占膳食总热量的 10%~15%

C. 蛋白质摄入量宜限制在 0.8g/(kg·d)

D. 蛋白质摄入量宜限制在 0.6g/(kg·d)

E. 低蛋白饮食

28. 以下关于患者的饮食指导**错误**的是
    A. 每日定时进餐,尽量保持碳水化合物均匀分配
    B. 优质蛋白质摄入不超过 50%
    C. 尽量减少反式脂肪酸摄入
    D. 增加膳食纤维摄入量的摄入
    E. 每日的摄盐量不超过 6g

(29~30 题共用题干)

患者王某,男,62 岁,有糖尿病史 5 年,平时口服二甲双胍药物治疗,血糖控制良好。社区护士向其进行运动方面的康复护理指导。

29. 该患者的主要运动方式应为
    A. 低至中等强度的有氧运动   B. 低至中等强度的无氧运动
    C. 中至高等强度的有氧运动   D. 中至高等强度的无氧运动
    E. 高强度的有氧运动

30. 患者的运动时间应为
    A. 每次 10~20 分钟,每周 5 次左右   B. 每次 30~40 分钟,每周 5 次左右
    C. 每次 50~60 分钟,每周 5 次左右   D. 每次 50~60 分钟,每周 1~2 次
    E. 每次 10~20 分钟,每周 7 次

(31~33 题共用题干)

赵某,女性,78 岁,腰背部疼痛或全身酸痛一年多,喜欢运动。于一周前在跳广场舞时不慎跌倒后就医,行 X 线检查发现 $L_4 \sim L_5$、$L_5 \sim S_1$ 有压缩性骨折,行骨密度检查时发现要腰椎 T 值为 -3.4,左髋部 T 值为 -3.6,诊断为重度骨质疏松。

31. 该患者目前首要的护理措施
    A. 服用止痛药   B. 保持正确姿势   C. 制动,卧床休息
    D. 腰背肌肌力训练   E. 针灸治疗

32. 该病人用药指导中**错误**的是
    A. 维生素 D 与降钙素、钙剂、雌激素合用有良好的治疗效果
    B. 降钙素给药途径有肌内注射、皮下注射、口服
    C. 食用雌激素者,应注意阴道出血情况,定期做乳房检查
    D. 氟化物药物在晨起空腹服用
    E. 钙剂建议同食物一起服用或饭后立即服用

33. 该病人经过康复治疗后准备出院,护士讲解日常运动方法中哪项是**错误**的
    A. 广场舞   B. 健足按摩   C. 太极拳
    D. 握力训练   E. 步行

(34~36 题共用题干)

冯某,男性,45 岁,因腰背部疼痛就诊,患者自诉 7 年前因"甲状腺癌"行甲状腺及甲状旁腺切除术,术后未规律服用钙剂,近两年经常出现小腿抽筋,近半年出现腰背部疼痛。门诊检查后得出诊断为骨质疏松。

34. 该患者属于下面哪一种骨质疏松症
    A. 失用性骨质疏松症   B. 老年性骨质疏松症   C. 原发性骨质疏松症
    D. 继发性骨质疏松症   E. 特发性骨质疏松症

35. 对该患者行健康指导,最重要的一点是

A. 卧硬板床   B. 坚持进行体育锻炼   C. 规律服用钙剂

D. 定期门诊随访   E. 养成健康的生活习惯

36. 对于该患者进行的干预,属于以下哪一种方式

     A. 标准预防   B. 一级预防   C. 二级预防

     D. 三级预防   E. 四级预防

(37~39 题共用题干)

张某,62 岁,因"腰背部及膝部疼痛 1 年余,加重 1 个多月"门诊以"骨质疏松症"收入院,患者自诉已绝经 7 年,绝经后未规律服用钙剂。

37. 该患者属于哪种类型的骨质疏松症

     A. 老年性骨质疏松症   B. 特发性骨质疏松症   C. 绝经后骨质疏松症

     D. 原发性骨质疏松症   E. 继发性骨质疏松症

38. 该患者入院后,护士对患者进行入院宣教,**错误**的是

     A. 穿防滑鞋,预防跌倒   B. 卧硬板床

     C. 进食含钙丰富的食物   D. 按规律服药

     E. 促骨形成药物应在饭后服用,减少胃肠道反应

39. 预防跌倒是骨质疏松症患者最主要的护理措施,以下**错误**的是

     A. 地面应保持干燥

     B. 将桌椅放在路的两侧,便于平衡功能不好的患者行走

     C. 保持充足的光线

     D. 穿防滑鞋

     E. 将常用物品放置在易于拿取的地方

(40~42 题共用题干)

老年女性 76 岁,因"全身疼痛 1 年余,加重 2 个多月"入院。入院诊断为"骨质疏松症?"

40. 为了明确骨质疏松症的诊断,需进行骨密度的检测,以下辅助检查**错误**的是

     A. X 线检查   B. 定量 CT   C. 双能 X 线吸收法

     D. 定量超声测定法   E. 血常规检查

41. 确诊为"骨质疏松症"后,对于该患者目前最主要的处理措施是

     A. 止痛   B. 服用钙剂   C. 行物理治疗

     D. 行针灸治疗   E. 心理护理

42. 患者治疗好转出院,护士在为患者进行出院宣教时,**错误**的是

     A. 一日三餐应多进食蛋白质及酸性食物   B. 定期复查骨密度

     C. 应注意日常生活姿势   D. 注意安全,防止跌倒

     E. 行太极拳锻炼

(43~45 题共用题干)

患者女性 65 岁,因"腰痛 2 个多月"入院。

43. 骨密度检查 T 值为-2.0,该患者属于

     A. 重度骨质疏松   B. 中度骨质疏松   C. 轻度骨质疏松

     D. 骨量减少   E. 正常

44. 护士指导患者正确的上下床姿势,其中正确的是

     A. 上下床无特殊要求

     B. 上床时应健侧先上,下床时健侧先下

     C. 上床时应健侧先上,下床时患侧先下

D. 上床时患侧先上,下床时患侧先下

E. 上床时患侧先上,下床时健侧先下

45. 指导患者进行运动疗法,**错误**的是

    A. 运动应适度   B. 步行训练

    C. 瑜伽球进行平衡功能训练   D. 脊柱加强训练

    E. 不可进行高强度负重运动

(46~48 题共用题干)

患者,女性,75 岁,以往被确诊为"骨质疏松症",因"腰痛 1 周,加重 3 天"入院。

46. 护士指导患者进行腰围佩戴,**错误**的是

    A. 疼痛的时候佩戴

    B. 腰围应在进行体位改变前佩戴

    C. 如果疼痛厉害,可以将腰围佩戴的时间延长

    D. 腰围的佩戴松紧应适宜

    E. 卧床时应取下腰围

47. 辅助检查显示患者椎体有新发的压缩性骨折,处理**错误**的是

    A. 口服维生素 D   B. 口服降钙素   C. 口服止痛药

    D. 口服促骨形成药物   E. 口服钙剂

48. 为了避免该患者卧床期间出现肌肉萎缩,应指导患者

    A. 保持心情愉快

    B. 合理饮食,保持大便通畅,避免便秘

    C. 多进行深呼吸、咳嗽咳痰

    D. 进行股四头肌的等长收缩训练

    E. 勤翻身

(三)简答题

1. 糖尿病可出现哪些生理功能障碍?

2. 请简述糖尿病神经病变的主要功能障碍。

3. 如何进行糖尿病足的血管评估?

4. 请简述糖尿病肾病足的 Wagner 分级。

5. 请简述糖尿病患者的运动处方内容。

6. 糖尿病足一般采取哪些康复护理措施?

7. 影响峰值骨量和骨量流失速度的因素有哪些?

8. 诱发继发性骨质疏松症的常见原因有哪些?

9. 骨质疏松症患者主要的功能障碍有哪些?

10. 骨质疏松症康复护理原则与目标是什么?

(四)论述题

1. 患者李某,男性,因多食、多饮、消瘦半年,足部溃疡半个月来诊。患者半年前无明显诱因逐渐食量增加,由原来每天 400g 逐渐增至 500g 以上,最多达 750g,而体重逐渐下降,半年内下降达 5kg 以上,同时出现烦渴多饮,伴尿量增多,曾看过中医,服中药治疗 1 个多月无好转,未验过血。半个月来出现双足麻木,有时呈针刺样疼痛。病后二便正常,睡眠好。既往体健,无药物过敏史。个人史和家族史无特殊。查体:T 36℃,P 80 次/分,R 18 次/分,BP 130/80mmHg。无皮疹,浅表淋巴结无肿大,巩膜无黄染,双眼晶状体透明无混浊,甲状腺(-)。心肺(-),腹平软,肝脾肋下未触及。双下肢无水肿,足背动脉搏动减弱或消失,足部皮肤红斑、破溃,跟腱反射减弱。实验室检查:Hb 125g/L,WBC 16.5×10^9/L,N 65%,L35%,PLT

$235×10^9/L$;尿常规:尿蛋白(-),尿糖(+++),镜检(-);空腹血糖11.5mmol/L。

(1)如何对该患者进行评估?

(2)结合该病例的功能障碍提出相应的康复护理措施?

2. 患者王某,男,58岁,小学文化,商人。因"多饮、多食、多尿伴消瘦10年,视物模糊、手脚麻木刺痛1年"门诊入院。

患者10年前无明显诱因下出现多饮、多食、多尿,每日饮水量明显增多,饭量大增,夜尿频多,平均10次/晚,当时无排尿困难,无尿路刺激症状,体重在10年间由90kg降至80kg,身高165cm。在外院查血糖偏高,具体不详,诊断为"2型糖尿病",曾服消渴丸、达美康、二甲双胍等药物治疗。平素监测血糖较少,情况控制不详。1年前始患者出现视物模糊、四肢麻木及刺痛。3天前我院测空腹血糖12.6mmol/L,门诊拟以"2型糖尿病"收住院。

体查:体温36.8℃,脉搏86次/分,呼吸20次/分,血压138/75mmHg。空腹血糖11.2mmol/L,OGTT 2小时血糖15.3mmol/L,BUN 18mmol/L,Crea 310μmol/L,尿蛋白+,尿葡萄糖++。

(1)如何对该患者进行营养治疗方面的康复护理指导。

(2)如何对该患者进行运动治疗方面的康复护理指导。

3. 试述骨质疏松症患者的康复护理措施。

参考答案

(一)名词解释

1. 糖尿病:是一组由多病因引起的以慢性高血糖为特征的代谢性疾病,是由于胰岛素分泌和(或)作用缺陷所引起。

2. 糖化血红蛋白:是人体血液中红细胞内的血红蛋白与血糖结合的产物,反映取血前4~12周血糖的总水平。

3. 空腹血糖调节受损:指一类非糖尿病性空腹血糖异常,其血糖浓度高于正常,但低于糖尿病的诊断值。根据世界卫生组织的标准,空腹血糖6.1~6.9mmol/L(110~125mg/dl)为空腹血糖调节受损。

4. 糖耐量减低:是葡萄糖不耐受的一种类型。根据世界卫生组织的标准,OGTT2小时血糖7.8~11.0mmol/L(140~199mg/dl)为糖耐量减低。

5. 糖尿病足:指与下肢远端神经异常和不同程度的周围血管病变相关的足部(踝关节或踝关节以下)感染、溃疡和(或)深层组织破坏。根据病因,可分为神经性、缺血性和混合性3类。其主要临床表现为足部溃疡与坏疽,是糖尿病病人截肢、致残的主要原因之一。

6. 踝肱压力指数(ankle brachial pressure index,ABI):ABI=踝动脉收缩压/肱动脉收缩压,可反映下肢血压与血管的状态。正常情况下,踝动脉收缩压稍高于或相等于肱动脉。ABI≤0.9提示有明显的缺血,ABI异常增高(>1.3)提示下肢动脉存在明显钙化。

7. 骨质疏松症:是一种以骨量减少、骨的微观结构退化为特征,导致骨骼脆性增加、骨强度降低,易于发生骨折的全身性骨代谢疾病,特点是骨矿物质和骨基质等比例减少。

8. 继发性骨质疏松症:由某些疾病或药物病理性损害骨代谢所诱发的骨质疏松症,如代谢性疾病、内分泌疾病、结缔组织疾病和影响骨代谢的药物等引起的骨质疏松,可由一种致病因素或多种致病因素引起。

9 原发性骨质疏松症:是一种随着年龄增长必然发生的生理性退变疾病,约占所有骨质疏松症的90%以上,可分为绝经后骨质疏松症和老年性骨质疏松症。

(二)选择题

【A₁】型题

1. B   2. B   3. D   4. C   5. D   6. C   7. E   8. D   9. A   10. B   11. E

【A₂】型题

12. C   13. C   14. D   15. A   16. D   17. A   18. B   19. B   20. D   21. B

22. B   23. D

24. C   25. C   26. D   27. B   28. B   29. A   30. B   31. C   32. E   33. A
34. D   35. C   36. D   37. C   38. E   39. B   40. E   41. A   42. A   43. D
44. E   45. E   46. C   47. B   48. D

（三）简答题

1. 糖尿病可出现哪些生理功能障碍？

答：①糖尿病视网膜病变；②糖尿病神经病变；③糖尿病性心血管病变；④糖尿病性脑血管病变；⑤糖尿病肾病；⑥糖尿病下肢动脉血管病变；⑦糖尿病足等。

2. 请简述糖尿病神经病变的主要功能障碍。

答：糖尿病神经病变可累及中枢神经、周围神经及自主神经，以周围神经病变常见。

（1）中枢神经系统并发症：①伴随严重 DKA、高渗高血糖状态或低血糖症出现的神志改变；②缺血性脑卒中；③脑老化加速及老年痴呆等。

（2）周围神经病变：最常见的类型是糖尿病远端对称性多发性神经病变。下肢较上肢严重，感觉神经较易受累，病情进展缓慢。病人常先出现肢端感觉异常，如袜子或手套状分布，伴麻木、烧灼、针刺感或如踏棉垫感，有时伴痛觉过敏；随后有肢体疼痛，呈隐痛、刺痛，夜间及寒冷季节加重；后期累及运动神经，可有肌力减弱以至肌萎缩和瘫痪。

（3）自主神经病变：较常见，并可较早出现，临床表现为瞳孔改变、排汗异常、胃排空延迟、腹泻或便秘等胃肠功能紊乱，也可引起膀胱功能障碍，导致尿潴留并继发尿路感染；也可出现性功能障碍及月经失调。

3. 如何进行糖尿病足的血管评估？

答：糖尿病足的血管评估常用踝肱压力指数（ankle brachial pressure index，ABI）测定。ABI=踝动脉收缩压/肱动脉收缩压，可反映下肢血压与血管的状态。正常情况下，踝动脉收缩压稍高于或相等于肱动脉。ABI≤0.9 提示有明显的缺血，ABI 异常增高（>1.3）提示下肢动脉存在明显钙化。其他可反映血管功能的检查还包括胫后动脉和足背动脉的搏动触诊、足趾压力测定、经皮氧分压测定、甲襞微循环检查等。

4. 请简述糖尿病肾病足的 Wagner 分级。

答：0 级为有发生足溃疡的危险因素，但目前皮肤完整，无开放性病灶；1 级为皮肤有开放性病灶，但未累及深部组织；2 级为感染性病灶已侵犯深部肌肉组织，脓性分泌物较多，但无肌腱韧带破坏；3 级为肌腱韧带受损，蜂窝织炎融合形成大脓腔，但无明显骨质破坏；4 级为严重感染导致骨质缺损、骨髓炎、骨关节破坏或假关节形成，部分肢端可出现湿性或干性坏疽；5 级为足大部或全部感染或缺血，导致严重时行或干性坏死。

5. 请简述糖尿病患者的运动处方内容。

答：（1）运动方式：低至中等强度的有氧运动。

（2）运动强度：常采用靶心率作为评定运动强度大小的指标。靶心率的确定可以通过运动试验获得，即取运动试验中最高心率的 60%~80% 作为靶心率。一般先从低强度运动，适应后逐步增加至高限。如果无条件做运动试验，靶心率可通过以下公式获得：靶心率=[220-年龄（岁）]×（60%~80%），或靶心率=（最高心率-安静心率）×（60%~80%）+安静心率。

（3）运动时间：运动时间包括准备活动、运动训练和放松活动三部分的时间总和。每次运动一般为 40 分钟，其中达到靶心率的运动训练时间以 20~30 分钟为宜。

（4）运动频率：运动频率每天 1 次或每周 3~4 次为宜。

（5）运动训练的实施：包括准备活动、运动训练和放松活动三个部分。①准备活动：通常包括 5~10 分钟四肢和全身缓和伸展运动，多为缓慢步行或打太极拳等低强度运动。②运动训练：为达到靶心率的中等强度或略低于中等强度的有氧运动。③放松活动：包括 5~10 分钟的慢走、自我按摩或其他低强度活动。

6. 糖尿病足一般采取哪些康复护理措施。

答：(1)减轻足部的压力：①使用治疗性鞋袜；②全接触式支具或特殊的支具靴；③拐杖和轮椅的应用。

(2)运动治疗：患肢伸直抬高运动、踝关节的伸屈运动、足趾的背伸跖屈运动等。

(3)局部治疗：清创、敷料包扎、局部用药和皮肤移植、住院治疗等。

(4)物理治疗：按摩、运动疗法、超短波、红外线等。

(5)作业治疗：ADL训练。

(6)心理治疗。

(7)其他治疗：包括控制血糖、抗感染、营养支持及更换创面敷料等。

7. 影响峰值骨量和骨量流失速度的因素有哪些？

答：遗传因素、内分泌因素、营养、生活方式、药物因素。

8. 诱发继发性骨质疏松症的常见原因有哪些？

答：内分泌性代谢疾病、骨髓疾病、结缔组织疾病、营养饮食、药物因素、失用性因素。

9. 骨质疏松症患者主要的功能障碍有哪些？

答：负重能力下降、躯干活动受限、站立与行走受限、日常生活活动或职业活动能力受限、呼吸功能障碍、心理障碍。

10. 骨质疏松症康复护理原则与目标

答：护理原则：减轻或消除患者的焦虑，减轻疼痛，做好疾病的预防工作，积极对症处理临床症状，降低骨折的发生率。

康复护理目标：

(1)短期目标：防治骨折，减少并发症，降低病死率。

(2)长期目标：提高疾病的康复水平；改善生存质量。

(四) 论述题

1. 患者李某，男性，因多食、多饮、消瘦半年，足部溃疡半个月来诊。患者半年前无明显诱因逐渐食量增加，由原来每天400g逐渐增至500g以上，最多达750g，而体重逐渐下降，半年内下降达5kg以上，同时出现烦渴多饮，伴尿量增多，曾看过中医，服中药治疗1个多月无好转，未验过血。半个月来出现双足麻木，有时呈针刺样疼痛。病后二便正常，睡眠好。既往体健，无药物过敏史。个人史和家族史无特殊。查体：T 36℃，P 80次/分，R 18次/分，BP 130/80mmHg。无皮疹，浅表淋巴结无肿大，巩膜无黄染，双眼晶状体透明无混浊，甲状腺(-)。心肺(-)，腹平软，肝脾肋下未触及。双下肢无水肿，足背动脉搏动减弱或消失，足部皮肤红斑、破溃，跟腱反射减弱。实验室检查：Hb 125g/L，WBC 16.5×10^9/L，N 65%，L35%，PLT 235×10^9/L；尿常规：尿蛋白(-)，尿糖(+++)，镜检(-)；空腹血糖11.5mmol/L。

(1)如何对该患者进行评估？

(2)结合该病例的功能障碍提出相应的康复护理措施。

答(1)①血糖及胰岛β细胞功能评定：通过血糖、糖化血红蛋白、尿糖、胰岛素、C-肽功能等的监测来评定糖尿病患者的病情；②糖尿病足评定：a. 神经病变评定；b. 血管评估；c. 影像学检查；d. 糖尿病足溃疡严重程度分级。

(2)①运动治疗：制订运动处方，选择适宜的运动方式、运动量，做好准备活动、运动训练和放松活动。②营养疗法：控制总热量，合理分配营养素的热量，制订食谱，适当补给维生素和矿物质等微量元素、限盐和忌酒。③药物治疗：应用胰岛素等。④血糖监测：定期到医院接受医生检查，每2~3个月复查HbAlc，每年1~2次全面复查。⑤康复教育。⑥糖尿病足的康复护理：a. 减轻足部的压力：使用治疗性鞋袜；全接触式支具或特殊的支具靴；拐杖和轮椅的应用。b. 运动治疗：患者可作患肢伸直抬高运动、踝关节的伸屈运动、足趾的背伸跖屈运动等。c. 局部治疗：应用广谱抗生素、更换创面敷料等。d. 物理治疗：可选用无热量超短波及紫外线控制感染、促进溃疡愈合。e. 作业治疗：可以改善糖尿病足患者的步行功能,提高患者日常生活活动能力。

2. 患者王某,男,58岁,小学文化,商人。因"多饮、多食、多尿伴消瘦10年,视物模糊、手脚麻木刺痛1年"门诊入院。

患者10年前无明显诱因下出现多饮、多食、多尿,每日饮水量明显增多,饭量大增,夜尿频多,平均10次/晚,当时无排尿困难,无尿路刺激症状,体重在10年间由90kg降至80kg,身高165cm。在外院查血糖偏高,具体不详,诊断为"2型糖尿病",曾服消渴丸、达美康、二甲双胍等药物治疗。平素监测血糖较少,情况控制不详。1年前始患者出现视物模糊、四肢麻木及刺痛。3天前我院测空腹血糖12.6mmol/L,门诊拟以"2型糖尿病"收住院。

体查:体温36.8℃,脉搏86次/分,呼吸20次/分,血压138/75mmHg。空腹血糖11.2mmol/L,OGTT 2小时血糖15.3mmol/L,BUN 18mmol/L,Crea 310μmol/L,尿蛋白+,尿葡萄糖++。

(1)如何对该患者进行营养治疗方面的康复护理指导?

(2)如何对该患者进行运动治疗方面的康复护理指导?

答:(1)营养方面,应指导患者:①按照理想体重和工作性质计算并控制总热量。②营养成分方面,碳水化合物应占膳食总热量中50%~60%。提倡食用粗制米、面和一定量的杂粮,保证优质蛋白质摄入超过50%,蛋白质摄入量宜限制在0.8g/(kg·d);脂肪的摄入量不超过饮食总能量的30%。饱和脂肪酸摄入量不应超过饮食总能量的7%,尽量减少反式脂肪酸摄入。③合理分配三餐。④限盐和忌酒,每日的摄盐量不应超过6g。

(2)运动方面,应指导患者:①运动方式应以有氧运动为主。②运动强度为低至中等强度。③运动时间包括准备活动、运动训练和放松活动三部分的时间总和,每次运动一般为30~40分钟。④运动频率每天1次或每周3~4次为宜。⑤运动训练的实施包括准备活动、运动训练和放松活动三个部分,准备活动通常包括5~10分钟四肢和全身缓和伸展运动,运动训练为达到靶心率的中等强度或略低于中等强度的有氧运动,一般20~30分钟,放松活动包括5~10分钟的慢走、自我按摩或其他低强度活动。

3. 试述骨质疏松症患者的康复护理措施。

答:(1)预防骨折的发生:骨折是骨质疏松症最严重的并发症。降低骨折发生率是康复护理的最重要和最终的目的。预防骨折的发生应注意以下四点:

1)锻炼要适当:任何过量、不适当活动或轻微损伤均可引起骨折。

2)预防跌倒。

3)有骨折者应给予牵引、固定、复位或手术治疗:骨折患者要尽量避免卧床、多活动,及时给予被动活动,以减少制动或失用所致的骨质疏松。

4)药物预防:对具高危的人群,包括轻微或无暴力的骨折,尤其亦存在骨质疏松的其他危险因素时,应给予药物防治。

(2)运动治疗:运动是防治骨质疏松症最有效和最基本的方法。运动要量力而行,循序渐进,持之以恒。应设计个人的运动处方。如患者正处于疼痛期,应先止痛及向有关医务人员查询,方可做运动。

(3)物理因子治疗:在进行物理因子疗法时,需注意以下护理要点:

1)明确物理治疗的适应证和禁忌证,以便及时发现问题避免造成患者不必要的痛苦和损伤。

2)向患者解释治疗的目的及康复作用,介绍治疗的方法,注意事项,以取得合作。

3)做好治疗前的心理护理,解除患者对治疗的顾虑和恐惧等不良心理反应。治疗后观察和询问患者的精神状况及反应,如有不适及时向医生和治疗师反映并给予处理。

(4)继发骨折的康复护理:静卧期间可进行床上维持和强化肌力训练,应坚持早期和以躯干肌等长训练为主的原则,禁止屈曲运动以免引起椎体压缩性骨折。

(李琨 杜春萍)

第十二章
癌症术后病人康复护理

一、学习要点与重点难点

乳腺癌

【学习要点】

1. 乳腺癌患者术后的主要功能障碍及其评估。

2. 乳腺癌患者术后的康复护理措施及康复护理指导。

【重点难点】

1. 患侧上肢功能障碍的评估及康复。

2. 乳腺癌术后心理障碍的康复护理。

喉癌

【学习要点】

1. 喉癌患者术后的主要功能障碍及其评估。

2. 喉癌患者术后的康复护理措施及康复护理指导。

【重点难点】

1. 喉癌术后呼吸功能障碍评定和气管切开护理。

2. 喉癌术后吞咽训练。

3. 喉癌术后言语功能及发音重建术效果评定、言语交流功能康复。

4. 喉癌术后患者的康复护理指导。

肺癌

【学习要点】

1. 肺癌患者术后的主要功能障碍及其评估。

2. 肺癌患者术后的康复护理措施及康复护理指导。

【重点难点】

1. 肺癌患者术后咳嗽技巧训练。

2. 肺癌患者术后呼吸功能训练。

3. 肺癌患者术后的康复护理指导。

结肠癌、直肠癌

【学习要点】

1. 结肠癌、直肠癌患者术后的主要功能障碍及其评估。

2. 结肠癌、直肠癌患者术后的康复护理措施及康复护理指导。

【重点难点】

1. 结肠造口的康复护理评估。
2. 排便功能的康复。
3. 腹壁造口的康复护理
4. 术后患者的康复护理指导

二、习题及参考答案

习题:

(一)名词解释

1. 乳腺癌

2. 酒窝征

3. 橘皮样改变

4. 乳腺癌根治术

5. 前哨淋巴结活检术

6. 喉癌

7. 人工喉

8. 肺癌

9. Pancoast 肿瘤

10. 颈交感神经综合征

11. 直肠癌

12. 结肠癌

13. 结肠造口

14. 腹会阴联合直肠癌根治术(Miles 手术)

15. 经腹直肠癌切除术(直肠低位前切除术、Dixon 手术)

(二)选择题

【A₁】型题

1. 为预防上肢水肿,乳腺癌术后 5~8 天能做的康复体操是

    A. 伸指握拳运动   B. 坐位屈肘运动   C. 用手摸对侧肩及同侧耳

    D. 患侧上肢伸直、抬高等运动   E. 手指爬墙运动

2. 关于恶性肿瘤的描述正确的是

    A. 原位癌是局部疾病   B. 化疗只能用做辅助治疗

    C. 恶性肿瘤一旦远处转移,不能治愈   D. 恶性肿瘤不能自行消退

    E. 上皮明显增生或不典型增生为癌前期

3. 乳腺癌根治术后 24 小时内,患者可进行

    A. 伸指、握拳、屈腕   B. 用患肢进食   C. 用患肢梳头

    D. 用患肢洗脸   E. 患肢外展

4. 进行乳房自查的最合适时间

    A. 月经开始前 2~3 天   B. 月经开始时   C. 月经期间

    D. 月经结束时   E. 月经干净后 2~3 天

5. 乳腺癌患者常见而最早转移的淋巴结是

    A. 同侧锁骨上淋巴结   B. 同侧腋下淋巴结   C. 对侧腋下淋巴结

D. 对侧锁骨上淋巴结　　　　　E. 胸骨旁淋巴结

6. 恶性肿瘤的诊断最有价值的是
　　A. 临床表现　　　　　B. 病理检查　　　　　C. X 线检查
　　D. CT、MRI　　　　　E. 免疫学检查

7. 一般认为下列哪些因素与喉癌的发病关系最密切
　　A. 吸烟　　　　　B. 酒精摄入　　　　　C. 病毒感染
　　D. 环境因素　　　　　E. 免疫因素

8. 最常见的喉癌类型是
　　A. 声门上型喉癌　　　　　B. 声门型喉癌　　　　　C. 声门下型喉癌
　　D. 跨声门型喉癌　　　　　E. 喉乳头状瘤

9. 喉梗阻最突出的症状是
　　A. 吸气性呼吸困难　　　　　B. 呼气性呼吸困难　　　　　C. 混合性呼吸困难
　　D. 咽喉疼痛　　　　　E. 哮鸣音

10. 原发性支气管肺癌早期最常见的表现是
　　A. 刺激性咳嗽　　　　　B. 顽固性胸痛　　　　　C. 声音嘶哑
　　D. 锁骨上淋巴结肿大　　　　　E. 霍纳(Hoorer)综合征

11. 关于肺癌术后体位护理,正确的是
　　A. 患者麻醉未清醒时取半坐卧位,头偏向一侧
　　B. 血压稳定后,采用侧卧位
　　C. 全肺切除术者,采取 2/3 侧卧位
　　D. 肺段切除术或楔形切除术者取患侧卧位
　　E. 肺叶切除者选择健侧卧位

12. 直肠癌根治术的患者在腹壁造口初期宜采取的体位是
　　A. 头低足高位　　　　　B. 半坐卧位　　　　　C. 1/4 侧卧位
　　D. 左侧卧位　　　　　E. 右侧卧位

13. 下列对结肠造口患者的护理措施中,正确的是
　　A. 结肠造口一般于术后 1 周开放　　　　　B. 造口袋内容物超过 1/2 应及时更换
　　C. 造口开放后即应开始扩肛　　　　　D. 术后 1 周内切忌灌肠
　　E. 造口开放前需用干纱布覆盖造口

14. 直肠癌患者进行腹壁造口术后灌洗时,正确的指导是
　　A. 量约 2000ml　　　　　B. 水温 37~40℃
　　C. 灌洗时间约 30 分钟　　　　　D. 灌洗间隔时间为 1 周
　　E. 灌洗液完全注入后即开放灌洗袋,排空肠内容物

15. 直肠癌最常见的临床症状是
　　A. 直肠刺激症状　　　　　B. 肠梗阻症状　　　　　C. 黏液血便
　　D. 会阴部持续性疼痛　　　　　E. 贫血

【A₂】型题

16. 患者,李某,恶性肿瘤病人寻求名医、偏方,与护士合作,该表现是心理变化的
　　A. 否认期　　　　　B. 愤怒期　　　　　C. 磋商期
　　D. 抑郁期　　　　　E. 接受期

17. 患者,女性,36 岁,乳腺癌根治术后。在出院指导时,护士告知患者早期发现复发乳腺癌时应强调的是

A. 术后坚持化疗　　　　　　B. 5 年内避免妊娠　　　　　　C. 术后坚持患肢功能锻炼

D. 经常自查乳腺　　　　　　E. 术侧上肢不宜搬重物

18. 女性,40 岁,乳腺内有一肿块,与周围组织边界不清的肿块,并有周期性胀痛,月经前期加重,最可能的疾病是

A. 乳房癌　　　　　　　　　　B. 乳腺囊性增生病　　　　　　C. 乳房纤维腺瘤

D. 乳管内乳头状瘤　　　　　　E. 炎性乳房癌

19. 患者,女性,45 岁。3 个月前无意中发现左侧乳腺有一小指头大小的无痛性肿块,近一个月来肿块逐渐增大。体检:左侧乳腺可扪及一 3cm×3cm 大小的肿块,边界不清,表面不光滑,活动度可;乳头内陷;同侧腋下可扪及两个肿大的淋巴结,可推动。为确诊最有价值的检查是

A. 乳腺钼靶 X 线　　　　　　B. B 型超声波　　　　　　　　C. 近红外线扫描

D. 乳腺导管造影　　　　　　E. 肿块活组织病理检查

20. 患者,女性,28 岁,左侧乳腺癌根治术后。患者出院时应该给予的康复护理指导是

A. 出院后要穿 5 周紧身衣保持体形　　　　　B. 坚持左侧上肢功能锻炼

C. 术后 3 年以后可以怀孕　　　　　　　　　D. 手术是根治性切除,不用到医院定期复查

E. 乳腺癌根治术后不用做乳房自我检查

21. 患者,男,58 岁,声门型喉癌,安静时有轻度吸气性呼吸困难、吸气性喉喘鸣,查体发现吸气时胸廓周围软组织凹陷,活动时加重,但不影响进食和睡眠,无缺氧症状,脉搏正常。患者的呼吸困难属于

A. Ⅰ度　　　　　　　　　　　B. Ⅱ度　　　　　　　　　　　C. Ⅲ度

D. Ⅳ度　　　　　　　　　　　E. 以上均不是

22. 患者,男,49 岁,喉癌术后行气管切开,拔出套管前应进行堵管练习,堵管至少需要的时间是

A. 4 小时　　　　　　　　　　B. 8 小时　　　　　　　　　　C. 12 小时

D. 24 小时　　　　　　　　　　E. 48 小时

23. 男性,60 岁,刺激性咳嗽,痰中带血 3 周,胸部正位片示右肺门阴影增大,确诊检查方法是

A. 胸部 CT　　　　　　　　　B. 胸部超声波检查　　　　　　C. 放射性核素肺扫描

D. 纤维支气管镜检查和活检　　E. 支气管动脉造影

24. 男性,49 岁,刺激性咳嗽 5 个月,视物不清 10 天。胸片示左肺上叶尖段边缘直径 9cm 不规则块状阴影。此病变造成的颈交感神经综合征**不包括**

A. 面部无汗　　　　　　　　　B. 瞳孔缩小　　　　　　　　　C. 眼球内陷

D. 声音嘶哑　　　　　　　　　E. 上睑下垂

25. 患者,男,50 岁,肺癌根治术后进行吹气练习,正确的是

A. 吹气练习要在术后一周进行　　　　　　　B. 先深吸一口气,然后尽快吹出

C. 吹气时直到吹不动为止　　　　　　　　　D. 吹气时不要把气吹尽

E. 每天最少吹气 9~10 次

26. 患者,女性,56 岁,直肠癌行 Miles 手术。术后 10 天,病人出现腹部胀痛伴有恶心。腹部造口检查:肠壁浅红色,弹性差,可伸入一小指。该患者可能出现的并发症是

A. 造口肠段血运障碍　　　　　B. 吻合口瘘　　　　　　　　　C. 肠粘连

D. 肠梗阻　　　　　　　　　　E. 造口狭窄

27. 患者,男性,49 岁,拟行左侧结肠癌根治术,术前开始服用肠道抗生素的时间是

A. 术前 6 天　　　　　　　　　B. 术前 3 天　　　　　　　　　C. 术前 7 天

D. 术前 2 天　　　　　　　　　E. 术前 4 天

28. 患者,女性,60 岁。近 2 个月来反复出现黏液血便,疑为直肠癌,对其最简便有效的检查是

A. 直肠指检　　　　　　　　　B. 大便隐血试验　　　　　　　C. 纤维直肠镜

D. 腹部 B 超　　　　　　　　　E. 腹部 CT

29. 患者,女性,62 岁,患冠心病 7 年。可疑直肠癌,拟行直肠指检,护士应协助患者采取的体位是
    A. 俯卧位　　　　　　　B. 侧卧位　　　　　　　C. 膝胸卧位
    D. 蹲位　　　　　　　　E. 截石位

30. 患者,男性,70 岁。有吸烟史 40 年,行右半结肠癌根治术,术后最重要的护理措施是
    A. 加强营养　　　　　　　　　　　B. 安置半卧位,减少活动量
    C. 协助患者床上活动,鼓励深呼吸,咳嗽排痰　　D. 给予抗生素治疗
    E. 摄入足够的液体

【A₃】型题

(31~32 题共用题干)

患者,女性,56 岁。3 天前无意中发现左侧乳腺有一花生米大小肿块,较硬,活动,无压痛。遂来医院就诊。

31. 作为接诊护士,你为患者乳腺查体的正确顺序是
    A. 外上、外下、内下、内上、中央　　　　B. 外上、内上、外下、内下、中央
    C. 外下、内下、外上、内上、中央　　　　D. 中央、内下、内上、外上、外下
    E. 中央外、上、外下、内下、内上

32. 乳腺癌最早的临床表现是
    A. 橘皮样改变　　　　　　　　　B. 腋窝淋巴结肿大
    C. 无痛性单发小肿块,质硬,表面光滑　　D. 酒窝征
    E. 血性乳头溢液

(33~35 题共用题干)

患者,男性,52 岁,因咳嗽,痰中带血来医院就诊。既往体健,有吸烟史 40 年,1 包/日,否认结核病史。胸部 CT 示左肺上叶后段周围型结节,直径 3.5cm,局部侵犯壁胸膜。手术探查为左肺上叶鳞状细胞癌,行肺癌根治术。

33. 肺癌患者术后呼吸训练的最主要目的是
    A. 防止肺水肿　　　　　　　　　B. 改善换气功能
    C. 有利于心血管功能　　　　　　D. 有利于肺扩张,改善肺通气功能
    E. 防止心律失常

34. 术后行腹式呼吸训练,方法正确的是
    A. 患者取仰卧位,两手分别放于胸、腹部,膝关节伸直
    B. 用口深吸气,使腹部尽量隆起
    C. 呼气时缩紧口唇像吹口哨那样徐缓呼气
    D. 呼吸时保持吸气 2~3 秒,呼气 8~10 秒
    E. 使呼气与吸气的时间比为 4:1

35. 该患者出院时,下列康复护理指导正确的是
    A. 坚持呼吸功能锻炼　　　　　　B. 为避免疼痛,减少术侧肩关节运动
    C. 术后一年内不得从事重体力劳动　　D. 坚持胸式呼吸
    E. 减少烟酒用量

(36~37 题共用题干)

患者,男性,58 岁。诊断为直肠癌,行腹会阴联合直肠癌根治术,术后人工肛门已开放。

36. 该疾病最常见的转移方式是
    A. 直接浸润　　　　　　　B. 血行转移　　　　　　　C. 种植播散

D. 淋巴转移　　　　　　　　　E. 骨转移

37. 针对此患者下列护理措施**不正确**的是
    A. 以氧化锌软膏保护皮肤　　　　　B. 肛袋用后清洗、消毒
    C. 避免进食易产气、刺激性食物　　D. 肛袋可长期坚持使用
    E. 肛袋充满 1/3 排泄物时,应给予更换

【A₄】型题

(38~40 题共用题干)

患者,女性,46 岁,发现右侧乳腺内无痛性肿块 2 月余。体检:右侧乳腺外上象限可扪及一直径约为 4cm 的肿块,表面光滑,边界不清,质地硬;乳腺部位可见"酒窝征";同侧腋窝可扪及 2 个肿大的淋巴结,可被推动。经组织病理学检查为乳腺癌,拟行乳腺癌改良根治术。

38. 该手术方式的主要特点是
    A. 保留乳头　　　　　　B. 仅切除肿块　　　　　C. 保留胸肌
    D. 切除整个乳房　　　　E. 切除部分肋骨

39. 该患者术后预防皮下积液的主要措施是
    A. 半卧位　　　　　　　B. 高蛋白饮食　　　　　C. 患肢制动
    D. 切口处用沙袋压迫　　E. 皮瓣下置管引流

40. 术后第三天,患者右侧手臂出现皮肤发绀,手指麻木,皮肤温度下降。正确的处理措施是
    A. 密切观察病情　　　　　　　　　B. 及时调整好包扎胸带的松紧度
    C. 患肢制动　　　　　　　　　　　D. 立即拆除包扎胸带
    E. 给予吸氧

(41~43 题共用题干)

患者,男性,60 岁,于 3 个月前无明显诱因出现声音嘶哑,呈持续性,偶有血丝痰,未予处理。近 1 个月来,声音嘶哑逐渐加重,安静时无呼吸困难、吸气性喉喘鸣,但活动时有轻度吸气性呼吸困难,稍有吸气性喉喘鸣。门诊行纤维喉镜检查,诊断声门型喉癌(左声带)T3N1M0,病理诊断低分化鳞状细胞癌,住院在全麻下行气管切开+左颈淋巴结探查+全喉切除术。

41. 患者的呼吸困难程度属于
    A. Ⅰ度　　　　　　　　B. Ⅱ度　　　　　　　　C. Ⅲ度
    D. Ⅳ度　　　　　　　　E. 以上均不是

42. 患者行气管切开术后第 1~2 天,呼吸道分泌物较多,下列护理措施正确的是
    A. 成人内套管每天要清洗、消毒 1 次
    B. 术后 24~48 小时内需随时吸出套管内渗液及气管分泌物
    C. 套管口盖以双层干纱布
    D. 套管系带要系紧,结扎要牢固,防止外套管脱出。
    E. 拔出套管前应进行堵管练习 72 小时

43. 该患者在术后康复过程中出现左肩部下垂,下列处理措施恰当的是
    A. 使用吊带支持肩带　　　B. 肩背部按摩　　　　　C. 进行肩背肌力训练
    D. 低中频电疗　　　　　　E. 以上方法均正确

(44~46 题共用题干)

患者,女性,55 岁,6 个月前无明显诱因出现粪便表面有时带血及黏液,伴大便次数增多,时有排便不尽感,无腹痛。于当地医院按"慢性细菌性痢疾"治疗无效。发病以来体重下降 3kg。

44. 该患者疑为
    A. 左半结肠癌　　　　　　B. 直肠癌　　　　　　　C. 结肠炎

D. 慢性痢疾   E. 直肠息肉

45. 经直肠指诊,距肛缘 10cm 处触及一肿块。应考虑采取何种手术方式

    A. Miles 手术   B. 直肠息肉摘除术   C. Dixon 手术

    D. 乙状结肠造口术   E. 左半结肠切除术

46. 术后 5 天,患者仍无排便,以下措施中**错误**的是

    A. 口服缓泻剂   B. 鼓励患者多饮水

    C. 轻轻顺时针按摩腹部   D. 低压灌肠

    E. 增加饮食中的膳食纤维

(三) 简答题

1. 肿瘤病人的主要功能障碍有哪些?

2. 肿瘤病人疼痛评估的原则。

3. 乳腺癌根治术后主要的功能障碍有哪些?

4. 肩关节活动功能的康复护理措施是什么?

5. 乳腺癌根治术后患侧上肢肿胀的康复护理措施有哪些?

6. 简述发音重建术效果评定标准。

7. 喉癌术后气管切开患者如何保持下呼吸道通畅?

8. 简述肺癌手术后患者的体位护理。

9. 肺癌手术后如何指导患者的早期下床活动?

10. 如何指导肺癌手术后患者进行肩关节活动度训练?

11. 结肠癌、直肠癌患者的转移途径有哪些?

12. 大肠癌患者手术治疗方式有哪些?

13. 大肠癌患者术后的主要功能障碍有哪些?

14. 怎样做好大肠癌患者的术后腹壁造口的评估?

15. 大肠癌患者术后的主要康复护理措施有哪些?

(四) 论述题

1. 试述肿瘤患者患病后的心理反应经历哪些阶段?

2. 怎样做好乳腺癌术后患者出院后的康复护理指导?

3. 患者,女性,48 岁。无意中发现左侧乳腺肿块半年,近一个月生长较快。体检:左侧乳房外上象限可扪及一 4cm×3cm 大小肿块,质硬,边界不清,表面不光滑,活动度尚可,同侧腋窝可扪及多个散在可推动的淋巴结。考虑为乳腺癌,拟行手术治疗。

问题:

(1)如果患者行乳腺癌改良根治术,术后怎样进行康复护理评估?

(2)针对常见的功能障碍,怎样进行相应的康复护理?

4. 试述喉癌全喉切除术患者言语交流功能康复的主要方法。

5. 喉癌术后患者如何进行康复护理指导?

6. 患者,男性,55 岁,因诊断为右肺上叶鳞状细胞癌行肺癌根治术。

(1)如何制订患者的康复护理目标?

(2)手术后如何进行咳嗽技巧训练?

7. 试述怎样做好大肠癌患者术后的康复护理指导?

8. 患者,女性,56 岁。黏液血便 3 个月,每日排便 3~5 次,伴肛门坠胀,偶感下腹部胀痛,排气或排便后可缓解,体重减轻约 5kg。体检:外观消瘦、贫血,腹部稍胀,无明显压痛,未扪及包块;肛门指诊:肛门口较松弛,距离肛缘约 3cm 处触及高低不平肿块,质硬;肠腔狭窄,指套染血迹。

问题：

(1)你认为还需要哪些检查以协助诊断？

(2)若需手术治疗,何种手术方式最适宜？

(3)术后主要的功能障碍有哪些？

9. 试述怎样做好大肠癌患者腹壁造口术后的康复护理？

参考答案：

(一)名词解释

1. 乳腺癌:女性乳腺是由皮肤、纤维组织、乳腺腺体和脂肪组成的,乳腺癌是发生在乳腺腺上皮组织的恶性肿瘤。

2. 酒窝征:乳腺癌肿块增大,可引起乳房局部隆起。若累及 Cooper 韧带,可使其缩短而致肿瘤表面皮肤凹陷,即所谓"酒窝征"。

3. 橘皮样改变:乳腺癌肿块继续增大,如皮下淋巴管被癌细胞堵塞,引起淋巴回流障碍,出现真皮水肿,皮肤呈"橘皮样"改变。

4. 乳腺癌根治术;乳腺癌患者,包括整个乳房,胸大肌,胸小肌,腋窝Ⅰ、Ⅱ、Ⅲ组淋巴结的整块切除。

5. 前哨淋巴结活检术:前哨淋巴结是指接受乳腺癌病灶引流的第一枚(站)淋巴结,可采用示踪剂显示后切除活检。

6. 喉癌:是头颈部常见的恶性肿瘤,占全身恶性肿瘤的 1%~5%。根据部位不同分为声门上型喉癌、声门型喉癌、声门下型喉癌和跨声门型喉癌。

7. 人工喉:是将呼气时的气流从气管引至口腔同时冲击橡皮膜而发音,再经口腔调节,构成语言,缺点是佩戴和携带不方便。

8. 肺癌:大多数起源于支气管黏膜上皮,因此也称支气管肺癌。是临床常见的恶性肿瘤,发病年龄大多在 40 岁以上。

9. Pancoast 肿瘤:上叶顶部肺癌,可以侵入纵隔和压迫位于胸廓上口的器官或组织,如第一肋骨、锁骨下动脉和静脉、臂丛神经等而产生剧烈胸肩痛、上肢静脉怒张、上肢水肿、臂痛和运动障碍等。

10. 颈交感神经综合征:若肿瘤压迫颈交感神经会引起同侧上眼睑下垂、瞳孔缩小、眼球内陷、面部无汗等表现称为颈交感神经综合征。

11. 直肠癌:是指从齿状线至直肠乙状结肠交界处之间的癌,是消化道最常见的恶性肿瘤之一。

12. 结肠癌:是常见的发生于结肠部位的消化道恶性肿瘤,好发于直肠与乙状结肠交界处,以 40~50 岁年龄组发病率最高,男女之比为 2~3:1。

13. 结肠造口:是指为了治疗某些肠道疾病(如直肠癌、溃性结肠炎等)而在腹壁上所做的人为开口,并将一段肠管拉出开口外,翻转缝于腹壁,从而形成了肠造口。

14. 腹会阴联合直肠癌根治术(Miles 手术):原则上适用于腹膜返折以下的直肠癌。切除范围包括全部直肠、肠系膜下动脉及其区域淋巴结、全直肠系膜、肛提肌、坐骨肛门窝内脂肪、肛管及肛门周围约 3~5cm 的皮肤、皮下组织及全部肛门括约肌,于左下腹行永久性乙状结肠单腔造口。

15. 经腹直肠癌切除术(直肠低位前切除术、Dixon 手术):是目前应用最多的直肠癌根治术,适用于距齿状线 5cm 以上的直肠癌,要求远端切缘距癌肿下缘 2cm 以上。

(二)选择题

【A₁】型题

　1. C　　2. E　　3. A　　4. E　　5. B　　6. B　　7. A　　8. B　　9. A　　10. A

11. E　　12. D　　13. D　　14. B　　15. C

【A₂】型题

16. C　　17. D　　18. B　　19. E　　20. B　　21. B　　22. D　　23. D　　24. D　　25. C

26. E   27. B   28. A   29. B   30. C

【A₃】型题

31. A   32. C   33. D   34. C   35. A   36. D   37. D

【A₄】型题

38. C   39. E   40. B   41. A   42. B   43. E   44. B   45. C   46. D

（三）简答题

1. 肿瘤病人的主要功能障碍有哪些？

答：（1）疼痛：①癌症浸润所致的疼痛；②肿瘤治疗所致的疼痛；③与肿瘤病变相关的疼痛；④肿瘤患者因并发症而引起的疼痛。

（2）躯体功能障碍：①肿瘤本身可引起功能障碍；②肿瘤治疗所致的功能障碍。

（3）心理障碍。

2. 肿瘤病人疼痛评估的原则？

答：（1）相信患者的主诉：应鼓励患者详细的讲述疼痛的感受及与疼痛相关的病史，仔细倾听患者关于疼痛的主诉并进行评估。

（2）全面评估疼痛：包括了解肿瘤及疼痛病史、性质、程度及对生存质量的影响，体检、相关的检查及镇痛的治疗史。

（3）动态评估疼痛：评估疼痛的发作、治疗效果及转归。

3. 乳腺癌根治术后主要的功能障碍有哪些？

答：①心理障碍；②呼吸功能障碍；③上肢淋巴水肿和肢体运动功能障碍。

4. 肩关节活动功能的康复护理措施是什么？

答：①术后将患侧肩置于功能位，术后第 2 天做肩关节被动活动，起初外展、前屈不得超过 40°，第 4 天开始，肩关节活动范围每天增加 10°～15°，但不能超过耐受度。手术切口引流条撤除前，肩外展应限制在 45°以内，以后逐渐增加，内旋、外旋不受限制。切口引流条撤除后即可开始用术侧上肢洗漱、梳头、进食。②术后 2 周切口拆线后可逐步加大活动范围，做深呼吸运动、耸肩旋肩运动、上肢钟摆样运动、双臂上举运动、手指爬墙运动、护枕展翅运动，并可适当增加抗阻运动和器械运动。

5. 乳腺癌根治术后患侧上肢肿胀的康复护理措施有哪些？

答：①保护患侧上肢；②避免患肢损伤；③促进患肢肿胀消退；④压力治疗。

6. 简述发音重建术效果评定标准。

答：发音重建术的效果评定标准分为四级：

Ⅰ级讲话清，音量大，音质好，相距 5m 能对话。

Ⅱ级讲话清，音量略小，音质满意，相距 3m 能对话。

Ⅲ级讲话嘶哑，音量小，相距 0.5m 能对话。

Ⅳ级不能发音。

7. 喉癌术后气管切开患者如何保持下呼吸道通畅？

答：（1）保持室内清洁，空气清新，室温维持在 20～25℃，室内湿度保持在 60%～70%。

（2）进行湿化气道护理，可以采用定时气管内滴液，也可采用持续气管内微泵滴液，以利痰液稀释，患者能轻松排痰。

（3）必要时每日 2～3 次雾化吸入，防止气道干燥。

（4）套管口盖以双层湿润的盐水纱布，既湿化气道，又防止异物落入气管。

（5）鼓励患者深呼吸和咳嗽，及时排出分泌物，保证呼吸道通畅，防止肺部感染。

8. 肺癌手术后患者如何进行体位护理？

答：（1）患者麻醉未清醒时取平卧位，头偏向一侧，以免呕吐物、分泌物吸入致窒息或吸入性肺炎；

血压稳定后,采用半坐卧位。

(2)肺段切除术或楔形切除术者,选择健侧卧位,以促进患侧肺组织扩张;肺叶切除者,如呼吸功能尚可,选择健侧卧位,以促进患侧肺组织扩张,如呼吸功能较差,可采用平卧,避免健侧肺受压而影响肺的通气功能。

(3)全肺切除术者,避免过度侧卧,采取 1/4 侧卧位,以预防纵隔移位和压迫健侧肺而导致呼吸循环功能障碍。

9. 如何指导肺癌手术后患者的早期下床活动?

答:(1)术后第 1 天,生命体征平稳后,应鼓励及协助患者下床或在床旁站立、移步。

(2)术后第 2 天起,可扶持患者围绕病床在室内行走 3~5 分钟,以后根据患者情况逐渐增加活动量。

(3)活动时要妥善保护引流管,严密观察患者病情变化,出现异常立即停止活动。拔除引流管后逐步进行步行、登梯等活动,以加大肺通气量。

(4)术后因两侧肺容量不等而造成脊柱侧弯畸形时应进行呼吸练习和矫正体操。

10. 如何指导肺癌手术后患者进行肩关节活动度训练?

答:(1)被动运动:患者麻醉清醒后,护士可协助患者进行躯干和四肢的轻度被动运动,每 4 小时一次。

(2)主动或辅助运动:一般在术后 3~4 天内,以主动或主动加辅助运动为原则,在观察切口部位的同时逐渐增加关节活动度。如鼓励患者用术侧手臂端茶杯、吃饭、梳头,术侧手越过头顶触摸对侧的耳朵,每日数次。可在床尾栏上系一根绳子,让患者用术侧手臂拉着绳子,自己练习坐起、躺下和下床,可增强术侧肩、臂、背肌的力量。

(3)主动运动:用体操棒做高度超过肩部水平的各个方向的活动,或做高过头的上肢套圈练习等,还可做手持重物,开始 0.5kg,以后渐增至 2~3kg,2 次/天。每次练习后以出现轻微的呼吸短促为度,逐渐增加运动的频度和强度。

11. 结肠癌、直肠癌患者的转移途径有哪些?

答:结肠癌主要经淋巴转移,其次血行转移。结肠癌也可直接浸润到邻近器官。脱落的癌细胞也可在腹膜种植转移。

直肠癌转移方式有:①直接浸润;②淋巴转移;③血行转移;④种植转移。

12. 大肠癌患者手术治疗方式有哪些?

答:(1)结肠癌根治性手术:①右半结肠切除术;②横结肠切除术;③左半结肠切除术;④乙状结肠癌的根治切除术。

(2)结肠癌并发急性肠梗阻的手术。

(3)直肠癌手术:①局部切除术。②腹会阴联合直肠癌根治术(Miles 手术)。③经腹直肠癌切除术(直肠低位前切除术、Dixon 手术)。④经腹直肠癌切除、近端造口、远端封闭手术(Hartmann 手术)。

13. 大肠癌患者术后的主要功能障碍有哪些?

答:(1)心理障碍:结、直肠癌患者往往对治疗存在许多顾虑,对疾病的康复缺乏信心。需行肠造口的患者担心其预后及以后的生活质量。患者在手术、化疗或放疗过程中,不仅要感受躯体的痛苦,还要承受身体的残缺给生活带来的不便,给家庭带来的负担以及使自己的事业中断等。

(2)肠造口及造口功能障碍:肠造口的恢复的过程中可能出现造口血运不良、肠造口黏膜的水肿、皮肤黏膜分离、造口狭窄、造口回缩、造口脱垂、造口周围皮炎等并发症影响造口的功能恢复。患者的饮食不当,使用粪袋不熟练等导致排便功能障碍。

14. 怎样做好大肠癌患者的术后腹壁造口的评估?

答:肠造口的血运是根据造口的颜色来判断的。正常肠造口外观呈牛肉红或粉红色,表面平滑且湿润。如果造口颜色苍白,可能患者的血红蛋白低;造口暗红色甚至变黑,表示肠管发生了缺血坏死。肠造口水肿是指肠造口黏膜的水肿,术后早期和远期均可发生。造口的黏膜肿胀、发亮或呈半透明状态。水肿的造口一般在术后 6~8 周内逐渐回缩至正常,通常不会对患者造成损害。然而一些严重的、可能会引发肠造口嵌顿的肠造口水肿需予以高度的重视。造口狭窄表现为造口皮肤开口细小,难以看见黏膜,或造口皮肤开口正常,但指诊时肠管周围组织紧缩,手指难于进入,是肠造口手术后常见并发症之一,多发生于术后 8 天到数年不等。粪水性皮炎多由于造口位置差难贴造口袋、自我护理时底板开口裁剪过大等导致大便长时间刺激皮肤所致。

15. 大肠癌患者术后的主要康复护理措施有哪些?

答:①心理康复;②排便功能康复;③粪袋护理;④腹壁造口的护理。

(四)论述题

1. 试述肿瘤患者患病后的心理反应经历哪些阶段?

答:肿瘤病人可经历一系列的心理变化:

(1)震惊否认期(shock and deny stage):病人初期知道病情后,眼神呆滞,不言不语,知觉淡漠甚至晕厥,继之极力否认,怀疑诊断的可能性,甚至辗转多家医院就医、咨询;此系病人面对疾病应激产生的保护性心理反应,虽可缓解其恐惧和焦虑的程度,但易延误治疗。

(2)愤怒期(anger stage):当病人接受疾病现实后,随之会产生恐慌、哭泣,继而愤怒、烦躁、不满,常迁怒于家属和医务人员,甚至百般挑剔、无理取闹,直至出现冲动性行为。此虽属适应性心理反应,但若长期存在,必将导致心理异常。

(3)磋商期(bargaining stage):病人开始步入"讨价还价"阶段,常心存幻想、遍访名医、寻求偏方、祈求生命的延长。此时,幻想虽可产生负面影响,但在某种程度上可支持病人,使其重新树立与疾病抗争的信念。

(4)抑郁期(depression stage):当治疗效果不理想、病情恶化、肿瘤复发、疼痛难忍时,病人往往感到绝望无助,对治疗失去信心。表现为悲伤抑郁、沉默寡言、黯然泣下,不听劝告,不遵医嘱,甚至有自杀倾向。

(5)接受期(acceptance stage):病人经过激烈的内心挣扎,接受事实,心境变得平和,不再自暴自弃,并能积极配合治疗和护理。晚期病人常处于消极被动的应付状态,不再关注自我的角色,专注于自身症状和体征,处于平静、无望的心理状态。以上心理变化可同时或反复发生,且不同心理特征者在心理变化分期方面存在很大差异,各期持续时间、出现顺序也不尽相同。

2. 怎样做好乳腺癌术后患者出院后的康复护理指导?

答:(1)手术后避孕 5 年,以免复发。

(2)指导患者出院回家后逐步增加日常生活活动项目和负荷量,从个人卫生到打扫房间、烹饪,直至背包、提包及其他轻量体育活动。术后锻炼应坚持 6 个月。

(3)患侧上肢易发生淋巴水肿,应注意保护。指导患者:①避免提重物与持物过久;②不要在患侧上肢戴过紧的首饰,穿过紧的衣服;③保持患侧手的清洁,做家务时尽量戴乳胶手套,避免使用刺激性强的清洁剂;④避免患侧手部损伤,包括抓伤、针刺伤、昆虫咬伤、刀伤、烫伤等,禁止剪、挖手上的外皮或倒刺;⑤睡觉时可用软枕将患侧手臂垫高,以促进患肢的淋巴回流,防止水肿;⑥如手臂发红、发热、异常变硬、肿胀,可能为淋巴管炎,应及时就诊。

(4)告诉患者术后每月自查 1 次乳房,每年到医院检查健侧乳房 1 次,以早期发现复发征象,早期治疗,提高生存率。同时告知乳腺癌患者的姐妹和女儿亦应自乳房发育后每月自查乳房 1 次。乳房自检的时间最好在月经干净后 2~3 天。

(5)乳腺癌治疗以手术为主,术后辅以化疗药物、放射治疗等综合手段。放疗期间应注意保护皮肤,出现放射性皮炎时及时就诊。化疗期间定期检查肝、肾功能,每次化疗前 1 日或当日查血白细胞计数,化疗后 5~7 日复查,若白细胞计数<$3×10^9$/L,需及时就诊。放疗、化疗期间因抵抗力低,应少到公共场所,以减少感染机会;加强营养,多食高蛋白、高维生素、高热量、低脂肪的食物,以增强机体抵抗力。

(6)治疗结束后,应坚持随访,具体时间与随访内容应遵医嘱进行。

3. 患者,女性,48 岁。无意中发现左侧乳腺肿块半年,近一个月生长较快。体检:左侧乳房外上象限可扪及一 4cm×3cm 大小肿块,质硬,边界不清,表面不光滑,活动度尚可,同侧腋窝可扪及多个散在可推动的淋巴结。考虑为乳腺癌,拟行手术治疗。

问题:

(1)如果患者行乳腺癌改良根治术,术后怎样进行康复护理评估?

(2)针对常见的功能障碍,怎样进行相应的康复护理?

答:(1)①心理评估:患者因术后肩部活动受限、上肢淋巴性水肿产生焦虑,年轻女患者因术后乳房缺如的形象缺陷以及婚姻生活可能受到影响等问题产生抑郁。②肩关节活动范围测定:对术后肩关节被动与主动活动范围进行的测定,并与健侧对比。③上肢周径测定:测定术后上臂、前臂周径,并与健侧对比。

(2)①心理康复:向患者和家属说明手术的必要性,并对有关的康复治疗技术进行指导。请曾接受过类似手术且已经痊愈者现身说法,帮助患者度过心理调试期。告诉患者行乳房重建的可能,鼓励其树立战胜疾病的信心。对已婚患者,应同时对其丈夫进行心理辅导,取得丈夫的理解、关心和支持。②呼吸功能康复:术前指导患者进行适应性的呼吸功能锻炼,练习腹式呼吸;术后定时改变患者的体位,叩打背部,促使痰液排出;鼓励患者深呼吸,促使肺叶扩张,既能防止肺部感染,又有利于胸部术区皮肤放松。③肩关节活动功能康复:术后将患侧肩置于功能位,术后第 2 天做肩关节被动活动,起初外展、前屈不得超过 40°,第 4 天开始,肩关节活动范围每天增加 10°~15°,但不能超过耐受度。手术切口引流条撤除前,肩外展应限制在 45°以内,以后逐渐增加,内旋、外旋不受限制。切口引流条撤除后即可开始用术侧上肢洗漱、梳头、进食;术后 2 周切口拆线后可逐步加大活动范围,做深呼吸运动、耸肩旋肩运动、上肢钟摆样运动、双臂上举运动、手指爬墙运动、护枕展翅运动,并可适当增加抗阻运动和器械运动。④患侧上肢肿胀康复:术后经常抬高患侧上肢,平卧时患肢下方垫枕抬高 10°~15°,肘关节轻度屈曲;下床活动时用吊带托等措施避免下肢下垂过久;避免在患肢测量血压、静脉抽血、输液;注意保持患侧上肢清洁卫生,避免受压、抓伤、割伤、蚊子叮咬,不使用腐蚀性洗涤剂,有破损或感染时及时对症处理;术后第 1 天即可做伸指、握拳活动,第 2~3 天开始屈肘活动。在做肩关节活动功能训练的同时做术侧上肢各关节的主动活动、静力性等长收缩;采用正压充气压力治疗仪对患肢从远端到近端加压治疗,促进淋巴和血液循环。也可以对术侧上肢使用弹力绷带、弹性袖套或序贯性间断性压力袖套,根据需要每天应用 2~12 个小时。⑤形体康复:穿宽松上衣以掩盖胸部不对称的缺陷;切口愈合后安装义乳;有条件的年轻患者可以行乳房重建术。⑥幻乳觉康复:心理康复;使用乳房假体;局部轻柔抚摸;经皮电神经刺激疗法,但应避免强电流与强热。

4. 试述喉癌全喉切除术患者言语交流功能康复的主要方法。

(1)用代偿手段进行交流:术前评估患者的读写能力,教会患者简单的手语,便于术后与人沟通以表达需求;喉切除术后患者早期可以用文字、图画、肢体语言等非言语方式进行交流。交流时护士要有耐心,给患者足够的时间表达。

(2)食管语言训练:其产生的原理是吞咽空气并使之储存在食管上段,然后患者以打嗝的方式将空气吐出,气流产生的压力导致食管壁震动而产生基音,再通过腭、舌、颊、齿、唇等构音器官加工成言语。练习方法:吸气时利用食管内负压,并通过舌向后方运动,将空气压入食管,然后练习腹肌收缩,使膈肌上升,增加胸内压力,压缩食管,将空气由上口排出而发音。

(3)人工喉和电子喉:人工喉是将呼气时的气流从气管引至口腔同时冲击橡皮膜而发音,再经口腔调节,构成语言,缺点是佩戴和携带不方便。电子喉是利用音频振荡器产生声音,将其置于患者颏部或颈部作说话动作即可发出声音,但语音不易理解,常带有杂音。

(4)气管食管音:用手术方法在气管后壁与食管前壁之间造口,放置发音钮(单向阀门)于小口中,这个阀门可以阻止食物进入气管。患者吸气后,堵住气管造口,呼出的气体经过单向阀门进入食管上端和下咽部,通过振动食管四壁发音,患者配合口腔、舌、齿、唇的动作形成语言。该方法易产生局部感染或因误吸而产生吸入性肺炎。

5. 喉癌术后患者如何进行康复护理指导？

（1）建立良好的生活习惯：合理饮食，避免辛辣刺激性食物，禁烟酒，多吃新鲜水果蔬菜，保证足够营养。可进食稠糊状食品，防止误咽。避免说话过多产生疲劳，可采用其他交流方式，使喉得到休息，注意劳逸结合。

（2）避免呼吸道感染：保持室内空气新鲜，有一定温度和湿度，干燥时应洒水。少去公共场所，注意锻炼身体，增强抵抗力，预防上呼吸道感染。

（3）全喉切除术带管出院患者指导：①内套管取出和放入方法。让家属或患者自己对着镜子，将内套管缺口旋至外套管固定的点，顺套管弧度方向取出，将消毒好的另一个内套管放回气管套管内。注意取放内套管时应一手按住外套管翼部，另一手取放内套管，操作要轻柔。②教会内套管消毒方法，每天至少2次用煮沸消毒法消毒。③更换纱布垫。用乙醇棉球将套管周围皮肤擦干净后换上新消毒纱布垫。④湿化气道，预防痂皮。每天向套管内滴盐水和糜蛋白酶3~4次，防止痰液黏稠不易咳出。如果气道内有痂皮形成，应该到医院就诊，切勿自行清理。⑤外出或淋浴时保护造瘘口。外出时用双层纱布遮住套管口，防止异物或灰尘吸入。淋浴时防止水进入气管引起窒息，不能游泳或做其他水上运动。

（4）指导患者放疗期间的注意事项：保持局部皮肤清洁，洗澡时避免用碱性肥皂和过烫热水，以防损伤放疗处皮肤。并嘱患者保持大便通畅，避免体力劳动，注意勿受凉，预防伤风感冒，并定期来院复查。

（5）提供积极的社会支持信息：向患者提供发音康复训练的方法；鼓励患者参加社会活动如喉癌俱乐部，提高其心理健康水平，改善患者的躯体功能及社会功能，达到全面提高喉切除术后患者生活质量的目的。

（6）定期复查：定期随访，尤应关注颈部有无淋巴结肿大。一个月内每两周一次，三个月内每月一次，一年内每三个月一次，一年后每半年一次；如发现呼吸困难、造口有新生物或颈部扪及肿块，应及时到医院就诊。

6. 患者，男性，55岁，因诊断为右肺上叶鳞状细胞癌行肺癌根治术。

（1）如何制订患者的康复护理目标？

（2）手术后如何进行咳嗽技巧训练？

答：（1）康复护理目标：①短期目标：减轻患者的焦虑、恐惧、抑郁等不良心理反应；保持患者呼吸道通畅，避免出现并发症如窒息、出血、感染、肺不张等；②长期目标：充分发挥残存的呼吸功能，维持改善通气与换气能力；患者能面对疾病，保持积极乐观的心态；患侧上肢运动功能正常。

（2）咳嗽技巧训练：①向患者说明痰液潴留的危险性，指导并协助患者深呼吸、有效咳嗽。②患者麻醉清醒后立即鼓励并协助其深呼吸和咳嗽，每1~2小时一次。咳嗽前先叩拍患者背部，由护士协助患者采取坐位或健侧卧位，五指并拢，掌指关节屈曲，有节律地由下至上、由外至内叩拍，使肺段、肺叶内的分泌物松动而流至支气管中，叩拍时用力要适度，避免在伤口、乳房等处拍打，以免引起患者剧烈疼痛。然后指导患者深吸气，短暂的屏气使气体在肺内得到最大的分布，关闭声门，进一步增强气道中的压力，当肺泡内压明显增加时，突然将声门打开，同时收缩腹肌做咳嗽动作，这样高速的气流可使分泌物移动并排出，反复数次，直至患者将痰液全部咳出为止。③患者咳嗽时需固定胸部伤口以减轻震动引起的疼痛，可以由护士、家属或患者自己完成。方法一：护士站在患者非手术侧，从前后胸壁夹扶住患者手术侧胸廓，轻压伤口；方法二：护士站在患者手术侧，一手放在术侧肩膀上并向下压，另一手支托于伤口下的胸部。两种手法以不限制胸廓扩张为宜。咳嗽时压紧肋骨，提高胸内压，利于患者排痰。

7. 试述怎样做好大肠癌患者术后的康复护理指导？

答：（1）饮食调整：根据患者情况调节饮食，保肛手术的患者应多吃新鲜蔬菜、水果，多饮水，避免高脂肪及辛辣、刺激性食物；行肠造口者保持大便黏稠与成形非常重要，需注意控制过多粗纤维食物，及过稀、可致胀气的食物。

（2）活动：参加适量的体育锻炼，生活规律，保持心情舒畅。避免自我封闭，应尽可能地融入正常的生活、工作和社交活动中。有条件者,可参加造口患者联谊会,学习交流彼此的经验和体会,重拾自信。

(3)指导患者正确进行结肠造口灌洗:洗出肠内积气、粪便,养成定时排便的习惯。连接好灌洗装置,在集水袋内装入500~1000ml约37~40℃温水,经灌洗管道缓慢灌入造口内,灌洗时间约10分钟左右。灌洗液完全注入后,在体内尽可能保留10~20分钟,再开放灌洗袋,排空肠内容物。灌洗期间注意观察,若感腹部膨胀或腹痛时,放慢灌洗速度或暂停灌洗。灌洗间隔时间可每日1次或每2日1次,时间应相对固定。定时结肠灌洗可以训练有规律的肠道蠕动,使两次灌洗之间无粪便排出,从而达到人为控制排便,养成相似于常人的习惯性排便行为。

(4)复查:每3~6个月定期门诊复查。行永久性结肠造口患者,若发现腹痛、腹胀、排便困难等造口狭窄征象时应及时到医院就诊;行化学治疗、放射治疗患者,定期检查血常规,出现白细胞和血小板计数明显减少时,遵医嘱及时暂停化学治疗、放射治疗。

8. 患者,女性,56岁。黏液血便3个月,每日排便3~5次,伴肛门坠胀,偶感下腹部胀痛,排气或排便后可缓解,体重减轻约5kg。体检:外观消瘦、贫血,腹部稍胀,无明显压痛,未扪及包块;肛门指诊:肛门口较松弛,距离肛缘约3cm处触及高低不平肿块,质硬;肠腔狭窄,指套染血迹。

问题:

(1)你认为还需要哪些检查以协助诊断?

(2)若需手术治疗,何种手术方式最适宜?

(3)术后主要的功能障碍有哪些?

答:(1)尚需要以下检查以协助诊断:粪便常规+隐血试验;血清癌胚抗原;腹部B超;纤维结肠镜+活检。

(2)患者为老年女性,慢性起病,黏液血便,排便次数增多,肛门坠胀;消瘦、贫血、腹胀;肿块距离肛缘3cm,质硬,不光滑,肠腔狭窄,指套染血迹。应位低位直肠癌。首选Miles手术。

(3)手术后主要的功能障碍有:①心理障碍:直肠癌患者往往对治疗存在许多顾虑,对疾病的康复缺乏信心。需行肠造口的患者担心其预后及以后的生活质量,在选择手术方式与治疗方案时会不知所措。患者在手术后还可能给予化疗或放疗,不仅要感受躯体的痛苦,还要承受身体的残缺给生活带来的不便,给家庭带来的负担以及使自己的事业中断等。患者的心理压力很沉重,可能会导致心理危机,表现出严重的焦虑或抑郁。患者因不同的文化背景、生活环境、个性、心理特征、对疾病的认识及应对而表现出不同的心理反应。②肠造口及造口功能障碍:肠造口的恢复的过程中可能出现造口血运不良、肠造口黏膜的水肿、皮肤黏膜分离、造口狭窄、造口回缩、造口脱垂、造口周围皮炎等并发症影响造口的功能恢复。患者的饮食不当,使用粪袋不熟练等导致排便功能障碍。

9. 试述怎样做好大肠癌患者腹壁造口术后的康复护理?

答:(1)心理康复:向患者说明手术的必要性,并对有关的康复治疗技术进行指导,帮助调整饮食、适应新的排便方式。

(2)排便功能康复:①术后开始进食后即参照患者过去的排便习惯,每天定时灌肠,促进排便规律的建立。②根据患者大便的性状随时调整饮食的种类,选用低脂肪、高蛋白、高热量、对肠道刺激小、产气少的细软食物,保持足够的进水量,防止大便干燥嵌塞或稀泻。

(3)粪袋护理:①教会患者安装粪袋,使粪袋紧贴腹壁造口不泄漏。②使用一次性粪袋。需要更换的粪袋要及时清洗晾干,妥善保存。

(4)腹壁造口的护理:①保持造口及周围皮肤干燥清洁,避免粪便浸渍刺激。②造口周围皮肤发生糜烂、湿疹、感染、过敏时需及时对症处理。③术后1~2周即需探查扩张造口,每1~2周一次,持续2~3个月,使造口直径保持在2.5cm左右。

(杨长永　杨艳玲)

第十三章
老年病病人康复护理

一、学习要点与重点难点

【学习要点】

1. 老年病学的定义和康复护理内容。

2. 老年病的特征及康复护理要点。

3. 老年病的主要功能障碍、康复护理评估、康复护理措施、康复护理指导。

【重点难点】

1. 老年病的特征及康复护理要点

2. 老年病的主要功能障碍。

3. 老年病的康复护理措施。

4. 老年病的康复护理指导。

二、习题及参考答案

（一）名词解释

1. 老年病学

2. 骨质疏松

3. 延迟反应

4. 老年性痴呆

（二）选择题

【A₁】型题

1. 联合国提出,将____作为全球解决老龄问题的奋斗目标

    A. 经济发展   B. 社会福利   C. 小康社会

    D. 健康老龄化   E. 扶助老人

2. 我国老年人年龄划分标准为

    A. 50 岁   B. 55 岁   C. 60 岁

    D. 65 岁   E. 70 岁

3. 老年人患肺炎,体温可不增高或只有低温,体现了老年病的哪项特征

    A. 症状和体征不典型   B. 多脏器病变   C. 病程长

    D. 病情重   E. 并发症多

4. 下列哪项**不是**老年患者容易出现的合并症和继发的功能障碍

A. 心理性依赖	B. 身体衰弱	C. 暴饮暴食
D. 畏食	E. 关节肌肉挛缩	

5. 老年人睡眠障碍**不包括**

A. 入睡困难	B. 睡眠不深	C. 易醒
D. 睡不醒	E. 醒后不易再睡	

6. 根据老年人身体特点的需要,老年人群将成为康复护理领域中的

A. 一般对象之一	B. 常见对象之一	C. 次要对象之一
D. 主要对象之一	E. 重要对象之一	

7. 对伴有排便障碍老年人护理措施**错误**的是

A. 控制饮水量	B. 多食含粗纤维的食物	C. 养成定时排便的习惯
D. 腹部自我按摩	E. 避免久坐久卧	

8. 下列哪项**不属于**由于机体衰老,发生于老年期的疾病

A. 老年性白内障	B. 前列腺增生	C. 急性感染
D. 老年性阴道炎	E. 老年骨质增生	

9. 下列哪项**不属于**因防御反射减退而引起的功能障碍

A. 感知觉能力减退	B. 自身防御反应能力减退	C. 骨质疏松
D. 心肌收缩力降低	E. 误咽	

10. 老年人常见排便障碍的原因,描述**错误**的是

A. 食物过于精细	B. 咀嚼能力减退	C. 感觉减退
D. 肌力减弱	E. 结肠黏液分泌减少	

11. 老年人每晚应保证多久的睡眠时间

A. 3~5 小时	B. 5~6 小时	C. 6~9 小时
D. 9~10 小时	E. >10 小时	

12. 老年人行间歇开放导尿,一般每几时开放尿管 1 次

A. 1 小时	B. 2 小时	C. 2.5 小时
D. 3 小时	E. 4 小时	

【A₂】型题

13. 患者,女,80 岁,音乐大学教授退休,常年居住在养老院,该患者近期出现焦虑烦躁,情绪低落,拒绝被照顾不肯吃饭,夜晚不肯睡觉,经常像个小孩一样大哭大闹,骚扰他人,白天昏昏欲睡,体质急剧下降。家属看望时情况好转,家属离开后重复上述情况。某医学院的志愿者团队每个周末均到该养老院看望、协助护理老人,对该患者可采取的康复护理训练有

A. 音乐疗法	B. 心理治疗	C. 游戏治疗
D. 沟通交流	E. 以上全部	

14. 老年女性,62 岁,担任村内老年人秧鼓队组织工作,近日为迎接上级领导检查,压力很大,担心工作做不好,出现难以入睡、易醒。这位老年人的主要心理问题是

A. 焦虑	B. 恐惧	C. 抑郁
D. 自卑	E. 悲观	

15. 老年男性,60 岁,某机关干部,退休在家,感到整日无所事事,别人不再叫他某某领导,感觉很不适应。这位老人的主要心理矛盾是

A. 角色转变与社会适应的矛盾	B. 老有所为与身心衰老的矛盾
C. 老有所养与经济保障不充分的矛盾	D. 安度晚年与意外刺激的矛盾
E. 以上都不是	

16. 王某,61岁,退休工人,想要锻炼身体,但不知道哪些运动项目比较适合老年人,作为康复护士应告知王某下列哪项运动项目**不适合**

    A. 散步   B. 太极拳   C. 保健操

    D. 单腿独立   E. 气功

17. 赵某,女性,65岁,47岁停经,腰背痛5年,1日前于室内摔倒,左侧手撑地,腕关节疼痛明显。就医后诊断为:左侧桡骨远端骨折。双能X线骨密度示:赵某骨密度较正常年轻人平均值降低,存在骨质疏松,患者治疗好转后出院,作为康复护士针对患者的骨质疏松情况,哪项指导是**错误**的

    A. 尽量待在室内,避免运动

    B. 在日光照射难以保证的情况下,口服适量的鱼肝油

    C. 每日饮用1~2杯牛奶或保证每日有1g钙的摄入

    D. 多进食含钙高食物

    E. 避免登高

18. 患者,女,76岁,瘫痪2年,为预防老人发生压疮,应采取的措施是

    A. 睡木制硬床   B. 每周一次物理治疗   C. 每日更换衣服与被服

    D. 局部置热水袋促进循环   E. 定期更换体位与局部按摩

19. 患者,男,78岁,3天未排便,目前应采取的措施是

    A. 增大运动量   B. 延长活动时间   C. 立即医院就医

    D. 空腹饮水500ml   E. 自右向左按摩腹部

20. 患者,女,61岁,脑出血后4个月,患者能自由活动,自己独立进食、如厕、沐浴,可以控制大、小便,可以穿衣,但需要他人帮助系鞋带,该患者用Katz日常生活功能指数评价表评估,得分为

    A. 8分   B. 9分   C. 10分

    D. 11分   E. 12分

【A₃】型题

(21~22题共用题干)

患者,女,60岁,5年前开始出现记忆力下降、反应迟钝、说话不清楚,后期手脚行动不便。刚开始时跟她说一件事,几分钟以后就忘了你问她的时候她问你,你说了什么吗?逐渐生活不能自理,在家坐不住,把你弄好的东西搬来搬去,不知道自己在干什么。

21. 该患者出现了什么问题

    A. 老年性营养不良   B. 老年性便秘   C. 老年性痴呆

    D. 睡眠障碍   E. 运动能力降低

22. 康复护理中**不正确**的是

    A. 减少睡眠时间

    B. 适当补充健脑食物,如核桃、松子、芝麻、蜂王浆等

    C. 外出时患者身上可带随身卡,记清家庭住址、电话、联系人姓名等

    D. 合理用脑,勤于用脑,重视智力的训练和锻炼

    E. 多参加集体活动或社交活动

(23~24题共用题干)

原来老王身体健康,耳聪目明,精神矍铄,领导着一个几百人的工厂,没有一个人不服他,不敬他。退休一年多,老王就完全变了个人,目光呆滞,脸色灰暗,一句话不说。过去的精神头一点也没有了,天天待在家里足不出户。

23. 老王现在患有什么心理疾病

    A. 老年人抑郁症   B. 离退休综合征   C. 老年性痴呆

D. 睡眠障碍　　　　　　　　E. 以上都不是

24. 怎样改变老王的精神状态

A. 反复劝说不要抑郁

B. 将老王强行拉到人群中

C. 顺其自然

D. 鼓励老王找到感兴趣的团体,进行有意义的活动

E. 接走老伴,让老王独居

【A₄】型题

(25~26 题共用题干)

患者,男,85 岁。生活能力基本评估:进食时需帮助备餐,能自己进食。取衣、穿衣需要协助。不能自行淋浴在拐杖的协助下行走自如,并可以在没有辅助的情况下进出厕所,但偶尔会出现大小便失控。

25. 该患者的 ADL 评分为多少

A. 10 分　　　　　　　B. 8 分　　　　　　　C. 6 分

D. 5 分　　　　　　　E. 2 分

26. 在患者的日常生活中应该注意什么,**错误**的是

A. 防止摔倒　　　　　　　　　　　B. 进食时要注意咀嚼吞咽

C. 增加日光照射时间, 预防骨质疏松　　D. 购买并服用小商贩推荐的营养品

E. 活动量应以中度以下为宜

(27~28 题共用题干)

患者,张某,76 岁。1 年前患有脑卒中,右侧上下肢瘫痪,行康复治疗。

27. 哪项**不是**患者的康复护理原则

A. 预防衰老性功能障碍　　　　　　　B. 掌握老年患者自我护理方法

C. 重视老年患者心理支持　　　　　　D. 提倡团队协作

E. 改善精神状态

28. 该患者可能出现的心理问题

A. 抑郁　　　　　　　B. 焦虑　　　　　　　C. 易怒

D. 沉默寡言　　　　　　E. 以上都可能

(三) 简答题

1. 简述老年病及功能退化的分类。

2. 简述老年患者康复护理原则。

3. 简述老年患者康复护理内容。

4. 简述老年病的特征。

5. 简述老年患者康复护理要点。

6. 简述老年患者常见功能障碍。

7. 简述老年患者康复护理评定内容。

(四) 论述题

1. 丁某,女,73 岁,有高血压病史 20 余年,间断服用降血压药物,近一年来老人感觉走路不稳,到医院做 CT 检查,结果提示:①双侧基底节多发性腔隙性脑梗死;②脑萎缩。诊断:原发性高血压Ⅲ级;多发性脑梗死。根据老人的目前状况,对老人的日常活动安全应采取怎样的保护措施?

2. 患者赵某,男,81 岁,因阿尔茨海默病收入我科。病程中患者有乏力纳差,无恶心呕吐,无腹痛腹泻,无咳嗽咳痰,睡眠一般,大小便正常。既往有高血压史 10 年,长期服用降压药。记忆受损自理能力缺陷。请思考怎样对老人进行指导?

3. 李某,68 岁,曾为某部门领导,退休三年在家。退休后一年期间因厌烦子女的管束而与子女多次发生争执。后来发现李某食欲不振,少言寡语,睡眠时间增多,不愿与人接近。经检查,患有老年人抑郁症。请思考李某为何会出现这样的情况?怎样才能改善老年人目前的状况?

参考答案:

（一）名词解释

1. 老年病学:又称老年医学,是研究老年病的病因、发病机制、临床特征、诊断步骤和防治措施等的临床综合学科,同时亦研究人体衰老的特征和过程,延年益寿,各种抗衰老办法等的临床问题及社会问题。

2. 骨质疏松:是一种以骨量降低和骨组织微结构破坏为特征,导致骨脆性增加和易于骨折的代谢性骨病。

3. 延迟反应:由于老年患者体内各脏器之间互相协调的能力减退,对于来自外界的刺激,调动机体积极因素来抵御的能力减退,反应过程也缓慢,这种情况为"延迟反应"。

4. 老年性痴呆:老年性痴呆是老年人脑功能失调的一种表现,是以智能衰退和行为及人格变化为特征的一种综合征。

（二）选择题

【A₁】型题

1. D　　2. C　　3. A　　4. C　　5. D　　6. D　　7. A　　8. C　　9. D　　10. B
11. C　　12. E

【A₂】型题

13. E　　14. A　　15. A　　16. D　　17. A　　18. E　　19. E　　20. D

【A₃】型题

21. C　　22. A　　23. B　　24. D

【A₄】型题

25. C　　26. D　　27. E　　28. E

（三）简答题

1. 简述老年病及功能退化的分类。

答:第一类主要是由于机体衰老,发生于老年期的疾病,例如:老年性白内障、前列腺增生、老年性阴道炎、老年骨质增生、老年性痴呆和老年抑郁。

第二类是老年前期已患的疾病,随着年龄增加,疾病控制不好而有所发展,延续进入老年期。例如:慢性支气管炎、高血压病、老年性骨关节病、冠状动脉硬化性心脏病、帕金森病、糖尿病和各类恶性肿瘤等。

第三类是老年人与青壮年人同样可以发生的疾病。例如:急性感染、一般外伤等。

2. 简述老年患者康复护理原则。

答:①预防衰老性功能障碍;②掌握老年患者自我护理方法;③重视老年患者心理支持;④提倡团队协作。

3. 简述老年患者康复护理内容。

答:①康复护理评定;②预防和处理并发症;③功能训练。④日常生活能力训练;⑤康复心理护理;⑥营养与饮食护理;⑦辅助器具的使用。

4. 简述老年病的特征。

答:①症状和体征不典型;②多脏器病变;③病程长、病情重、恢复慢、并发症多。

5. 简述老年患者康复护理要点。

答:①预防致残性损伤和疾病;②控制原发疾病和功能障碍的发展;③预防合并症及继发的功

能障碍;④恢复功能性活动的能力;⑤训练老年患者使之能适应周围环境;⑥调整和改变周围环境的条件,以利于老年患者全面康复;⑦教育老年患者、家人和公众,正确对待老龄、残疾和老年患者。

6. 简述老年患者常见功能障碍。

答:①防御反射减退而引起的功能障碍;②脏器之间储备功能降低及互相协调能力减退而引起的功能障碍;③心理功能障碍;④排便障碍;⑤排尿障碍;⑥睡眠障碍;⑦退行性骨关节炎;⑧老年性痴呆。

7. 简述老年患者康复护理评定内容。

答:①ADL 评定;②心理健康状况;③社会功能及综合反应能力;④生活质量综合评估。

(四) 论述题

1. 丁某,女,73 岁,有高血压病史 20 余年,间断服用降血压药物,近一年来老人感觉走路不稳,到医院做 CT 检查,结果提示:①双侧基底节多发性腔隙性脑梗死;②脑萎缩。诊断:原发性高血压Ⅲ级;多发性脑梗死。根据老人的目前状况,对老人的日常活动安全应采取怎样的保护措施?

答:教育老年人及其家族成员做好安全护理,防止摔伤或发生意外事故。防跌倒,帮助老年人熟悉环境,物品按习惯放置便于拿取;活动范围光线充足、路面平坦、不滑、无障碍物。防坠床,必要时加床档;从床上或椅子上站起时,动作应慢,防止发生晕厥。

2. 患者赵某,男,81 岁,因阿尔茨海默病收入我科。病程中患者有乏力纳差,无恶心呕吐,无腹痛腹泻,无咳嗽咳痰,睡眠一般,大小便正常。既往有高血压史 10 年,长期服用降压药。记忆受损自理能力缺陷。请思考怎样对老人进行指导?

答:(1)合理营养:根据老年人生理、病理特点及营养量的需求,合理选择营养食物。限制热量、脂肪、糖的摄入量,给予提供优质蛋白质,如鱼、蛋、乳类、大豆制品及丰富的维生素。

(2)积极运动:老年人应提倡有氧运动,有氧运动为最佳。

(3)安全护理:教育老年人及其家族成员做好安全护理,防止摔伤或发生意外事故。物品按习惯放置便于拿取;活动范围光线充足,路面平坦、不滑、无障碍物。意识障碍的老年人应加床档;从床上或椅子上站起时,动作应慢,防止发生晕厥。

(4)安全用药:老年人对药物的耐受性、敏感程度及代谢、排泄能力都有很大变化,易引起不良反应及蓄积中毒。给药时应注意观察疗效及副作用。

(5)心理护理:老年人要保持良好的心理状态。防止抑郁。

3. 李某,68 岁,曾为某部门领导,退休三年在家。退休后一年期间因厌烦子女的管束而与子女多次发生争执。后来发现李某食欲不振,少言寡语,睡眠时间增多,不愿与人接近。经检查,患有老年人抑郁症。请思考李某为何会出现这样的情况?怎样才能改善老年人目前的状况?

答:(1)李某曾是部门领导,有一定的领导力。退休后,脱离了工作环境,家中子女反而领导他,对他的生活进行约束使他感到厌烦。后来他逐渐感觉到自己的能力和价值已经不存在了,开始郁郁寡欢。而子女并没有及时发现。

(2)怎样改善老年人目前的状况?

1)尊重老年人:不以强硬的语气命令老年人,要以商量的口吻。

2)要注意讲话方式,语言要结合肢体表情。

3)要关心老年患者:在听取老年患者叙述时,不要随意打断或话没说完就擅自离开。在可能条件下要耐心地听取。

4)语言要联系心理活动:患者的职业影响了他的心理活动。要根据患者的心理活动进行沟通。

(鲍秀芹 孔祥颖)

第二篇

见习指导

1 见习一
康复机构

【见习目的】

1. 了解康复门诊和康复病房的架构、常见病种和常用仪器。

2. 了解康复医师、康复护士、物理治疗师、作业治疗师、言语治疗师、义肢矫形治疗师的工作内容以及工作方式。

3. 了解康复门诊、康复病房的无障碍设施设计。

4. 了解社区康复中心的工作方式和工作内容。

【见习内容】

1. 参观综合医院的康复门诊、康复病房以及社区康复中心。

2. 见习康复医师、康复护士、物理治疗师、作业治疗师、言语治疗师、假肢矫形治疗师的工作内容以及工作方式。

3. 见习康复门诊、康复病房和社区康复中心收治的常见病种。

【见习要求】

1. 以小组形式见习,每组 8~10 人。

2. 参观康复门诊、康复病房和社区康复中心时,由 1 名医务人员(康复医师、康复护士或治疗师)带领并讲解。

② 见习二
言语评定及言语治疗

【见习目的】

1. 引发学生对言语语言疾病的兴趣,通过见习加深对理论知识的理解与感悟。

2. 掌握失语症患者的听觉理解障碍和口语表达障碍的各种语言症状,了解语言障碍评定工具之间的区别的特点。

3. 掌握失语症及构音障碍的治疗措施与训练原则。

4. 学习和理解不同语言模式和严重程度失语症患者的训练课题选择。

【见习内容】

1. 讲解失语症患者的听觉理解障碍和口语表达障碍的各种语言症状。

2. 简略示范汉语标准失语症检查,包括 ABC 和 CRRCAE 的评定工具和主要内容,让学生了解两者的区别和特点。

3. 结合理论,示范失语症 Schuell 刺激疗法的应用。

4. 根据病例,学习和理解不同语言模式和严重程度失语症患者的训练课题选择。

5. 示范构音障碍患者的发音器官的运动训练和发音训练的具体方法。

【见习要求】

1. 学生复习并熟练掌握言语评定及言语治疗章节的理论内容。

2. 通过对实际病例进行评估与治疗的示教见习,了解 ABC 和 CRRCAE 等评定工具和主要内容,让学生了解它们之间的区别和各自特点。

3. 学习失语症 Schuell 刺激疗法的应用,并能够根据患者的失语类型和严重程度选择合适的训练课题。

4. 通过学习,熟悉发音器官的运动训练和发音训练的内容和操作。

3 见习三
Barthel指数评定方法

【见习目的】

运用课堂所学的理论知识去解决临床实际问题,通过临床实际病例的见习,掌握日常生活活动的内容,熟悉 Barthel 指数的评定方法,了解常用的生存质量评定量表。

【见习内容】

1. 选取一名脑卒中患者,老师示范 Barthel 指数的评定方法。

2. 了解临床上常用的生存质量评定量表。

【见习要求】

1. 学生见习前复习理论课的内容。

2. 关心患者,尊重患者。

3. 通过实际病例的见习,掌握 Barthel 指数的评定方法。

4. 讨论:临床上常用的生存质量量表,以及各自的优缺点。

见习四
心理评估常用量表

【见习目的】

运用课堂所学的理论知识去解决临床实际问题,通过临床实际病例的见习,了解韦氏智力量表的评估方法,以及常用的焦虑、抑郁评估量表的使用方法。

【见习内容】

选取临床合适病例,老师示范韦氏智力量表、汉密尔顿焦虑评估量表和汉密尔顿抑郁评估量表的评估。

【见习要求】

1. 学生复习心理评估章节的讲课内容。

2. 通过实际病例评估量表的示教见习,了解韦氏智力量表的评估方法,以及常用的焦虑、抑郁评估量表的使用方法。

3. 讨论:评估各种量表的使用方法和注意事项。

见习五
常用评定方法

【见习目的】

运用课堂所学的理论知识去解决临床实际问题,通过临床实际病例的见习,掌握常用的疼痛评定方法、神经源性吞咽障碍的评定、神经源性膀胱的评定、神经源性大肠的评定以及压疮的评定。

【见习内容】

1. 选 1 例骨折患者,示范疼痛的评定方法。

2. 选 1 例脑卒中伴吞咽障碍患者,示范吞咽障碍的评定方法。

3. 选 1 例脊髓损伤患者,示范神经源性膀胱和神经源性大肠的评定方法。

4. 选 1 例临床患者,示范压疮的危险度评估,或选一例压疮患者,示范压疮的分级。

【见习要求】

1. 学生在见习前复习理论课的内容。

2. 关心患者,尊重患者。

3. 通过临床实际病例的见习,掌握疼痛、吞咽障碍、压疮、神经源性膀胱和神经源性大肠的评定方法。

见习六
常用康复护理技术

1. **日常生活活动能力训练技术**

【见习目的】

结合课堂所学的理论知识,通过临床实际病例的见习,掌握进食障碍的训练、穿脱衣物的训练、个人卫生训练、乘轮椅如厕的训练和步行训练的具体操作方法。

【见习内容】

偏瘫患者的进食障碍的训练、穿脱衣物的训练、个人卫生训练、乘轮椅如厕的训练和步行训练。

【见习要求】

(1)学生在见习前复习《日常生活活动能力训练技术》的讲课内容。

(2)见习日常生活活动能力训练技术时应尊重患者,注重人文关怀。

(3)通过实际病例了解常用的日常生活活动能力训练技术。

2. **呼吸训练与排痰技术**

【见习目的】

结合课堂所学的理论知识,通过临床实际病例的见习,掌握呼吸训练与排痰技术的操作方法。

【见习内容】

呼吸训练与排痰技术。

【见习要求】

1. 学生在见习前复习康复护理技术的讲课内容。

2. 见习康复护理技术时应关心患者、尊重患者。

3. 通过实际病例了解呼吸训练与排痰技术操作方法。

见习七
脑卒中

【见习目的】

1. 通过病例示教教会学生应用脑卒中康复护理技术最大限度地促进患者功能障碍的恢复,防止失用和误用综合征,减轻后遗症。

2. 充分强化和发挥残余功能,通过代偿和使用辅助工具,争取患者达到生活自理,回归社会。

【见习内容】

1. 软瘫期的康复护理

(1)良肢位摆放。

(2)肢体被动运动:肩关节外旋、外展和屈曲,肘关节、和手指伸展,髋关节外展和伸展,膝关节伸展,足背屈和外翻,2~3次/日,直到主动运动恢复。对患肢所有的关节都做全范围的关节被动运动,先从健侧开始,然后参照健侧关节活动范围再做患侧。从大关节到小关节循序渐进,动作轻柔。按摩患肢既防止和减轻水肿,亦为运动感觉刺激,有利于运动功能恢复。按摩轻柔、缓慢、有节律,不使用强刺激性手法。肌张力高的肌群用安抚性质的按摩,肌张力低的肌群则予摩擦和揉捏。

(3)主动活动:①体位变换:a. 被动向健侧翻身训练:先旋转上半部躯干,再旋转下半部躯干。护理人员一手放在颈部下方,另一手放在患侧肩胛骨周围,将患者头部及上半部躯干转呈侧卧位,然后一只手放在患侧骨盆将其转向前方,另一手放在患侧膝关节后方,将患侧下肢旋转并摆放于自然半屈位。b. 被动向患侧翻身训练:护理人员先将患侧上肢放于外展90°的位置,再让患者自行将身体转向患侧,昏迷状态或体力较差的患者,可采用向健侧翻身的方法帮助其翻身。c. 主动向健侧翻身训练:护理人员在患侧肩部给予支持,患者仰卧位,双手手指交叉在一起,上肢伸展,健侧下肢屈曲。两上肢左右侧向摆动,当摆向患侧时,顺势将身体翻向患侧。d. 主动向患侧翻身训练:患者仰卧位,双手交叉,患侧拇指置于健侧拇指之上,屈膝,健腿插入患腿下方。交叉双手伸直举向上方,做左右侧方摆动,借助摆动的惯性,使双上肢和躯干一起翻向健侧。②桥式运动:a. 双侧桥式运动:取仰卧位,上肢放于体侧,双腿屈曲,足踏床,然后将臀部主动抬起,并保持骨盆成水平位,维持一段时间后慢慢放下。b. 单桥式运动:在患者较容易地完成双桥式运动后,让患者悬空健腿,仅患腿屈曲,足踏床抬臀。c. 动态桥式运动:为了获得下肢内收、外展的控制能力,患者仰卧屈膝,双足踏住床面,双膝平行并拢,健腿保持不动,患腿做交替的幅度较小的内收和外展动作,并学会控制动作的幅度和速度。然后患腿保持中立位,健腿做内收、外展练习。

2. 痉挛期的康复护理

(1)抗痉挛训练:①卧位抗痉挛训练:Bobath式握手上举上肢,使患侧肩胛骨向前,患肘伸直。仰卧位时双腿屈曲,Bobath式握手抱住双膝,将头抬起,前后摆动使下肢更加屈曲。还可进行桥式运动,也有利于抑制下肢伸肌痉挛。②被动活动肩关节和肩胛带:取仰卧位,以Bobath式握手,用健手带动患手上举,伸直和加压患臂。可帮助上肢运动功能的恢复,也可预防肩痛和肩关节挛缩。③下肢控制能力训练:a. 屈曲动作训练:取仰卧位,上肢置于体侧,或双手十指交叉举至头顶。护理人员一手将患足保持在背屈位、足底支撑于床面;另一手扶持患侧膝关节,维持髋关节呈内收位,令患足不离开床面而移向头端,完成髋、膝关节屈曲,然后缓慢地伸直下肢,如此反复练习。也可在坐位下完成屈膝练习。b. 踝背屈训练:取仰卧位,双腿屈曲,双足踏在床面上。护理人员一手拇指、示指分开,夹住患侧踝关节的前上方,用力向下按压,使足底支撑于床面,另一只手使足背屈外翻。当被动踝背屈抵抗消失后,让患者主动保持该位置,随后指示患者主动背屈踝关节。用冰、毛刷快速刺激趾尖、趾背和足背外侧容易诱发踝背屈。注意开始时要防止患者过度用力引起足内翻。c. 下肢内收、外展控制训练:见动态桥式运动。

(2)坐位训练:①坐位耐力训练:为防止体位性低血压发生,首先进行坐位耐力训练。取坐位时,不宜马上取直立(90°)坐位,可先取 30°坚持 30 分钟后,再依次过渡到 45°、60°、90°。如已能坐位 30 分钟,则可进行从床边坐起训练。②从卧位到床边坐起训练:从患侧坐起时,仰卧位,患者将患腿置于床边外,使膝关节屈曲,开始时需康复护理人员促进这一动作,或用健腿把患腿抬到床边。然后健侧上肢向前过身体,同时旋转躯干,健手在患侧推床以支撑上身,并摆动健腿到床外,帮助完成床边坐位。若患者需要更多的帮助,护理人员可将其上肢环绕患者的头和患肩,通过身体扶持患者坐直。从健侧坐起时,先向健侧翻身,健侧上肢屈曲缩到体下,双腿远端垂于床边,头向患侧(上方)侧屈,健侧上肢支撑慢慢坐起。患者由床边坐位躺下,运动程序与上述相反。

3. 恢复期康复护理和训练

(1)平衡训练:①坐位平衡训练:静态平衡训练:患者取无支撑下床边或椅子上静坐位,髋关节、膝关节和踝关节均屈曲 90°,足踏地或踏支持台,双足分开约一脚宽,双手置于膝上。护理人员协助患者调整躯干和头至中间位,当感到双手已不再用力时松开双手,此时患者可保持该位置数秒。然后慢慢地倒向一侧,要求患者自己调整身体至原位,必要时给予帮助。静态平衡训练完成后,让患者自己双手手指交叉在一起,伸向前、后、左、右、上和下方并有重心相应的移动,此称为自动动态平衡训练;完成被动动态平衡训练后就可认为已完成坐位平衡训练,此后坐位训练主要是耐力训练。偏瘫患者坐位时常出现脊柱向健侧侧弯,身体重心向健侧臀部偏移。护理人员应立于患者对面,一手置于患侧腋下,协助患侧上肢肩胛带上提,肩关节外展、外旋,肘关节伸展,腕关节背伸,患手支撑于床面上;另一手置于健侧躯干或患侧肩部,调整患者姿势,使患者躯干伸展,完成身体重心向患侧转移,达到患侧负重的目的。②立位训练:a. 起立训练:患者双足分开约一脚宽,双手手指交叉,上肢伸展前伸,双腿均匀持重,慢慢站起,此时护理人员站在患者面前,用双膝支撑患者的患侧膝部,双手置于患者臀部两侧帮助患者重心前移,伸展髋关节并挺直躯干,坐下时动作相反。要注意防止仅用健腿支撑站起的现象。b. 站位平衡训练:静态站位平衡训练是在患者站起后,让患者松开双手,上肢垂于体侧,护理人员逐渐去除支撑,让患者保持站位。注意站位时不能有膝过伸。患者能独立保持静态站位后,让患者重心逐渐移向患侧,训练患腿的持重能力,同时让患者双手交叉的上肢(或仅用健侧上肢)伸向各个方向,并伴随躯干(重心)的相应摆动,训练自动态站位平衡。如在受到突发外力的推拉时仍能保持平衡,说明已达到被动态站位平衡。c. 患侧下肢支撑训练:当患侧下肢负重能力提高后,就可以开始进行患侧单腿站立训练。患者站立位,身体重心移向患侧,健手可握一固定扶手以起保护作用,健足放在护理人员腿上。为避免患侧膝关节过度伸展,用手帮助膝关节保持屈曲 15°左右。随着患侧下肢负重能力的提高,可用另一手握住患者健足,使之向下踩的力量减弱,进而使患侧下肢负重能力逐渐接近单足站立平衡能力。

(2)步行训练:①步行前准备:先练习扶持站立位,接着进行患腿前后摆动、踏步、屈膝、伸髋等活动,以及患腿负重,双腿交替前后迈步和进一步训练患腿平衡。②扶持步行:护理人员站在偏瘫侧,一手握住患手,掌心向前;另一手从患侧腋下穿出置于胸前,手背靠在胸前处,与患者一起缓慢向前步行,训练时要按照正确的步行动作行走或平行杠内步行,然后扶杖步行到徒手步行。③改善步态训练:步行训练早期常有膝过伸和膝打软(膝突然屈曲)现象,应进行针对性的膝控制训练。如出现患侧骨盆上提的划圈步态,说明膝屈曲和踝背屈差,应重点训练。④复杂步态训练:如高抬腿步,走直线,绕圈走,转换方向,跨越障碍,各种速度和节律地步行以及训练步行耐力,增加下肢力量(加上斜坡),训练步行稳定性(如在窄步道上步行)和协调性(如踏固定自行车)。⑤上下楼梯训练:上下楼梯训练应遵照健腿先上、患腿先下的原则。护理人员站在患侧后方,一手协助控制患膝关节,另一手扶持健侧腰部,帮助将重心转移至患侧,健足先登上一层台阶。健肢支撑稳定后,重心充分前移,护理人员一手固定腰部,另一手协助患腿抬起,髋膝关节屈曲,将患足置于高一层台阶。如此反复进行,逐渐减少帮助,最终能独立上楼梯。下楼梯时,护理人员站在患侧,协助完成膝关节的屈曲及迈步。患者健手轻扶楼梯以提高稳定性,但不能把整个前臂放在扶手上。

(3)上肢控制能力训练:包括臂、肘、腕、手的训练。①前臂的旋前、旋后训练:指导患者坐于桌前,用患手翻动桌上的扑克牌,亦可在任何体位让患者转动手中的一件小物件。②肘的控制训练:重点在于伸展动作上。患者仰卧,患臂上举,尽量伸直肘关节,然后缓慢屈肘,用手触摸自己的口、对侧耳和肩。③腕指伸展训练:双手交叉,手掌朝前,手背朝胸,然后伸肘,举手过头,掌面向上,返回胸前,再向左、右各方向伸肘。

(4)改善手功能训练:患手反复进行放开、抓物和取物品训练,纠正错误运动模式。①作业性手功能训练:通过编织、绘画、陶瓷工艺、橡皮泥塑等训练患者双手协同操作能力。②手的精细动作训练:通过打字、搭积木、拧螺丝、拾小钢珠等动作以及进行与日常生活有关的训练,加强和提高患者手的综合能力。

4. 言语功能障碍的康复护理

(1)失语症的康复护理:①Schuell 刺激法(认知刺激法):治疗是通过刺激言语过程,促进患者的言语功能。治疗的基本形式:刺激 S—患者的反应 R—治疗师的反馈 FB。核心要求:以强的听觉刺激为基础,根据失语情况选用听、视或触觉刺激方式和刺激强度反复给予刺激:一次刺激未能引出反应则反复几次以提高其反应性。刺激应引出反应,如不能引起反应,应改变刺激或减轻难度,诱发应答。反馈:错误反应不要给以否定,或设法解释;而是给予提示,直到患者应答正确或呈现另一刺激。具体做法:根据失语症类型选择治疗课题(表 2),按语言模式及程度选择训练课题。选择句子、单词或词组(如:西瓜、橘子、桃子、皮球等)通过听、视或触觉刺激患者做出反应,当患者无反应或反应不全时提示患者(如:描述、手势、词头音)等或给予适当的反应时间。正确反应和延迟反应及自我更正记为(+);错误反应记为(−);无反应时给予提示,连续无反应或错答应降低刺激级别;连续 3 次正答率大于 80% 可进行下一课题。②阻断去除法:应用于失语症患者基本保留语言能力,而语言的运用能力存在障碍,通过训练可获得语言运用能力。方法:将未受阻断的较好的语言形式作为"前刺激"引出另一种语言形式有语义关联的语言形式的正确反应。③程序介绍方法:将刺激的顺序分成若干阶段,对刺激的方法和反应的强化严格限度,使之有再现性并定量测定正确率。它是认知刺激法和操作条件反射法的结合。④脱抑制法:利用保留的功能,如唱歌来解除功能的抑制。⑤功能重组法:通过对功能残存成分的重新组织或加上新的成分,而产生一个适合于操作性的功能系统。⑥间接法:以改善日常生活交流能力为目的的方法,包括:交流效果促进法;功能性交际治疗;小组治疗及交流板的应用等。

表 2　按失语症类型选择治疗课题

失语类型	训练重点
命名性失语	口语命名、文字呼名
Broca 失语	构音训练、文字表达
Wernicke 失语	听理解、会话、复述
传导性失语	听写、复述
经皮质感觉性失语	听理解,以 Wernicke 失语为基础
经皮质运动性失语	以 Broca 失语为基础

（2）构音障碍患者的康复护理：应先进行松弛训练和呼吸训练，在此基础上再进行发音训练、发音器官运动训练和语音训练等。每次训练应注意合适的训练环境及训练时间，要考虑患者的注意力、耐力及兴趣，可根据患者的日常生活及工作选择训练内容。语言训练的同时进行整体康复。

5. 摄食和吞咽障碍的康复护理

（1）间接训练法：主要针对功能障碍进行，不用食物。①口腔、颜面肌、颈部屈肌的运动训练：a. 下颌运动：固定下颌被动地做上下活动，逐步自己张闭下颌，并左右前后反复运动。b. 口唇运动：用被动、自动、抗阻运动，作口唇突起、圆形、牵拉、张口、闭口等口型练习。c. 面部运动：反复双腮鼓起、瘪下，作自动抗阻运动。注意双腮鼓起时两唇紧闭后放松吐气。d. 舌部运动：舌头进行前突、后伸、上卷、下降、左右等被动、自动、抗阻运动。手指用纱布包好进行牵拉舌头或用舌板抵押舌头，使患者意识到在利用口腔的感觉。e. 颈部放松：前后左右放松颈部，颈部左右旋转运动和提肩、沉肩运动，重复进行。②促通咽反射训练：a. 把耳鼻喉科用的间接喉镜浸在冷却水中 10 秒后，轻轻地压在软腭弓上，连续反复多次，可很好地刺激咽反射所必需的咽部压力感受器和水感受器，使吞咽反射容易发生；还可让患者咽下小冰块，可使咽反射变快；或让患者每天 2~3 次从口腔咽下胃管也有较好的效果。b. 流涎对策：对瘫痪侧颈部唾液腺的进行冷按摩，每日 3 次，每次 10 分钟，直至皮肤稍发红。③闭锁声门训练：患者双手压在桌子或墙壁上，大声喊或发"啊"声。这时随意地闭合声带，可有效地防止误咽。④吞咽模式训练：让患者深吸气，然后屏住呼吸，进行咽下运动，其后呼气，最后咳嗽。这是利用停止呼吸时声门闭锁的原理，随意保护气道的方法，可防止误咽，最后咳嗽是为了排出喉头周围残存的食物。

（2）直接训练法：以安全管理和口腔卫生为基础，随着间接训练带来的功能改善，以阶梯式推进，是一种综合性训练。①食物形态：首要条件是易于口腔内移送和吞咽。早期宜进食胶冻样食物，如果冻、蛋羹和均质的糊状食物，以后逐渐过渡到普食和水。②进食体位：以躯干后倾 30° 轻度颈屈曲位进食为好。在偏瘫患者健侧卧位时，颈部稍前屈易引起咽反射，可减少误咽。另外，颈部向患侧旋转 90° 可减少梨状隐窝残留食物。③选用餐具：应选匙面小、难以粘上食物的汤匙。用吸管有困难时，可用挤压柔软容器，挤出其中食物。④进食注意事项：定量定速，并注意呼吸状态、痰量等，配合功能恢复的程度，逐步改变经口摄取次数、饮食内容、摄食姿势等摄食构成要素。早期保证患者无噎呛、安全准确地摄取所提供的食物，以后逐渐增加次数和进食量，进而改变食物形态，以此达到阶段性推进。

（3）替代进食：昏迷最初 1~2 天禁食，待病情稳定后进行鼻饲。大多数患者仅在初期需要鼻饲，随着病情缓解，吞咽困难会有所改善，可试着从口腔喂少许水，观察 2~3 天，若患者无明显饮水呛咳时应除去胃管，并加强间接训练。严重的吞咽困难者需要终身鼻饲。

【见习要求】

1. 学生预习脑卒中康复护理的相关内容。

2. 通过实际病例示教见习，掌握脑卒中康复护理的内容。

3. 根据不同的病例制订不同的康复护理计划，实施并评价。

见习八
颅脑损伤

【见习目的】

1. 通过病例示教教会学生应用康复护理技术最大限度地促进患者运动功能、认知功能障碍的恢复,减轻后遗症。

2. 培养学生运用课堂所学的理论知识解决临床实际问题的能力,从而培养学生的临床思维。

【见习内容】

典型病例示教;颅脑损伤临床常用的康复护理评定方法:格拉斯哥昏迷量表、认知功能评定:Rancho Los Amigos 认知功能评定表、注意力评定、记忆功能评定、执行功能评定和康复护理措施。

【见习要求】

1. 学生预习颅脑损伤康复护理的相关内容。

2. 通过典型病例示教,掌握颅脑损伤康复护理的内容。

3. 可针对临床病例见习制订初步的康复护理计划,实施并评价。

【见习讨论】

可结合临床案例讨论认知功能障碍量表的使用方法及注意事项。

【见习安排】

分组见习,每组 10~15 人,2~4 学时。

9

见习九
肩 周 炎

【见习目的】
观察肩周炎患者的各型临床表现,结合临床表现采取的护理措施。

【见习内容】
1. 掌握肩周炎患者的护理。
2. 熟悉肩周炎患者的临床表现及康复护理指导。

【见习要求】
1. 学会护理评估,并正确进行护理及健康教育。
2. 结合病人熟悉肩周炎患者的临床表现及处理原则。

见习十
呼吸疾病病人康复护理

【见习目的】

1. 增强对慢性阻塞性肺病、支气管哮喘和慢性呼吸衰竭的感性认识。

2. 加深慢性阻塞性肺病、支气管哮喘和慢性呼吸衰竭的理解,提高学生操作技能。

3. 提高慢性阻塞性肺病、支气管哮喘和慢性呼吸衰竭的综合分析能力,启发学生临床思维能力。

4. 培养与患者沟通能力,增强学生使命感和责任感。

【见习内容】

慢性阻塞性肺病、支气管哮喘和慢性呼吸衰竭的康复护理评估、康复护理措施、康复护理指导。

【见习要求】

1. 学生复习呼吸疾病患者康复护理的授课内容。

2. 通过慢性阻塞性肺病、支气管哮喘和慢性呼吸衰竭实际病例的示教见习,熟悉慢性阻塞性肺病、支气管哮喘和慢性呼吸衰竭辅助检查评估、运动能力评估、严重程度评估、日常生活能力评估、营养状况评估、心理社会评估和生活质量评价。掌握慢性阻塞性肺病、支气管哮喘和慢性呼吸衰竭的康复护理措施。熟悉慢性阻塞性肺病、支气管哮喘和慢性呼吸衰竭的康复护理指导。

3. 讨论　保持和改善呼吸道的通畅和呼吸训练的注意事项。

见习十一
癌症术后病人康复护理

一、喉癌患者术后的康复护理

【见习目的】

观察喉癌患者的各型临床表现,熟悉喉癌患者手术后的主要功能障碍和康复护理评估,掌握喉癌患者术后的康复护理措施及康复护理指导。

【见习内容】

典型病例示教:喉癌患者手术后的主要功能障碍、康复护理评估、康复护理目标、康复护理措施及康复护理指导。

【见习要求】

1. 学生预习喉癌患者术后的康复护理的相关内容。

2. 通过典型病例示教,掌握喉癌患者术后的康复护理措施及康复护理指导。

二、肺癌患者术后的康复护理

【见习目的】

观察肺癌患者的临床表现,熟悉肺癌患者手术后的主要功能障碍和康复护理评估,掌握肺癌患者术后的康复护理措施及康复护理指导。

【见习内容】

典型病例示教:肺癌患者手术后的主要功能障碍、康复护理评估、康复护理目标、康复护理措施及康复护理指导。

【见习要求】

1. 学生预习肺癌患者术后的康复护理的相关内容。

2. 通过典型病例示教,掌握肺癌患者术后的康复护理措施及康复护理指导。

(燕铁斌　尹安春　鲍秀芹　马素慧　孟　玲　刘　芳　鲍　靖　杨艳玲　丁　慧)

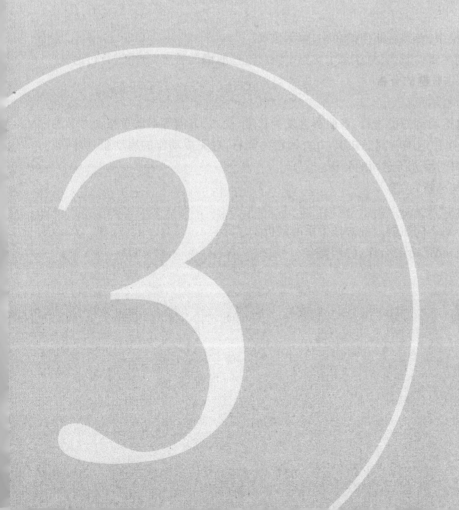

第三篇

实验指导

实验一
正常步行时人体下肢运动动作分析

【实验目的】

1. 观察人体下肢肌肉组成模型,掌握下肢的主要组成肌肉。

2. 通过学生示教,掌握步行过程中,下肢动作的原动肌,协同肌,拮抗肌以及不同肌群间的协同作用。

3. 通过对步行时下肢各肌群的运动方式和作用及其之间的协同作用的分析,使学生能够进一步理解肌肉的分类,特点,运动形式,培养学生实际操作能力和创新思维,拓展学生的知识面,丰富学生的专业知识,提高学生的专业素养并培养他们的自学能力。

【实验准备】

1. 准备人体下肢肌肉组成模型和多媒体投影仪。

2. 5~6人一组,各实验小组分工,每组选出一人作步行的示范。

【实验步骤】

(一)观察下肢肌肉的组成

1. 观察人体下肢肌肉组成模型,熟悉各肌肉的名称,解剖位置。

2. 通过多媒体投影仪,示例主要的肌肉,并让每个实验小组对这些肌肉的特点,分类进行讨论。

(二)对下肢运动时主要工作肌群的分析

1. 每组选出一个学生,做步行示范。

2. 在下肢运动过程中,随着运动动作的进行,各肌群会发生长度、受力、方向等运动学与动力学的改变。小组其他成员通过观察,运用运动解剖学知识,并查阅相关资料,对完成动作的原动肌、协同肌和拮抗肌以及不同肌群间的协同作用进行全面的分析。

(三)实验报告(实验结果与分析)内容

【注意事项】

1. 工作肌群分析时,要注意对不同肌群间的协作关系的剖析。

2. 实验过程中要注意小组成员的分工合作,协调配合。

3. 做好实验结果分析。

实验二
肌力的五级六分法评定（屈髋肌为例）

【实验目的】

通过对患肢肌肉力量水平的评估,准确了解患者情况,依照个体化原则,制订合适的治疗计划。

【实验准备】

1. 向患者解释肌力评估目的,争取患者及其家属的配合。

2. 评估人员衣帽整洁,洗手。

3. 保持病房环境清洁,温度、湿度、光线适宜。

【实验步骤】

1. 患者体位　0级、1级、2级处于患侧卧位,患侧下肢与床面之间置以滑板,使摩擦力可以忽略不计;3级、4级、5级处于仰卧位。

2. 评估顺序　先以仰卧位进行评估,看患者被评估肌肉的肌力能否达到抗重力水平,若不能达到,再进行去除重力条件下评估。

3. 具体方法　先使患者处于仰卧位,令其患侧下肢主动进行屈髋(伸膝情况下屈髋则髂腰肌主动收缩为主,屈膝情况下屈髋则股四头肌主动收缩为主),若能达到要求动作,则肌力至少为3级。

此时在股骨远端加以阻力,若能抗最大阻力,活动关节达到全范围,则为5级;若能抗较大阻力,活动关节达到全范围,则为5级减;若能抗比中等度稍大的阻力,活动关节达到全范围,则为4级加;若能抗中等阻力,活动关节达到全范围,则为4级;若能抗比中等度稍小的阻力,活动关节达到全范围,则为4级减。

若肌肉抗重力时活动关节达到全范围,抗较小阻力时活动关节达到部分范围,则肌力为3级加;若肌肉抗重力,活动关节达到全范围,则为3级;若肌肉抗重力,活动关节达到最大范围的50%以上,则为3级减。

若患者不能在仰卧位达到要求动作,则令其处于患侧卧位,在患侧下肢与床面之间加以滑板,使摩擦力降到最低,外力抬起健侧下肢,此时令其患侧下肢进行屈髋动作。

若此时活动关节达到全范围,则肌力为2级;若肌肉去除重力,活动关节达到最大范围的50%以上,则为2级减。

若在这样的减重条件下,患者能活动关节达到最大范围的50%以下,则肌力为1级加;若此时能触及肌肉收缩,但是并未引发动作,则肌力为1级,若完全没有肌肉收缩,则肌力为0级。

评估结束,将患者体位恢复,使其处于原来的舒适位,并根据具体情况设定相应的治疗计划。

【注意事项】

1. 在整个评估过程中,将所有肌力的评估综合考虑,同步进行,尽量减少患者体位转移的次数,每次最好将同一体位下的评估进行完,防止反复变换姿势。

2. 注意安全,防止摔倒。

3. 由于阻力的大小有主观因素掺杂其中,前后评估最好由同一人或同一评估小组进行。

实验三

徒手肌力检查（屈肘肌、伸膝肌肌力检查）

【实验目的】

通过对患肢肌肉力量水平的评估,准确了解患者情况,依照个体化原则,制订合适的治疗计划。

【实验准备】

1. 向患者解释肌力评估目的,争取患者及其家属的配合。

2. 评估人员衣帽整洁,洗手。

3. 保持病房环境清洁,温度、湿度、光线适宜。

【实验步骤】

屈肘肌(肱二头肌)肌力检查:

5级:患者坐位,上臂置于体侧,检查肱二头肌时前臂旋后位,检查肱肌时前臂旋前位,检查肱桡肌时前臂中立位,固定上臂,但勿在肱二头肌或肱肌处加压。在腕关节近端加较大阻力让病人屈曲肘部达全范围为5级。

4级:患者坐位,上肢下垂;前臂旋后(检查肱二头肌)或旋前(检查肱肌)或中立位(检查肱桡肌),肘屈曲,阻力加于前臂远端能抗中等阻力。

3级:患者坐位,上肢下垂;前臂旋后(检查肱二头肌)或旋前(检查肱肌)或中立位(检查肱桡肌),可克服重力屈肘。

2级:患者仰卧,肩关节外展90°且外旋位,固定上臂,让患者沿台面屈肘达全范围肌力为2级。

1级和0级:体位同上,在患者试图屈肘时触及肌肉收缩肌力为1级;不能触及肌肉收缩肌力为0级。

伸膝肌肌力(股四头肌)肌力检查:

5级:患者仰卧,小腿在床缘外下垂,伸膝,阻力加于小腿远端前侧,能抗较大阻力。

4级:患者仰卧,小腿在床缘外下垂,伸膝,阻力加于小腿远端前侧,能抗中等阻力。

3级:患者仰卧,小腿在床缘外下垂,可克服重力伸膝。

2级:患者向同侧侧卧,检查者托住对侧下肢,可主动伸膝。

1级和0级:仰卧,试图伸膝时可触及髌韧带活动为1级,不能触之为0级。

【注意事项】

1. 在整个评估过程中,将所有肌力的评估综合考虑,同步进行,尽量减少患者体位转移的次数,每次最好将同一体位下的评估进行完,防止反复变换姿势。

2. 注意安全,防止摔倒。

3. 由于阻力的大小有主观因素掺杂其中,前后评估最好由同一人或同一评估小组进行。

实验四
关节活动度（ROM）测量（膝关节）

【实验目的】

判断病因,评估关节活动障碍的程度,制订康复治疗计划,评定治疗效果。

【实验准备】

1. 保持病房环境清洁,温度、湿度、光线适宜。

2. 评估人员衣帽整洁,洗手。

3. 向患者和家属解释关节活动度测量的目的,争取患者及其家属的配合。

【实验步骤】

1. 测量工具　通用量角器。

2. 测量方法　量角器的轴心与关节中心一致,固定臂与关节近端的长轴一致,移动臂与关节远端的长轴一致。关节活动时,固定臂不动,移动臂随着关节远端肢体的移动而移动,移动臂移动终末所显示出的弧度即为该关节的活动度。

3. 关节运动方向　屈、伸。

4. 患者体位　俯卧、侧卧、或坐在椅子边缘。

5. 轴心置于股骨外髁,固定臂与股骨纵轴平行,移动臂与胫骨纵轴平行,令其主动进行屈伸膝关节,可以读出主动关节活动度,即 AROM,此时可再施以外力,测出被动关节活动度,即 PROM。正常膝关节活动度:屈 150°,伸 0°。

【注意事项】

1. 测量时,应采取正确的测量体位,严格按操作规范进行测试,以保证测量结果准确、可靠。

2. 根据所测关节位置和大小的不同,选择合适的量角器。

3. 关节存在活动障碍时,主动关节活动范围和被动关节活动范围均应测量,并分别记录,以分析关节活动受限的原因。

4. 在测量受累关节的活动范围前,应先测量对侧相应关节的活动范围。

实验五
平衡功能评定

【实验目的】

1. 确定平衡障碍的水平或程度。

2. 确定发生平衡障碍功能障碍的原因。

3. 指导制订康复护理计划。

【实验准备】

1. 保持病房环境清洁,温度、湿度、光线适宜。

2. 向患者和家属解释平衡功能评定的目的,争取患者及其家属的配合。

3. 评估人员加强对患者的保护,防止跌倒。

【实验步骤】

简易评定法: Romberg 检查法(闭目难立征)

患者双足并拢站立,两手向前平伸,先睁眼,然后闭眼,维持时间为 30 秒,站立不稳或倾倒为异常,平衡功能正常者无倾倒。迷路和小脑病变出现自发性倾倒。

【注意事项】

1. 地面平台,环境安全,光线明亮自然。

2. 检查前对患者前后左右进行保护,以免跌倒时发生意外。

3. 检查中患者过度紧张和情绪激动应停止检查,放松后再进行。

实验六
协调功能评定

【实验目的】

1. 确定协调障碍的水平或程度。

2. 确定发生协调障碍功能障碍的原因。

3. 指导制订康复护理计划。

【实验准备】

1. 保持病房环境清洁,温度、湿度、光线适宜。

2. 向患者和家属解释平衡功能评定的目的,争取患者及其家属的配合。

【实验步骤】

(1) 指鼻试验:检查者先给患者做示范动作,然后嘱患者前臂外旋、伸直,患者用示指,先接触自己的鼻尖,再去接触检查者的示指,先慢后快,先睁眼后闭眼,反复上述运动。检查者通过改变自己示指的位置,来评定受试者在不同平面内完成该试验的能力。共济失调患者出现指鼻动作笨拙、不准确、不协调、不平稳。

(2) 指对指试验:检查者与患者相对而坐,将示指放在受试者面前,让其用示指去接触检查者的示指。检查者通过改变示指的位置,来评定受试者对方向、距离改变的应变能力。

(3) 轮替试验:患者双手张开,一手掌心向上,一手掌心向下,交替转动;也可以一侧手在对侧手背上交替转动。

(4) 下肢跟-膝-胫试验:患者仰卧,抬起一侧下肢,先将足跟放在对侧下肢的膝盖上,再沿着胫骨前缘向下推移。感觉性共济失调闭眼时足跟难寻到膝盖,小脑损害抬腿触膝时出现辨距不良和意向性震颤,下移时摇晃不稳。

【注意事项】

1. 检查前要将指甲剪短剪平,防止戳伤自己的脸部和眼睛。

2. 手部有残疾或损伤的患者不适宜进行指鼻试验。

3. 下肢有外伤、关节疼痛、僵硬、肌肉无力者不做跟-膝-胫试验。

实验七
6分钟步行试验在呼吸康复训练中的临床应用

【实验目的】

1. 掌握心电运动试验的适应证和禁忌证。

2. 掌握 6 分钟步行试验的准备工作和注意事项。

3. 熟悉 6 分钟步行试验的评定步骤。

【实验准备】

1. 试验场所　在 30~50m 长、安静及空气流通、长而直的室内走廊进行,需要硬质地面,如果天气适宜,试验可以在室外进行。在转折点及每隔 3m 处做出显著的锥形标记(如同橙色交通锥标),一般取 30m 为折返距离。路线两端及中间各放一把椅子,用作标记和让受试者休息用。路线两端应该用明亮的颜色条带标于地面上。

2. 所需设备　圈数计数器、定时器、折返点标记物、椅子、记录表、氧气、血压计、多功能监护仪以及自动电除颤仪等。

3. 安全保障　试验时医护人员必须具备心、肺、脑复苏(CPR)等生命救急的基本技能。同时还应准备硝酸甘油、阿司匹林以及硫酸沙丁胺醇气雾剂等抢救药物。

4. 患者准备　试验前嘱咐患者清淡饮食,测试前 2 小时内避免剧烈活动,测试时宜穿着舒适的衣服和鞋袜,并携带日常行走时所用的辅助工具如拐杖等。

【实验步骤】

1. 患者在试验前 10 分钟到达试验地点,就坐休息,在此期间医务人员测量患者的脉率和血压,测量患者经皮血氧饱和度,并详细评估患者有无 6 分钟步行试验禁忌证。

2. 请患者站立并做 Borg 呼吸困难和疲劳评分。

3. 检查并调试计数器和定时器,计数器归零,计时器调至 6 分钟。

4. 向患者反复解释测试的方法并示范,取得患者的配合。让患者清楚试验的要求:即在 6 分钟内以尽可能快的速度行走,回转时不要迟疑。当觉得气短或疲劳时可减慢速度或停下来休息,休息时可以靠墙站立,一旦患者感觉病情允许应继续行走。医护人员记录患者在 6 分钟内走完的全部距离。

5. 患者开始行走并计时。试验过程中,医护人员始终站在起点附近,不要跟随患者一同行走。

6. 密切观察患者的一般情况,包括:呼吸状态、面部表情、步态稳定性和身体平衡性。当患者出现胸痛、严重的呼吸困难、大汗、面色苍白等情况时,6 分钟步行试验应终止进行并记录终止原因。测试时,医务人员应避免与他人交谈,以免遗漏计数:当患者每次折回到起点时,摁下计数器且让其看到,在测试过程中的每一分钟要用平缓温和的语言告诉患者时间并要及时鼓励患者。如果患者中途停下来休息,注意不要停计时器。

7. 时间到则嘱咐患者原地站立不动,工作人员必须及时上前观察患者一般情况,对患者的安全性作出评估。询问并评定运动后患者的 Borg 呼吸困难与疲劳评分,监测经皮血氧饱和度和脉率,如果患者中途停止测试还要询问他原因。

8. 记录计数器所显示的折返次数。

9. 记录余下的步行距离(最后一次不全折返的步行距离,利用每隔3m所做的标记进行估计),然后计算总的步行距离。

【注意事项】

1. 试验前,患者不应进行"热身"运动。

2. 医务人员及其家属不可陪伴患者步行,或者给予帮助,也不可安排2人及以上陪同步行。

3. 如果试验行走中需要氧疗或系列试验计划应用氧疗,应该保持每次试验使用相同释放方式和流量的氧疗。如果因为病情恶化,以致后续的试验需要增加氧流量,就应该及时记录。同时也要记录氧疗的释放装置或释放形式,氧疗装置的携带方式。任何一次氧疗的变化需等候至少10分钟再测定SpO_2和脉率。

4. 不能用脚踏车或跑步机等工具代替,只能走平路,以避免速度与坡度对结果的干扰。

5. 不能让患者走圆形或椭圆形路线。

6. 要用统一标准的语气和话语鼓励患者,最好是同一工作人员。

7. 记录患者测试前所用药物的剂量及用法。

8. 将抢救车安放于适当的位置,操作者熟练掌握心肺复苏技术,能够对紧急事件迅速做出反应。

9. 出现以下情况考虑终止试验:①胸痛;②不能耐受的憋喘;③步态不稳;④大汗;⑤面色苍白。

10. 如果需要重复测试应该在隔日的相同时间进行,以减少由于同一天内不同时间运动能力的不同而带来的差异。

实验八
改善与维持肩关节活动度的康复训练

【实验目的】

1. 掌握肩关节活动度训练的适应证和禁忌证。
2. 掌握肩关节活动度训练的护理要点和训练方法。
3. 熟悉肩关节活动度训练中常用器械的使用。

【实验准备】

1. PT床、肋木、肩梯、自动滑轮等常用康复训练器材。
2. 治疗师与患者衣着宽松舒适。

【实验步骤】

1. 肩关节的被动运动训练

（1）肩关节被动屈伸训练：患者仰卧位，两臂自然置于体侧，治疗师面朝患者站立于患肢侧，下方手握住患肢肘部，上方手握住患肢腕部，将患臂经体前在关节活动的可动范围内移至头部即为屈曲，往背部方向运动即为伸。

（2）肩关节被动外展、内收训练：患者仰卧位，治疗师面朝患者足部站立于患肢侧，下方手置于患肢的肘部，上方手握住患肢腕部，经侧方将患肢置于头侧为外展，恢复原位为内收。水平位的外展和内收，患者仰卧位，治疗师面朝患者头部站立于患肢侧，治疗师的手握法同上，将患肢肩关节屈曲90°，向患者身体内侧运动超过身体中线为内收，水平向外运动为外展。

（3）肩关节被动内外旋运动训练：患者仰卧位，患侧肩关节外展、肘关节屈曲，治疗师的位置和手与屈曲位相同，将前臂转向患者足方为内旋，旋向头方即为外旋。

2. 肩关节的助力运动或主动运动训练

（1）肩关节屈伸助力运动或主动运动训练：与被动运动肩关节屈曲活动方法相同，患者主动用力作患肩上臂经前屈曲到头的活动，当患者肩关节屈曲超过90°时，治疗师可给予必要的助力帮助与保护；主动下垂摆动练习法，患者俯卧位于床沿或站立位上体前屈约90°，使患臂放松自然下垂，然后主动用力作前后的摆动，摆动幅度可逐渐增大。

（2）肩关节外展、内收助力运动或主动运动训练：患者仰卧位，作患侧肩关节主动经体侧方的外展、内收活动；患侧臂前屈90°，向体侧作水平位摆动，进行水平外展、内收运动训练。

（3）肩关节内外旋助力运动或主动运动训练：患者取坐位，治疗师于患侧站立，手置于患肩部，肘部或手腕部帮助其进行肩关节内、外旋运动，必要时还可做肩关节内外旋牵张训练，以加大关节活动度。

（4）牵伸训练：利用自身重量进行训练；利用重物重量进行牵伸训练；利用体位进行牵伸训练；利用器械进行牵伸训练；利用拮抗肌进行牵伸训练；治疗师徒手牵伸训练。

（5）肩梯、自动滑轮、肋木等器械训练：变换患者体位，进行肩关节各关节活动度方向的训练。

【注意事项】

1. 熟练掌握肩关节各方向活动度的范围。
2. 掌握肩关节活动度训练的适应证和禁忌证。
3. 进行肩关节活动度训练时,操作动作要力度适中、缓慢、均匀,禁止使用快速、粗暴的手法。
4. 进行肩关节活动度训练时,肩关节活动范围应在患者可耐受的范围内,以防造成再次损伤。
5. 应进行肩关节各方向范围的关节的活动,每次活动只针对一个关节。

实验九
正确使用轮椅进行简单的训练

【实验目的】
1. 掌握自行使用轮椅的方法及注意事项。
2. 掌握护理人员辅助使用轮椅的方法及注意事项。

【实验准备】
1. 在宽敞、明亮的场地进行训练。
2. 选择并调整至适合患者使用的轮椅。
3. 准备斜坡、台阶等训练设施。
4. 配备急救药箱,如:绷带、消毒纱布、三角巾、创可贴、酒精棉球、冰袋等跌打损伤必备用品,防止患者训练中发生意外,造成损伤。

【实验步骤】
1. 自行使用轮椅
(1)在平地上推动轮椅:①在平地上推动轮椅时,臀部坐稳,身躯保持平衡,头仰起,向前;②双臂向后,肘关节稍屈,手抓轮环后部,双臂向前,伸肘;③身体略向前倾,多次重复,由于上身产生的前冲力使手臂力量增强。
(2)轮椅在平地上倒退:①双臂在轮把之间绕过椅背,伸肘置双手于手动圈上;②倾身向后,压低双肩,使手臂能用足够力量将车轮向后推动。
(3)在斜坡上推动轮椅:①上坡:身体前倾。双手分别置于手动圈顶部之后,腕关节背伸、肩关节屈曲并内收向前推动车轮。通过转换车轮方向,使之与斜坡相交还能使轮椅在斜坡上立足;②下坡:伸展头部和肩部,并应用手制动,可将双手置于车轮前方或在维持腕关节背伸时将一掌骨顶在手动圈下方进行制动。
(4)转换轮椅方向(以转向左侧为例):①将左手置于手动圈后方;②左臂略向外侧旋转,从而将身体重量通过左手传递至车轮内侧;③以左手将左侧车轮向后转动,同时右手在正常姿势下将右侧车轮转向前方。

2. 护理人员辅助使用轮椅
(1)前进或后退有两种方法:①四轮着地法:轮椅保持水平推或四轮持水平推或着地。②二轮着地法:方向轮是空,大轮着地,轮椅后倾推或拉。
(2)上下单级台阶:一人即可操作,上台阶时,小车轮在前,将握把向后下方拉,脚踩后倾杆,使小车轮抬起上台阶,握把向前上方用力抬举,顺势将大车轮滚上台阶、推进;下台阶时,大车轮在前,将握把向后下方拉,使小车轮抬起,大车轮沿台阶轻轻滚下,然后再调转方向、推进。
(3)上下楼梯:以确保患者安全和相对舒适,要求至少两人合作。上楼梯时,大车轮在前,一人将轮椅握把向后下方拉,另一人抓腿架抬起小车轮,依靠大车轮逐级拖上台阶;下台阶时,小车轮在前,一人抓腿架抬起小车轮,另一人将轮椅握把向后下方拉并适当制动轮椅使大车轮沿台阶逐级下滑。

【注意事项】

1. 选择大小合适、性能良好的轮椅,座位的宽度、长度、高度、靠背的高度、扶手的高度,应适合本人,应有避免压疮坐垫。

2. 患者上下轮椅时,应先将轮椅闸制动,以免轮椅滑动,致使患者跌倒,造成再次损伤。

3. 对患者进行安全教育:帮助患者养成制动轮椅手闸的习惯;平稳推动轮椅,注意使用轮椅时的安全性,勿在灵活车道上行走,应在人行道上行使;行走在凹凸不平、或有坑洼的路面上时,避免偏向轮被卡住;行进中转弯或进入较小的门时,要按中国人的习惯靠右侧行使,当接近人群或需要转弯时,应给予路人提示并减速。

4. 推行患者时,应注意观察患者的情况,患者的身体不可前倾、自行站立或下轮椅;身体不能保持平衡者,应系安全带,防止患者从轮椅上滑落。

5. 下坡时应减慢速度,必要时护理人员在前,倒向行使;过门槛时,应翘起前轮,避免震动,保证安全。

实验十
良 肢 位

【实验目的】

1. 预防畸形或减轻痉挛的出现或加重。

2. 预防压疮。

3. 预防循环功能异常。

4. 向大脑传入正常冲动。

5. 增强患者对患侧的感知能力。

【实验准备】

1. 护士　着装整洁,洗手,戴口罩,向患者和家属解释操作目的。

2. 物品　软枕 2 个、小枕 2 个。

3. 环境　整洁、舒适、安全。

【实验步骤】

1. 仰卧位

(1)患侧肩关节:仰卧,头正中位,患侧肩下垫一小枕承托,抬高肩关节。

(2)患侧上肢:伸展置于薄枕上,前臂旋后,掌心向上,手指伸展。

(3)患侧下肢:髋、膝关节下垫小枕,膝关节轻度屈曲位。

2. 患侧卧位

(1)协助翻身:患者双手放于腹部,分段移动患者,侧卧于患侧,躯干稍向后旋转,后背放置枕头支持。

(2)患侧上肢:肩前伸,肘伸直,上肢向上提 60°~90°,前臂旋后,手指张开,掌面朝上。

(3)患侧下肢:患侧髋关节略后伸,膝关节略屈曲,放置舒适位,患侧踝关节应置于屈曲 90°位。

(4)健侧肢体:健手可自由活动,健腿屈曲向前,膝部垫枕头。

3. 健侧卧位

(1)协助翻身:患者双手放于腹部,分段移动患者,侧卧于健侧,躯干与床面成直角,酌情在背部放置翻身枕。

(2)患侧上肢:枕头支持,充分前伸,上举约 100°,肘伸展,腕、指关节伸展放在枕上,掌心向下。

(3)患侧下肢:患侧髋关节和膝关节尽量前屈 90°,置于体前另一软枕上,注意患侧踝关节不能内翻悬在软枕边缘。

(4)健侧肢体:可取任何舒适位置。

【注意事项】

定时翻身,观察患者皮肤情况。

实验十一
穿脱衣物的训练

【实验目的】

帮助偏瘫患者利用残存功能来解决衣物的穿脱问题,以恢复生活自理能力,提高其生活质量,争取最大限度的回归家庭与社会。

【实验准备】

1. 保持病房环境清洁,温度、湿度、光线适宜。

2. 选用大小、松紧、薄厚适宜,易吸汗,又便于穿脱的衣、裤、鞋、袜。必要时准备纽扣牵引器、鞋拔等。

3. 护理人员衣帽整洁,洗手。

4. 向患者和家属解释康复护理操作的目的和注意事项,争取患者及其家属的配合。

【实验步骤】

1. 训练前,护士应先演示、讲解,并协助患者完成训练。

2. 穿、脱套头上衣　①先将患手穿上袖子并拉到肘部以上,再穿健侧衣袖,最后套头;②脱衣时先将衣服脱至胸部以上,再用健手将衣服拉住,从背部将头脱出,脱健手后再脱患手。

3. 穿、脱开身上衣　先穿患侧,再穿健侧,步骤如下:①把袖子穿在患侧的手臂上,继而把衣领拉至患侧的肩上;②健手转到身后把衣服沿患肩拉至健肩;③把健侧的手臂穿入另一侧衣袖;④把衣服拉好,系好扣子。脱衣顺序与穿衣顺序相反,先脱健侧,再脱患侧。

4. 穿、脱裤子　①穿裤时将患腿屈髋、屈膝放在健腿上,套上裤腿后拉到膝以上,放下患腿,全脚掌着地,健腿穿裤腿并拉到膝以上,抬臀或站起向上拉至腰部,整理系紧;②脱裤时顺序与穿衣顺序相反,先脱健侧,再脱患侧。

5. 穿、脱袜子和鞋　①穿袜子和鞋时先将患腿抬起放在健腿上,用健手为患足穿袜子和鞋,放下患足,双足着地,重心转移至患侧,再将健侧下肢放到患侧下肢上方,穿好健侧的袜子和鞋;②脱袜子和鞋时顺序相反。

【注意事项】

1. 鼓励患者尽最大努力去独立完成各种生活活动。当患者的训练取得进步时,及时给予肯定。

2. 随时观察患者反应,如患者主诉不适即停止操作。

3. 实验过程中应有护理人员和家属陪同,保证患者安全。

实验十二
个人卫生训练指导

【实验目的】

帮助偏瘫患者利用残存功能来解决个人的卫生问题,包括洗手、洗脸、拧毛巾、刷牙、修剪指甲及入浴等,以恢复生活自理能力,提高生活质量,争取最大限度的回归家庭与社会。

【实验准备】

1. 保持病房环境清洁,温度、湿度、光线适宜。

2. 选用适合患者的洗浴用品、指甲刀和座椅等。

3. 护理人员衣帽整洁,洗手。

4. 向患者和家属解释康复护理操作的目的和注意事项,争取患者及其家属的配合。

【实验步骤】

1. 训练前,护士应先讲解、必要时演示,并协助患者完成训练。

2. 洗脸、洗手训练　①患者坐在洗脸池前,用健手打开水龙头放水,调节水温,洗脸、患手和前臂;②洗健手时,患手贴在水池边伸开放置或将毛巾固定在水池边缘,涂过香皂后,健手及前臂在患手或毛巾上搓洗;③拧毛巾时,可将毛巾套在水龙头上,然后用健手将毛巾两端合拢,使毛巾向一个方向旋转拧干。

3. 刷牙训练　借助身体将牙膏固定(如用膝夹住),用健手将盖旋开,刷牙由健手完成;还可采用辅具协助进行,如环套套在手掌上,将牙刷插入套内使用。

4. 剪指甲　将指甲剪固定在桌子上,一端突出桌沿,伸入需修剪的指甲于剪刀口内,用患手掌下压指甲剪柄即可剪去指甲。双手力量均差者可用下颌操作指甲刀。

5. 洗澡　①盆浴:患者坐在浴盆外椅子上(最好是木制椅子,高度与浴盆边缘相等),脱去衣物,先用健手把患腿置于盆内,再用健手扶住盆沿,健腿撑起身体前倾,抬起臀部移至盆内椅子上,再把健腿放于盆内。另一种方法是患者将臀部移至浴盆内横板上,先将健腿放入盆内,然后帮助患腿放入盆内。洗浴完毕后,出浴盆顺序与入浴盆顺序相反。②淋浴:患者坐在椅子上,先开冷水管,再开热水管调节水温。洗澡时可用健侧手持毛巾擦洗或用长柄的海绵刷协助擦洗背部和身体的远端。如果患侧上肢肘关节以上有一定控制能力,可将毛巾一侧缝上布套,套于患臂上协助擦洗。将毛巾压在腿下或夹在患侧腋下,用健手拧干。

【注意事项】

1. 鼓励患者尽最大努力去独立完成各种生活活动。当患者的训练取得进步时,及时给予肯定。

2. 随时观察患者反应,如患者主诉不适即停止操作。

3. 实验过程中应有护理人员和家属陪同,保证患者安全。

4. 患者洗澡的时间不宜过长,洗澡水温一般在 38~42℃。出入浴室时应穿防滑的拖鞋。

13 实验十三 呼吸训练

【实验目的】

通过各种呼吸训练保证呼吸道通畅,提高呼吸肌功能,促进排痰和痰液引流,改善肺与毛细血管气体交换,加强气体交换效率,提高生活能力的方法。

【实验准备】

1. 护士　着装整洁,洗手,戴口罩。
2. 物品　1~2kg 的沙袋、呼吸阻力仪器、呼吸训练器、蜡烛。
3. 环境　清洁、舒适。

【实验步骤】

1. 放松训练　患者可采取卧位、坐位或站立体位,放松全身肌肉。还可以选择一个安静的环境,进行静气功练习或借助肌电反馈技术进行前额和肩带肌肉的放松。对肌肉不易松弛的患者可以教给放松技术,让患者先充分收缩待放松的肌肉,然后再松弛紧张的肌肉,达到放松的目的。还可以做肌紧张部位节律性摆动或转动,以利于该部肌群的放松。缓慢地按摩或牵拉也有助于紧张肌肉的放松。

2. 横膈肌阻力训练　患者仰卧位,头稍抬高的姿势。让患者掌握横膈吸气,在患者上腹部放置1~2kg 的沙袋。让患者深吸气同时保持上胸廓平静,沙袋重量必须以不妨碍膈肌活动及上腹部鼓起为宜。逐渐延长患者阻力呼吸时间,当患者可以保持横膈肌呼吸模式且吸气不会使用到辅助肌约 15 分钟时,则可增加沙袋重量。

3. 吸气阻力训练　患者经手握式阻力训练器吸气。吸气阻力训练器有各种不同直径的管子提供吸气时气流的阻力,气道管径愈窄则阻力愈大。每天进行阻力吸气数次。每次训练时间逐渐增加到20 分钟、30 分钟,以增加吸气肌耐力。当患者的吸气肌力/耐力有改善时,逐渐将训练器的管子直径减小。

4. 诱发呼吸训练器　患者仰卧或半坐卧位,放松舒适姿势。让患者做 4 次缓慢、轻松的呼吸。让患者在第 4 次呼吸时做最大呼气。然后将呼吸器放入患者口中,经由呼吸器做最大吸气并且持续吸气数秒钟。每天重复数次,每次练习 5~10 下。训练中避免任何形式的吸气肌长时间的阻力训练。如果出现颈部肌肉(吸气辅助肌)参与吸气功作,则表明膈肌疲劳。

5. 腹式呼吸训练　患者处于舒适放松姿势,斜躺坐姿位。治疗师将手放置于前肋骨下方的腹直肌上。让患者用鼻缓慢地深吸气,患者的肩部及胸廓保持平静,只有腹部鼓起。然后让患者有控制地呼气,将空气缓慢地排出体外。重复上述动作 3~4 次后休息,不要让患者换气过度。让患者将于放置于腹直肌上,体会腹部的运动,吸气时手上升,呼气时手下降。患者学会膈肌呼吸后,让患者用鼻吸气,以口呼气。让患者在各种体位下(坐、站)及活动下(行走、上楼梯)练习腹肌呼吸。

6. 单侧或双侧肋骨扩张　患者坐位或屈膝仰卧位。治疗师双手置于患者下肋骨侧方。让患者呼气,同时可感到肋骨向下向内移动。让患者呼气,治疗师置于肋骨上的手掌向下施压。恰好在吸气前,快速地向下向内牵张胸廓,从而诱发肋间外肌的收缩。让患者吸气时抵抗治疗师手掌的阻力,以扩张下肋。患者吸气,胸廓扩张且肋骨外张时,可给予下肋区轻微阻力以增强患者抗阻意识。当患者再次呼气时,治疗师手轻柔地向下向内挤压胸腔来协助。教会患者独立使用这种方法。患者可将双手置于肋骨上或利用皮带提供阻力。

7. 后侧底部扩张 患者坐位,垫枕,身体前倾,髋关节屈曲。患者双手置于肋后侧。按照上述的"侧边肋骨扩张"方法进行。这种方法适用于手术后需长期在床上保持半卧位的患者,因为分泌物很容易堆积在肺下叶的后侧部分。

8. 缩唇呼吸 患者闭嘴经鼻吸气后,将口唇收拢为吹口哨状,让气体缓慢地通过缩窄的口形,徐徐吹出。一般吸气2秒,呼气4~6秒钟,呼吸频率<20次/分。训练时患者应避免用力呼气使小气道过早闭合。呼气的时间不必过长,否则会导致过度换气。呼气流量以能使距口唇15~20cm处的蜡烛火焰倾斜而不熄灭为度,以后可逐渐延长距离至90cm,并逐渐延长时间。

9. 预防及解除呼吸急促 患者放松、身体前倾,该体位可刺激膈肌呼吸。按医嘱使用支气管扩张剂。让患者吹笛式呼气,同时减少呼气速率,呼气时不要用力。每次吹笛式呼气后,以腹式吸气,不要使用辅助肌。让患者保持此姿势,并尽可能放松地继续吸气。

【注意事项】
1. 各种呼吸训练的适应范围。
2. 训练过程中应注意患者的生命体征。

实验十四
排 痰 技 术

【实验目的】

通过促进排痰和痰液引流,保持和改善呼吸道通畅。

【实验准备】

1. 护士　着装整洁,洗手,戴口罩。

2. 物品　负压吸引装置、50ml 或 100ml 注射器、吸痰管。

3. 环境　清洁、舒适。

【实验步骤】

1. 有效咳嗽训练　将患者安置于舒适和放松的位置,指导患者在咳嗽前先缓慢深吸气,吸气后稍屏气片刻,快速打开声门,用力收腹将气体迅速排出,引起咳嗽。一次吸气,可连续咳嗽 3 声,停止咳嗽,并缩唇将余气尽量呼尽。之后平静呼吸片刻,准备再次咳嗽。如深吸气可能诱发咳嗽,可试断续分次吸气,争取肺泡充分膨胀,增加咳嗽频率。

2. 辅助咳嗽技术　让患者仰卧于硬板床上或坐在有靠背的椅子上,面对着护士,护士的手置于患者的肋骨下角处,嘱患者深吸气,并尽量屏住呼吸,当其准备咳嗽时,护士的手向上向里用力推,帮助患者快速呼气,引起咳嗽。

3. 体位引流　向患者解释体位引流的目的、方法以及如何配合,消除患者的紧张情绪;准备好体位引流用物。借助 X 线直接判定痰液潴留的部位,或者采用听诊、触诊、叩诊等方式判断。根据检查发现的痰液潴留部位,将患者置于正确的引流姿势,即痰液的潴留部位位于高处,使次肺段向主支气管垂直引流,同时观察患者的反应。

4. 叩击　护士五指并拢,掌心空虚,呈杯状,与患者呼气时在与肺段相应的特定胸壁部位进行有节律的快速叩击(80~100 次/分),每一部位叩击 2~5 分钟,叩击与体位引流相结合可使排痰效果更佳。这种操作不应该引起疼痛或者不适。对敏感的皮肤应防止直接刺激,可以让患者穿一件薄的柔软舒适的衣服,或者在裸露的身体上放一条舒适轻薄的毛巾,避免在骨突部位或者是女性的乳房区做敲打。

5. 振动　两只手直接放在患者胸壁的皮肤上并压紧,当患者在呼气的时候给予快速、细小的压力振动,每次 0.5~1 分钟,每一部位振动 5~7 次。

6. 吸痰法　利用负压吸引原理,连接导管吸出痰液。注射器吸痰法,一般用 50ml 或 100ml 注射器连接吸痰管进行抽吸。适用于紧急状态下吸痰。

【注意事项】

1. 咳嗽训练一般不宜长时间进行,可在早晨起床后、晚上睡觉前或餐前半小时进行。

2. 辅助咳嗽技术主要适用于腹部肌肉无力,不能引起有效咳嗽的患者。

3. 体位引流的注意事项包括:①每次引流一个部位,一般 5~10 分钟,如有多个部位,则总时间不要超过 30~45 分钟,以防止造成患者疲劳;②在体位引流时,联合不同的徒手操作技术如叩击、振动等,同时指导患者做深呼吸、或者有效地咳嗽促进痰液排出;③治疗频率应根据患者的病情而制订,一般情况下每天上、下午各引流一次,痰量较多时,可增至每天 3~4 次;④体位引流期间应配合饮水、支气管湿化、化痰、雾化吸入、胸部的扩张练习、呼吸控制等措施增加疗效;因为夜间支气管纤毛运动减弱,分泌物易在睡眠时潴留,宜在早晨清醒后做体位引流;不允许安排在饭后立即进行体位引流,应在饭后 1~2 小时或饭前 1 小时进行头低位引流,防止胃食管反流、恶心和呕吐;引流过程中需注意生命体征的变化。

4. 由于叩击是力量直接作用与胸壁的,因此存在凝血障碍、肋骨骨折的患者禁用此方法。

5. 振动法有助于纤毛系统清除分泌物,常用于叩击之后,禁忌证同叩击法。

实验十五
吞 咽 训 练

【实验目的】

1. 促进吞咽功能的恢复,早日拔除胃管,增强患者的康复信心。

2. 改善营养,促进康复。

3. 减少和防止并发症。

【实验准备】

1. 护士　着装整洁,洗手,戴口罩。

2. 患者　取坐位或半坐卧位。

3. 物品准备　手套、方纱、压舌板、电筒、滴管、温水、冰块或冰水。

4. 环境　清洁、舒适,适合无菌操作。

【实验步骤】

1. 舌肌训练　让患者舌做水平、后缩、侧方运动和舌背抬高运动;可用勺或压舌板给予阻力。

2. 口面部肌群运动　轻揉口唇周围肌肉及环状肌;指导患者空咀嚼、鼓腮、吹气、微笑、张颌、闭颌运动、皱眉闭眼等活动。

3. 咽部冷刺激　用冰棉签轻轻刺激患者软腭、腭弓、舌根及咽后壁,并指导做空吞咽动作。

4. 有效咳嗽和腹式缩唇呼吸训练　指导患者采用腹式呼吸、缩唇呼吸训练,并强化训练患者进行有效咳嗽。

5. 直接摄食训练

(1)进食体位:可采用坐位或半坐位,头稍前屈,辅助者位于患者健侧。

(2)食物要求:密度均一,有适当黏性,不易松散,温度适中。

(3)进食训练:护士应用薄而小的勺子从患者的健侧喂食,用小汤匙把 3～4ml 的糊状食物放在患者舌根部,嘱患者做吞咽动作。进食后 30 分钟内不宜翻身、扣背、吸痰等操作(抢救等特殊情况除外),并采取半坐卧位或坐位,尽量减少刺激,以防反流、误吸的发生。

【注意事项】

1. 注意观察有无误吸发生。

2. 患者疲劳状态下暂不进行训练。

3. 床旁备好急救用物。

实验十六
清洁间歇导尿术（指导病人）

【实验目的】

1. 患者能够了解清洁间歇导尿术的目的。

2. 患者能够掌握清洁间歇导尿书的操作流程。

【实验准备】

1. 护士准备　着装整洁,洗手,戴口罩。

2. 患者准备　清洗会阴部,洗手。

3. 物品准备　导尿管,润滑剂,湿纸巾要求:湿纸巾(不含香料)或毛巾,尿壶/瓶子,肥皂/洗手液,污物袋,镜子(女性患者用)。

4. 环境准备　环境光线充足、温度适宜,充分隐蔽。

【实验步骤】

1. 患者自行排尿,记量。

2. 打开尿管外包装一部分,打开液体石蜡瓶塞。尿壶放置于床边。

3. 预备适当之体位,通常为半坐卧或坐卧,除下裤子,将两腿分开,保持双膝屈曲并两腿分开,脚板对脚板。将尿壶放于两腿之间。

4. 用小圆盆和湿毛巾(另两块湿纸巾)清洁尿道口及其周围之皮肤两次以上。

5. 洗手(使用肥皂及清水,七步洗手法),用小毛巾擦干。

6. 用手拿起导尿管(距离管尖约6cm),近管尖位置涂上润滑油。

7. 用拇指及示指将导尿管轻轻插入尿道内,见有尿液流出时,再插入少许。

8. 当尿液流停止时,可用手轻按膀胱,确定是否仍有尿液流出。

9. 然后将导尿管慢慢拉出,如发现仍有尿液流出,应稍作停留。如无尿液再流出时,将导尿管完全拉出。

10. 用湿纸巾或湿毛巾清洁尿道口及周围皮肤及双手。

11. 整理物品,穿回裤子,记录小便量。

【注意事项】

1. 导尿前须彻底清洁双手。

2. 定时放完积尿。

3. 严格遵守饮水计划。

4. 培养定时排便习惯,以免因便秘而影响排尿。

5. 女性清洁会阴时,要由上而下。

6. 当插入导尿管有困难或遇到阻力,应稍候5分钟,让膀胱的括约肌松弛,然后再尝试,若情况没有改善,应前往医院诊治。

7. 若发现尿液有少量血丝,不要惊慌,但若血量较多,应尽快前往医院诊治。

8. 高位脊髓损伤患者警惕自主神经反射异常的发生。

清洁间歇导尿术图解

男 性 患 者

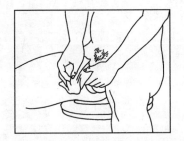

1. 首先用湿纸巾清洁尿道口及周围皮肤

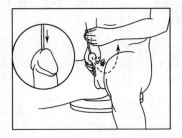

2. 将尿道口向上,并把导尿管轻轻插入尿道内

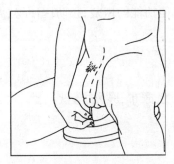

3. 将导尿管插入 2/3 后,导尿管向下,让尿液流出,直至尿液停止流出

女 性 患 者

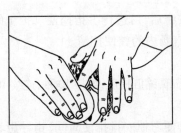

1. 首先用湿纸巾清洁尿道口及周围皮肤

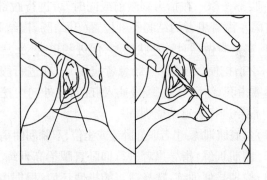

2. 查看尿道口位置,并将导尿管轻轻插入尿道内

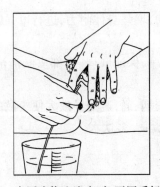

3. 见有尿液流出时,再插入少许。当尿液停止流出时,可用手轻按膀胱,确定是否仍有尿液流出

实验十七
肠 道 训 练

【实验目的】

帮助患者建立排便规律,促进排便功能的恢复,预防因便秘、大便失禁导致的并发症,提高患者的生活质量。

【实验准备】

1. 护士　着装整洁,洗手,戴口罩。

2. 物品　手套、液体石蜡、卫生纸、尿布、屏风、弯盘。

3. 环境　清洁、舒适。

4. 患者　半卧位。

【实验步骤】

1. 指力刺激　可协助患者左侧卧位,护士的示指或中指戴指套,涂润滑油,缓缓插入肛门,用指腹一侧沿着直肠壁顺时针转动。每次指力刺激可持续 15~20 秒,直到感到肠壁放松、排气、有粪便流出。

2. 腹部按摩　在指力刺激前或同时,可进行腹部顺时针按摩。让患者屈膝,放松腹部,护士用手掌自右向左沿着患者的结肠解剖位置(升结肠、横结肠、降结肠、乙状结肠)方向,即自右下腹、右上腹、左上腹、左下腹做顺时针环状按摩,促进肠道蠕动,从而加速粪团的排出。

3. 手指挖便(弛缓性大肠患者应用)　在进行腹部顺时针按摩后,可进行手指挖便。护士的示指或中指戴指套,涂润滑油,缓慢插入肛门,由外向内挖出粪团,将直肠内的粪便挖清。

4. 指导进行肠道功能训练

(1)盆底肌训练:患者取仰卧位或坐位,双膝屈曲稍分开,轻抬臀部,缩肛提肛,维持 10 秒,连续 10 次。

(2)腹肌训练:指导患者进行仰卧直腿抬高训练、仰卧起坐等。

(3)模拟排便训练:选择适当的排便环境,根据患者以往的排便习惯安排排便时间,指导患者选取适宜的排便姿势,最好采取蹲位或者坐位,嘱患者深吸气,往下腹部用力,模拟排便。

5. 健康教育

(1)运动指导:指导患者适当运动,增强身体耐力,进行增强腹肌和盆底肌的训练。卧床者可练习翻身及盆底肌训练。

(2)皮肤护理:保持床单、被服干净,保证肛周、臀部皮肤清洁干燥,防破损。如出现肛周发红,可涂氧化锌软膏。

(3)饮食指导:清淡、规律饮食,禁烟、酒,避免导致大便松散的食物,如辛辣食品等。多进食水果、蔬菜及粗粮等高纤维素、富含营养的食物,多饮水。

【注意事项】

1. 注意观察肛周皮肤有无破损。

2. 高位脊髓损伤患者警惕自主神经反射异常的发生。

实验十八
脑卒中后偏瘫病人上肢和手的运动功能障碍的作业治疗

【实验目的】

1. 熟练掌握脑卒中后不同分期时,上肢和手主要存在的运动功能障碍。

2. 掌握脑卒中后不同分期时,作业治疗的目的以及作业治疗的方法。

3. 掌握脑卒中患者作业治疗的注意事项。

【实验准备】

熟练掌握脑卒中后患者上肢和手的不同 Brunnstrom 运动功能分期的特点:

Ⅰ期:上肢和手无任何运动;

Ⅱ期:上肢出现痉挛及共同运动模式,手指仅有细微的屈曲;

Ⅲ期:上肢的屈肌异常模式达到高峰,手可做钩状抓握,不能伸指;

Ⅳ期:上肢的异常运动开始减弱,手能侧方抓握及松开拇指,手指可随意做小范围伸展;

Ⅴ期:上肢出现分离运动,手能抓握圆柱状或球状物体,手指可以一起伸开,但不能单个手指伸开;

Ⅵ期:上肢运动协调正常或接近正常,手能进行各种抓握动作,但速度和准确性稍差。

【实验步骤】

Ⅰ期:

训练目的:避免挛缩与异常的姿势;建立患者对双侧肢体的意识;避免肩关节半脱位等并发症。

作业治疗方法:良肢位摆放;Bobath 握手训练;体位转移训练;重心转移训练;健侧带动患侧进行模拟性日常生活活动动作训练,如擦桌子、拉锯、棍棒操等训练。

Ⅱ期:

训练目的:预防、控制痉挛和异常运动模式的出现和发展;强化上肢和手已恢复的功能;诱发或强化上肢其他功能及手功能的出现。

作业治疗方法:在治疗师的引导和帮助下进行偏瘫侧上肢和手的活动,如:手背撞球、堆套杯、滚圆棒、翻象棋、抛球、木钉板等训练。

Ⅲ期:

训练目的:抑制痉挛;强化已有的功能;提高动作的随意性;诱发手精细功能的出现。

作业治疗方法:用患手手指撑开橡皮筋,并且在治疗师的督促和帮助下,以正确的运动方式,从身体周围不同的高度、远近不一的距离与不同的方向,用患手取放不同大小与形状的物体。

Ⅳ~Ⅵ期:

训练目的:通过作业治疗训练,改善手的精细功能。

作业治疗方法:用手捡起细小的物件;双手串珠子、夹夹子、洗牌;电脑打字;计时性手部活动,如螺丝装配,插木钉板等。

【注意事项】

1. 必须根据患者功能障碍的特点选择适宜的作业治疗内容。

2. 尽可能根据患者的兴趣和患病前的职业内容选择适宜的作业治疗方法,以提高其主动参与性和趣味性,有助于其回归工作岗位。

3. 在进行作业治疗的过程中,应避免患者出现错误的运动模式。如:禁止暴力牵拉肩关节半脱位患者的患侧上肢。

实验十九
小儿脑瘫日常抱姿及进食的康复护理

【实验目的】

防止或对抗痉挛姿势的出现,保持正常运动模式,促进正常运动发育所采取的治疗体位。

【实验准备】

1. 向患儿及家长解释护理操作目的,争取患儿及其家长的配合。

2. 护理人员衣帽整洁,洗手。

3. 保持病房环境清洁,温度、湿度、光线适宜。

【实验步骤】

(一)日常抱姿

1. 抱患儿时要注意抑制其异常姿势,使患儿头、躯干尽量处于或接近正中的位置,双侧手臂不受压。

2. 头控差而双手能抓握的患儿,可令患儿用双手抓住抱人的衣服或钩、搭抱人的肩、颈部。

3. 抱住痉挛性下肢瘫患儿时,一手托住患儿臀部,一手扶住肩背部,将患儿竖直抱在怀里,将其两腿分开,分别搁置在抱人两侧髋部或一侧髋部前后侧,从而达到牵张下肢内收肌痉挛的目的。

4. 怀抱软瘫患儿时,同样要使患儿头、躯干竖直,用双手托住患儿臀部,使其背部依靠在胸前,以防患儿日后发生脊柱后突或侧弯畸形,也有利于训练患儿正确的躯干竖直姿势。患儿仅头和躯干的侧面得到依靠的抱着,由于患儿身体获得的支持面积小,有助于自己逐渐学会维持自控能力。

(二)进食的康复护理

1. 口面功能障碍的处理　将食物喂到患儿口内时,立即用手指托起患儿下颌,促使其闭嘴。可用手指在患儿口周围皮肤上进行按摩,叩击刺激,每日数次,每次 10 分钟,以增强患儿的口腔闭合能力。当食物喂入患儿口中时,若患儿不能及时吞咽,可轻轻按摩其颌下舌根部,以促进患儿吞咽动作。

2. 咬合反射的处理　将匙中食物喂入患儿口中时,若患儿立即出现咬合反射,应等待患儿自动松口时,迅速将匙抽出,切勿在患儿牙齿紧咬情况下将匙硬行抽出,以防损伤牙齿。

3. 依靠喂食　喂食时要使患儿保持坐位或半坐位。将食物从患儿正面喂入其口中,保持其头处于中线位。要尽早使患儿脱离他人喂食的境地,让患儿学习进食动作。

4. 辅助喂食　坐在患儿身旁,手把手教他进食,先握住患儿手腕,将食物送入口中,逐渐减少辅助。对偏瘫患者,可教患儿自己用健手协助患手进餐。可将进食动作分为几个分动作,逐项训练。当患儿熟练掌握每个分动作时,再将它们串联成整体进行训练。有时可借助自助装具进餐。现以训练握匙进餐为例,分为握住匙勺,舀取食物,将食物送入口中,将空匙从口中取出等步骤。要让患儿掌握进餐时手臂的协调动作,如抬肩并轻度屈曲、外展;屈肘;前臂旋前;腕部稍伸屈和向桡侧或尺侧偏斜。教患儿另一手要把握盛器如固定碗和盘子。当患儿学会用匙进餐时,可教他使用筷子。先让患儿练习用筷子夹起小布条,纸团等重量轻的物品。

5. 独立进餐　首先要激发患儿自喂的兴趣,患儿在饥饿时自喂的动力要大些,为了便于患儿自喂,可将餐具进行改造。若左手握餐具困难,可将碗底加宽,装上防滑橡皮垫,碗边安上把手。因关节活动受限,手指不灵活,不能把食物送入口中时,可将匙柄加长、加宽、匙口浅平或使用不易倾翻的食具。带有单耳或双耳环的杯子便于患儿握住杯子喝水。杯子的一边口缘为斜面向上的切迹(也称剪口杯)则较适合吞咽和口唇闭合不佳的患儿使用。

【注意事项】

1. 患儿进食时防止误吸。

2. 给予患儿及其家长情感支持,满足其心理需要。

实验二十
轮椅与床之间的转换训练

【实验目的】

帮助患者练习轮椅与床之间的转换,提高其生活质量,保证患者安全,争取最大限度的回归家庭与社会。

【实验准备】

1. 保持病房环境清洁,温度、湿度、光线适宜。

2. 护理人员衣帽整洁,洗手。

3. 向患者和家属解释康复护理操作的目的,争取患者及其家属的配合。

【实验步骤】

1. 向前方转移　训练前,护士应先演示、讲解,并协助患者完成训练。将轮椅靠近床边30cm,锁住轮椅,将双下肢放在床上,打开刹车靠近床边,刹车,用双上肢支撑将身体移至床上完成转移。

2. 向侧方转移　轮椅侧方靠近床边并去掉床侧轮椅的扶手,将双下肢放在床上,一手支撑在轮椅的扶手上,另一手支撑在床上,将臀部移至床上。另一种方法是将双脚放在地上,使脚与地面垂直,这种转移方法可以使双脚最大限度的负重。

3. 斜向转移　将轮椅斜向床边30°,刹住并将双脚放在地面上。利用支撑动作将臀部移到床上。上述转移过程也可使用滑板,如床与轮椅转移时将轮椅与床平行,前轮尽量向前,刹住轮椅,取下靠床的轮椅扶手,架好滑板,放好双下肢,用双上肢支撑将臀部移到滑板上,相反将移到轮椅上。

【注意事项】

1. 培养良好的心理素质,鼓励患者尽最大努力去独立完成各种生活活动。

2. 多使用鼓励性语言,当病人的训练取得进步时,及时给予肯定。

3. 当转换动作不熟练时,应有家属陪同,防止外伤发生。

4. 坐在轮椅上时,每30分钟左右用上肢撑起躯干使臀部离开椅面减压一次,以免坐骨结节等处形成压疮。

实验二十一 阿尔茨海默病

【实验准备】

掌握阿尔茨海默病患者记忆功能障碍的康复护理措施,改善患者的记忆功能,增强其生活自理能力。

【实验准备】

1. 保持室内环境通风明亮、安静。

2. 向患者和家属解释康复护理的目的,争取患者及其家属的配合。

【实验步骤】

1. 视觉记忆　先将3~5张绘有日常生活中熟悉物品的图片卡放在患者面前,给患者5秒钟的时间记忆卡片上的内容,看后将卡片收回,请患者叙述卡片上物品的名称,反复数次,加深患者的记忆。根据患者痴呆的程度,降低或者增高记忆训练的难度,减少或增加图片的数量。

2. 地图作业　在患者面前放一张大的、上有街道和建筑物而无文字标明的城市地图,告诉患者先由护理人员用手指从某处出发,沿其中街道走到某一点停住,让患者将手指放在护理人员手指停住处,从该处找回到出发点,反复10次,连续两日无错误,再增加难度,如设置更长的路程、绕弯更多等。

3. 彩色积木块排列　用6块长、宽和高均为2.5cm的不同颜色的积木块和一块秒表,以每3秒一块的速度向患者展示木块,展示完毕,让患者按护理人员所展示的次序展示积木块,正确的记"+",不正确的记"−",反复10次,连续两日均10次完全正确时,加大难度进行(增多木块数或缩短展示时间等)。

4. 缅怀治疗　以个别回想、与人免谈、小组分享等形式,鼓励患者与他人沟通交流,回忆久远的事情。

【注意事项】

1. 对于阿尔茨海默病患者的康复护理除了采取合适的康复护理措施外,还应注意合理调制患者的饮食,均衡摄取营养。

2. 进行康复护理训练时,应加强阿尔茨海默病患者的心理康复护理,鼓励患者积极参与集体活动,保持良好的情绪。

3. 回答患者的问题时,语言要简明扼要,以免使患者迷惑;不要表现出不耐烦的情绪,以免自己的不良反应伤害到患者。

4. 患者生气发脾气时,不必与之产生争执。

5. 尽可能提供有利于患者记忆的提示或线索,如日历,使用物品标注名称等。

6. 可采取一些措施,如给患者佩戴写有住址、联系人姓名、联系人电话的腕带,以防止患者走失。

22

实验二十二
体操棒的练习

【实验目的】

肩周炎患者出院后能更好的进行功能锻炼。

【实验准备】

1. 向患者解释护理操作目的,取得患者的配合。

2. 保持周围环境清洁,温度、湿度、光线适宜。

【实验步骤】

1. 前上举,以健臂带动患臂,缓慢作前上举,重复15~30次。

2. 患侧上举,以健臂带动患臂缓慢作患侧的侧上举,重复15~30次。

3. 作前上举后将棒置于颈后部,并还原放下,重复15~30次。

4. 两臂持棒前平举,作绕圈运动,正反绕圈各重复15~30次。

5. 将棒置于体后,两手分别抓握棒两端,以健臂带动患臂作侧上举,重复15~30次。

6. 将棒斜置于体后,先患侧手抓上端,健侧手抓下端,以健臂带动患臂向下作患肩外旋动作,重复15~30次,然后换臂,健侧手抓上端,患侧手抓下端,健侧臂上提作患肩内旋动作,重复15~30次。其他还可选用定滑轮装置,健臂辅助患肩做屈、伸、旋转活动等。

【注意事项】

1. 上述动作范围宜逐渐增大。

2. 如一动作完成后感肩部酸胀不适,可稍休息后再作下一动作。

3. 每一动作均应缓慢,且不应引起疼痛。上述锻炼方法宜一日多次进行,如在家时,可因地制宜,根据以上原则和要领进行锻炼。

(燕铁斌　尹安春　鲍秀芹　马素慧　李　琨　刘　芳　鲍　靖　孔祥颖　杨艳玲)

第四篇

实习指导

4

实习一
康复护理理论基础与康复评定的实习内容与要求

（一）运动学基础

1. 了解基本运动平面,运动轴。

2. 熟悉运动学概念、人体功能位。

3. 掌握人体运动的种类、运动对机体的影响。

4. 掌握肌肉在运动中的协调作用;影响肌力的因素。

（二）神经学基础

1. 了解中枢神经的可塑性和功能代偿。

2. 熟悉神经系统的构成与功能。

3. 掌握中枢神经系统的功能活动;中枢神经系统的协调与整合作用。

（三）康复评定

1. 了解肌力测定、动态平衡功能评定。

2. 熟悉正常肌张力及肌张力的分类。

3. 熟悉平衡、协调定义;熟悉平衡、协调的分类。

4. 熟悉步态分析方法。

5. 掌握肌力测定的禁忌证及注意事项;掌握上肢、下肢主要关节活动范围的测量。

（四）心肺功能评定

1. 了解日常生活活动与职业活动。

2. 熟悉心脏有氧能力、有氧运动、无氧运动。

3. 掌握心肺功能测定的具体方法及注意事项、症状限制性运动试验、低水平运动试验。

4. 掌握运动试验的适应证和禁忌证。

（五）感知认知功能评定

1. 熟悉感觉与知觉。

2. 掌握感知觉评定的具体方法及注意事项。

3. 掌握意识障碍临床表现、Glasgow 昏迷量表。

（六）言语评定

1. 了解常见失语症的评定方法。

2. 熟悉言语障碍定义及分类。

3. 掌握失语症的主要特征及鉴别。

（七）日常生活活动能力和生存质量的评定

1. 了解常用的生存质量普适性及评定量表。

2. 熟悉 Barthel 指数的评定方法。

3. 掌握日常生活活动分类和内容。

4. 掌握生存质量的定义和内容。

（八）心理评定

1. 了解心理评定目的、方法。

2. 了解常用的智力测验量表和人格测验量表。

3. 掌握常用的焦虑、抑郁评定量表。

实习二
常用康复治疗技术实习内容与要求

（一）物理治疗

1. 了解光疗法的临床应用。

2. 熟悉光疗法的种类和治疗作用。

3. 熟悉运动处方的内容。

4. 掌握不同种类电疗法的治疗作用和在临床中的应用。

5. 掌握生物反馈疗法、电疗法、光疗法患者的护理措施。

6. 掌握运动疗法的种类及治疗作用。

（二）作业治疗

1. 了解作业疗法的程序。

2. 熟悉作业疗法的治疗原则及治疗作用。

3. 熟悉作业疗法的分类及常用方法的运用。

4. 掌握作业疗法的对象和适应证。

（三）言语治疗

1. 了解言语治疗形式、失语证、构音障碍治疗。

2. 熟悉言语治疗、失语症、构音障碍概念。

3. 掌握言语治疗原则及适应证、失语症的主要症状。

4. 常见失语症的主要特征及鉴别。

（四）康复工程

1. 了解矫形器和的分类、安装步骤、基本作用及治疗适应证。

2. 熟悉矫行器的适应证、选用原则及使用方法。

3. 熟悉康复工程的概念;熟悉假肢的分类。

4. 掌握穿戴假肢(手)前的训练、穿用假肢(手)的训练。

5. 掌握假肢装配及使用的有关问题。

6. 选择轮椅的注意事项。

③ 实习三
常用康复护理技术实习内容与要求

1. 了解烧伤患者抗挛缩体位。
2. 了解心理护理的方法。
3. 熟悉骨关节疾病患者的功能位摆放。
4. 掌握脑损伤患者的良肢位摆放。
5. 掌握排痰技术方法。
6. 掌握吞咽训练方法。
7. 掌握膀胱护理的方法。
8. 掌握肠道护理的方法。
9. 掌握预防压疮的预防和治疗。
10. 掌握进食障碍的训练、穿脱衣物的训练、个人卫生训练、乘轮椅如厕的训练和步行训练的具体训练方法。
11. 掌握病房环境要求和家居环境建设与改造指导。

实习四
常见各系统疾病病人康复护理
实习内容与要求

（一）脑卒中

1. 了解脑卒中发病的危险因素。

2. 熟悉缺血性脑血管病三级预防的内容。

3. 掌握弛缓期的被动运动原则及良肢位摆放。

4. 掌握痉挛期的实用性动作训练。

5. 掌握失用综合征、误用综合征、过用综合征。

6. 掌握脑卒中的康复教育。

（二）颅脑损伤

1. 了解颅脑损伤病人的评估。

2. 熟悉颅脑损伤的分类。

3. 熟悉 Glasgow 昏迷量表、Glasgow 结局量表。

4. 掌握颅脑损伤病人的主要功能障碍、并发症的预防和康复护理措施。

（三）脑性瘫痪

1. 了解脑性瘫痪的预期目标与健康教育。

2. 熟悉脑性瘫痪的分型及康复护理问题。

3. 熟悉脑瘫患儿良肢位摆放。

4. 掌握脑性瘫痪的主要功能障碍、康复护理评价及康复护理措施。

（四）脊髓损伤

1. 了解脊髓损伤的康复护理评价,脊髓损伤患者进行有效的健康教育。

2. 熟悉截瘫与四肢瘫。

3. 掌握脊髓损伤主要功能障碍、脊髓损伤患者的康复护理问题、康复护理评估及预期结果。

4. 掌握康复病区的条件及设施。

（五）周围神经损伤

1. 了解周围神经病损病人的健康教育。

2. 熟悉周围神经疾病、周围神经病损的预期结果。

3. 掌握周围神经病损病人的主要功能障碍;周围神经病损的康复护理问题、康复护理目标、康复护理评价。

（六）帕金森病

1. 了解帕金森病概念。

2. 熟悉帕金森病病因与病理。

3. 熟悉帕金森病诊断标准及鉴别诊断。

4. 掌握帕金森病临床表现。

5. 掌握帕金森病护理问题与护理措施。

（七）颈椎病

1. 了解颈椎病的分型、病因。

2. 熟悉颈椎病的定义、颈椎病的康复教育。

3. 掌握颈椎病的临床表现、护理评估。

4. 掌握颈椎病常用康复治疗及预防方法。

（八）肩周炎

1. 了解肩周炎的病理分期、护理评估。

2. 熟悉肩周炎的概念。

3. 掌握肩周炎的主要功能障碍、护理诊断、护理目标、护理措施及健康教育。

（九）下腰痛

1. 熟悉急性腰扭伤的临床表现。

2. 掌握腰肌功能锻炼方法。

3. 熟悉腰椎间盘突出症的病因。

4. 掌握腰椎间盘突出症的临床表现；好发部位；预防措施。

（十）关节炎

1. 了解关节炎的分类。

2. 熟悉关节炎的临床表现；康复问题及康复评定。

3. 掌握关节炎主要功能障碍及护理原则。

4. 掌握关节炎的康复护理措施和康复护理指导。

（十一）骨折

1. 了解骨折后长期制动对病人身心的影响及康复护理作用。

2. 熟悉骨折后常见的功能障碍、康复教育。

3. 掌握骨折愈合过程及临床治疗方法、康复治疗常用方法。

4. 掌握骨折的康复护理要点、骨折病人的康复评估内容、康复护理目标。

（十二）手外伤

1. 了解手外伤的护理诊断、康复教育及护理评估。

2. 熟悉手外伤的病因。

3. 掌握肌腱修复术后的康复护理；肌腱粘连松解术的护理措施。

4. 掌握手外伤的主要功能障碍；如何维持和恢复关节活动度。

5. 掌握手外伤的 ADL 和作业训练。

（十三）截肢

1. 了解截肢后康复目标、护理评估。

2. 熟悉截肢概念和病因。

3. 掌握截肢术后的护理诊断及康复护理措施。

4. 掌握使用假肢的并发症。

（十四）人工关节置换术

1. 概述。

2. 主要功能障碍。

3. 康复护理原则与目标。

4. 康复护理措施。

5. 康复护理指导。

（十五）慢性阻塞性肺病

1. 了解腹式呼吸及有效咳嗽。

2. 熟悉慢性阻塞性肺病的常见病因及康复教育。

3. 熟悉病理性呼吸模式、呼吸肌无力。

4. 掌握慢性阻塞性肺病的主要功能障碍、临床表现、康复治疗及预防方法。

5. 掌握肺功能测试、正确体位的摆放、胸部叩拍、体位引流、缩唇呼吸、氧疗。

（十六）冠心病

1. 了解冠心病的康复目标和预期结果。

2. 熟悉冠心病的健康教育。

3. 掌握冠心病病人的主要功能障碍、康复护理措施及护理评价。

（十七）糖尿病

1. 了解糖尿病多发性神经病变、康复护理评估。

2. 熟悉糖尿病人的管理内容；典型表现及诊断标准。

3. 熟悉糖尿病的常见并发症及预防方法。

4. 掌握糖尿病的眼部并发症；掌握糖尿病常用的康复护理措施、康复教育的内容。

（十八）阿尔茨海默病

1. 了解阿尔茨海默病概述。

2. 熟悉阿尔茨海默病因及临床表现。

3. 掌握阿尔茨海默病主要功能障碍及并发症。

4. 掌握阿尔茨海默病康复护理原则、康复护理措施、康复指导。

（十九）骨质疏松症

1. 了解骨质疏松症的分类。

2. 熟悉骨质疏松症的病因。

3. 掌握骨质疏松症的主要功能障碍及评估。

4. 掌握骨质疏松症的康复护理诊断、康复护理目标、康复护理措施。

（二十）肿瘤

1. 了解肿瘤常见病因、处置原则、康复教育内容。

2. 熟悉肿瘤的概念、预期效果及评价。

3. 掌握肿瘤的临床表现、主要功能障碍、常见并发症及预防和护理。

（二十一）老年疾病

1. 了解老年疾病概述。

2. 熟悉老年疾病的类型、特点。

3. 掌握老年疾病主要功能障碍。

4. 掌握老年疾病康复护理评估、康复护理原则、康复护理措施、康复护理指导。

（鲍　靖）